U0146831

编 委 会

岭南刘氏内科流派传承工作室

刘赤选温病学讲义

杨忠奇　刘健红　整理

中医研究

广东高等教育出版社
Guangdong Higher Education Press
·广州·

图书在版编目（CIP）数据

刘赤选温病学讲义／杨忠奇，刘健红整理．—广州：广东高等教育出版社，2022.8

ISBN 978－7－5361－7255－5

Ⅰ．①刘…　Ⅱ．①杨…②刘…　Ⅲ．①温病学说—研究　Ⅳ．①R254.2

中国版本图书馆CIP数据核字（2022）第091191号

LIU CHIXUAN WENBINGXUE JIANGYI

出版发行　广东高等教育出版社
地址：广州市天河区林和西横路
邮编：510500　营销电话：（020）87553335
http://www.gdgjs.com.cn

印　　刷　广东海洋印刷有限公司
开　　本　787毫米×1 092毫米　1/16
印　　张　27.25
字　　数　385千
版　　次　2022年8月第1版
印　　次　2022年8月第1次印刷
定　　价　88.00元

凡　例

1．本书内容分为两部分，一是刘赤选编著《温病学讲义》（原版）内容及亲笔批注的影印版，二是将影印版转换为规范简体版并校对后的内容，方便读者阅读。

2．刘赤选的亲笔批注在文中以楷体字显示。在页眉、页脚批注的内容，附于该页相应章节的后面；插在页面内容中的批注，在相应文段中以楷体字显示。

3．《温病学讲义》（原版）印刷于中华人民共和国成立前（约 1930 年前后），限于当时印刷装订条件，一页码书纸分为前、后两版面，故在校对时以“原版 ×× 页前、原版 ×× 页后”显示原版页码。

4．书中个别文字因编者能力有限未能辨别确认，故保留影印版字形。

前　言

刘赤选（1897—1979），广东省名老中医，广州中医学院教授，曾任伤寒教研室主任、温病教研室主任等职，是岭南刘氏内科流派的创始人，是我国有影响力的中医教育家和温病学专家。

刘赤选从事中医临床及教学工作60多年，精通医理，学识渊博，以擅长温病的诊治著称。早在1930年刘赤选就集各温病学家之所长，结合自己的临床经验，编著了《温病学讲义》一书，以期指导临床内科疾病诊治。该书是《温病条辨》之后较为系统的温病学论著，既系统地阐述"卫气营血"辨证论治，又结合临床实用，集中反映了刘赤选对于岭南温病研究的学术精华。

为传承名老中医的学术思想，更好地发扬刘赤选的临床经验，以刘健红教授为负责人的岭南刘氏内科流派工作室对刘赤选早年编述的著作——《温病学讲义》为代表的文献进行挖掘、整理和出版。刘赤选编著的《温病学讲义》是中华人民共和国成立前的华南国医学院使用的教材，目前存世已不多，而有刘赤选亲笔注解的《温病学讲义》更是孤本。本书将刘赤选编著的《温病学讲义》及亲笔注释以图片形式出版，并将繁体字转为中文简体字，书中注释内容更是刘赤选的温病心得，对于医学生学习温病是不可多得的书籍。本书为当代温病学研究及临床应用，特别是岭南地区内科常见疾病的诊治提供临证指导，亦方便临床医师及中医爱好者学习。

2020年初，新冠肺炎疫情席卷神州大地，病毒肆虐至今仍未消退，作为医者天下父母心，每读《温病学讲义》都有新的感悟，可叹一人几人之力量有限，望此书的出版可让大家更深刻认识与挖掘中医药在时行瘟疫中的作用。

希望本书的出版，能够将岭南刘氏内科流派的学术思想传承下去，使广大医务工作者能从中获益，为岭南中医传承事业贡献微薄之力，同时也作为岭南刘氏内科流派工作室建设的一份成果。由于我们的水平有限及资料收集欠缺，书中内容编辑若有疏漏、不当之处，敬请读者不吝批评指正。

岭南刘氏内科流派工作室

杨忠奇　刘健红

2022年1月

刘赤选教授简介

刘赤选（1897—1979），男，广东顺德人，广东省名老中医、广州中医学院教授、岭南刘氏内科流派创始人、有影响力的中医教育家和温病学专家。

刘赤选自1912年起自学中医，16岁开始在顺德永善医院跟师临床实习，25岁经考试院（广州市卫生局）检核合格，成为注册中医师。1922年自设诊所于广东顺德乐从行医故里。1926年迁居广州，于西关十八甫路冼基西开设诊所，以善治发热病、咳嗽、喘症闻名。1928年起先后在广东中医药专门学校、广东省立国医学院、华南国医学院、广东汉兴中医学校、广东省中医进修学校等校任教，讲授“温病学”“伤寒论”课程。1935—1936年兼任广东省中医院内科主任兼临床教授。1956年广州中医学院成立后，先后担任学院伤寒、温病教研组主任、教务处处长及学院顾问等职。1978年被授予广东省名老中医称号。曾任广州市卫生工作者协会执行委员、广州市政治协商委员会委员、广州市中医学会执行委员。1964年当选为第三届全国人民代表大会代表，1978年当选为中国人民政治协商会议第五届全国委员会委员，列席中华人民共和国第五届全国人民代表大会。

刘赤选从事中医临床及教育工作60多年，把毕生精力贡献于中医事业，治学时法度严谨，诊病时一丝不苟。刘赤选既善治病，又善心传口授、培养人才，讲课时既有系统，又有理论联系实际，深入浅出，是深受学生欢迎的好老师。刘赤选在长期教学、临床实践的过程中，积累了丰富的教学经验，形成了独特的医疗风格。学术思想渊源自《灵枢》《素问》，秉承张仲景，效法叶天士、吴鞠通，博采各家之长，对内科、伤寒、温病的研究造诣甚深。他主张学中医应抓住精华；主张把伤寒、温病的寒与温结合并融会贯通；主张宗古方治疗内科杂病。于温病学方面，更是师古而创新，发展了温病学说。他认为，南方温热病十分广泛，在急性外感热病中，温病总是占大多数，所谓“伤寒十无一二，温证十有六七”。主张温病分为四类，即温热、燥热、风温、湿温；提出“温病兼夹”的概念，兼有“五兼”，分别是兼寒、兼风、兼暑、兼湿、兼燥，夹有“四夹”，分别是夹痰水、夹食滞、夹气郁、夹血瘀。诊断上首重辨舌，对“验舌决生死”经验独到。其辨证施治，则以叶天士“卫气营血”为纲，以病统证、对证拟方。他认为，南方疫病热势焚乱，由里达表，始终皆热，应掌握温病各个阶段用药指征，羚羊角、犀牛角（现已禁用）当用即用，清营凉血时切勿忘记渗利痰水湿浊。1957年，他带领学院教师及西医学习中医研究班学员到广州市传染病医院参加乙型脑炎患者抢救工作，运用温病学说辨证论治，取得显著成绩，疗效良好，后遗症少，治愈率达94.6%，并由此撰写《中医对乙型脑炎的诊疗方法》。他还多次参与流行性脑膜炎、钩端螺旋体病、肠伤寒、流行性出血热等传染性急重疾病的抢救。

刘赤选常教导学生：“精研《伤寒论》经典著作之余，不能囿于仲景成法而故步自封，忽视后来之发展；而读通温病学说之后，亦不能忘记源出于《伤寒论》，妄自抹杀古人成法。”[①] 这些观点与精辟论述，对《伤寒论》与《温病学》的理论及临床影响深远。他还主张“治重症大症，要用仲景经方；治温热时病，叶派时方，轻灵可取”。在治疗内科杂病方面，临床经验丰富，立法遣方有道，加减用药精专。刘赤选精通《灵枢》《素问》与《伤寒论》理法，对金元明清诸家学说亦能兼收并蓄，运用自如。曾提出“研究温病者，必先钻通伤寒”。反对经方、时方两派的门户之见。无论在教学过程或著作中，他阐述《伤寒论》原著总是从临证实用出发，认为仲景辨证条分缕析，组方用药严谨精当，疗效卓著，奉之为圭臬。在教学上，刘赤选讲授“温病”“伤寒”“内科”等课程，主张中医教学宜深入浅出，以简驭繁，联系临床实际应用，例如教授“温病学”时他认为关键是要将温病与伤寒相鉴别，在南方急性外感热病中，温病总是居大多数的，说明了南方温热病的广泛性。

刘赤选临证善用经方治疗内科杂病，如用吴茱萸汤治胃虚寒饮之噎嗝，桂枝人参汤治虚寒胃痛，猪苓汤治阴虚水肿，当归四逆汤治风湿寒痹，苓甘五味姜辛汤治肺寒哮喘等。他运用经方反对机械地对号入座，用药最忌庞杂，崇仲景药少力专之旨，形成用药味少而量大的风格。在抢救危重病症时，尤显胆识过人，如用白虎汤为主治暑瘵（肺出血型钩端螺旋体病），用白木通加猪胆汁汤治阴枯阳竭之昏迷（肝昏迷），用大承气汤治阳明腑实之热厥（病毒性脑炎）等，每起沉疴。在治疗外感病时，多用时方，如常以新加香薷饮结合清络饮治暑湿初起发热、头身痛，用桑杏汤治秋燥咳嗽，用王氏连朴饮治暑湿吐泻，用三仁汤治湿温泄泻等，每以时方法活灵巧取胜。对后世各家医籍精研不倦，临证所用之方亦旁及各家。如用《冷庐医话》醉

① 熊曼琪．刘赤选［J］．中国医药学报，1989，4（4）：70.

乡玉屑散加减治痢疾，《太平惠民和剂局方》失笑散加味治关格，《素问病机气宜保命集》黑地黄丸治便血，《傅青主女科》二地汤治月经过多等。根据临床千变万化的病情，自拟的方亦不少。其选方精良，加减灵活，思路开阔，既能秉承前贤之精华，又能发挥古人之未备。

刘赤选早年开始著书立说，随着时间积累，又写了不下60万字的教材、医案、学术论文和经验总结，为“温病学”“伤寒论”的教学与临床做出了贡献，包括《温病学讲义》《伤寒论讲义》《学习温病的关键》《温病知要》《教学临证实用伤寒论》《刘赤选医案医话》《中医临床方药手册》等。他的学术思想及临床经验介绍已收载入1983年卷《中医年鉴》。

刘赤选治学严谨，不尚浮夸，博采众长，勤于实践，敦品务实，医德高尚，待人以诚，不染薄俗，诊疾不分贫富贵贱，一视同仁，向以治病救人为怀，医德有口皆碑，深受人们爱戴，在国内及东南亚地区享有盛誉。

目录

温病学上册（原版）

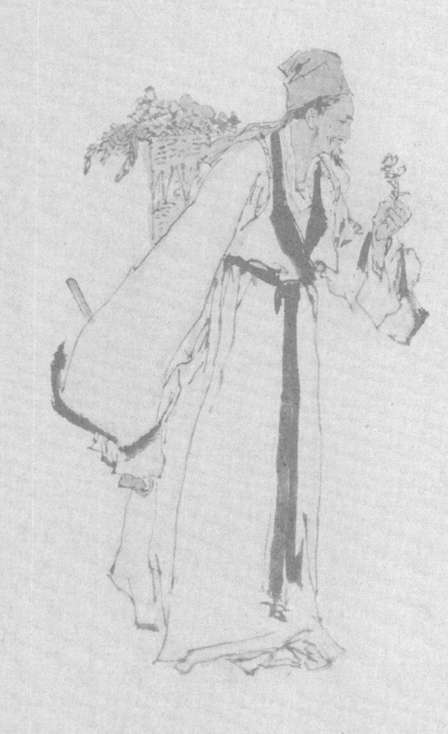

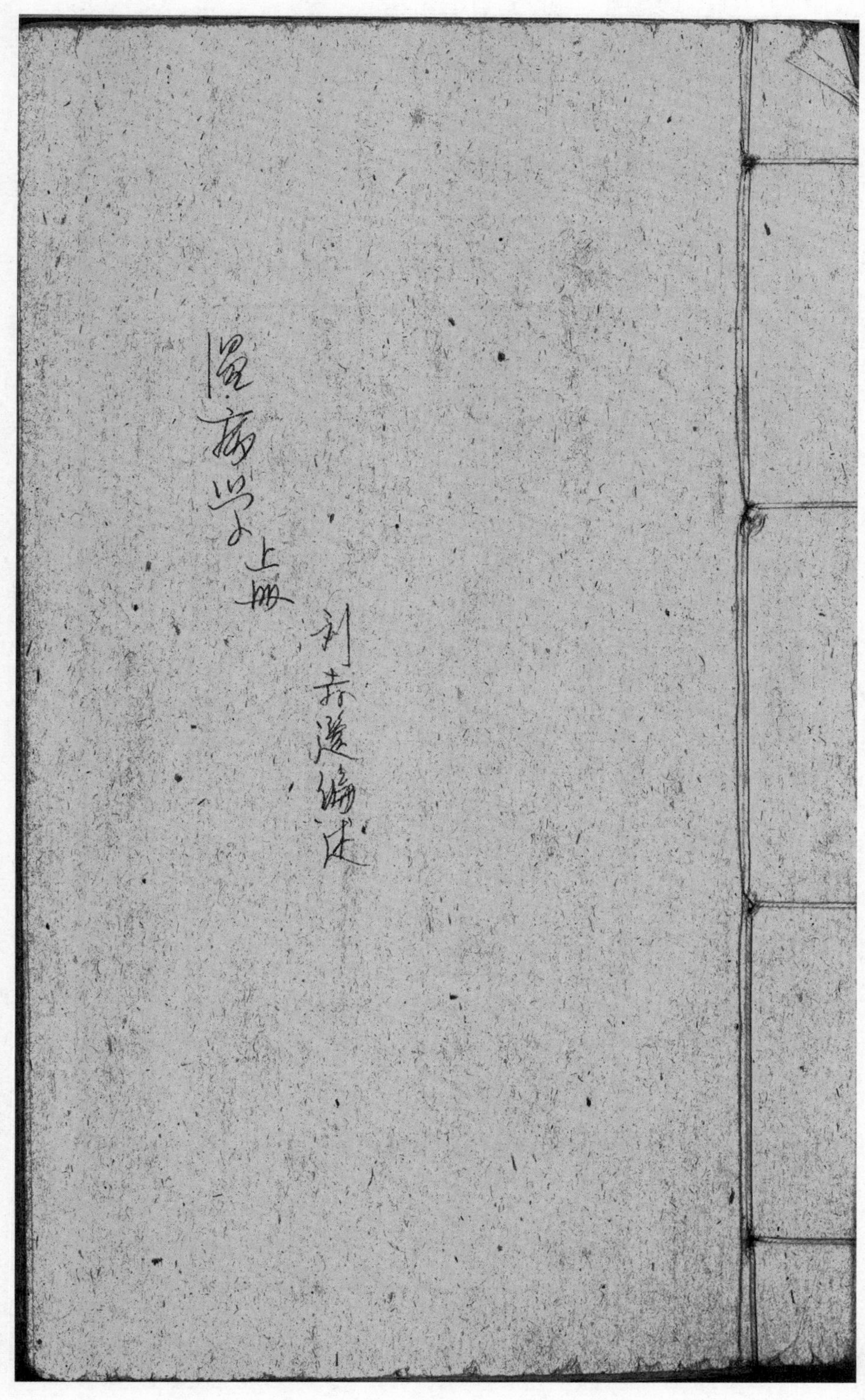
温病学上册

「瘟」即戰時疫亂鐘疫傳染最速發作最重用藥必大劑頻投乃可挽救「温」輕熱病傳染較慢初起極輕用藥宜輕清平淡
西醫本

華南國醫學院温病學講義

順德劉赤選編述

緒（定）言

(一)温病之意義　内經曰。冬傷於寒。春必病温。又曰。冬不藏精。春必病温。夫温病雖有傷於寒、與不藏精、之分。而皆至春必發。蓋因春暖之氣而爲病也。後人以六氣中無温字。遂混瘟爲温。不知瘟者癘疫也。感天地之雜氣。與温病同種異原。證治自別。夫温者、暖之象。火之用也。而其究極、必歸於熱。然後乃至於殺人。所以古人稱温病。多曰温熱。近日西醫學名爲輕重熱。素問熱病論、及刺熱、評熱、等篇。論熱病最詳。温病要不能越其範圍。而別生變化。乃不曰熱病。而必定名爲温者。所以溯病之所由始。卽示人以杜漸防微之意歟。要之温之與熱。二而一。亦一而二者也。吾不能不爲明瞭之判別曰。温者熱之漸。熱者温之極。

(二)温病之歷史　素問熱病論曰。「凡病傷寒而成温者。先夏至日者爲病温。」温病見於簡籍。此爲最古。仲景傷寒論曰。「發熱而渴、不惡寒者。爲病温。」寥寥數語

灣仔厦門街蔚興印刷場承印

大承氣湯加芍藥
每味四兩連服
兩劑可愈瘟疫
肺心肝腎伏熱內
發亦有頭痛
脾熱病頭重頰嘔
腎熱壯氣以楊柳治
之甚合
四臟有熱全身無者
亦為燥属之據
肺有氣虛佬者律
植

。有論無方。孜長沙憫宗族死亡過半。乃著傷寒論。三百九十七法。百一十三方傷寒治法。不厭求詳。獨於温病。不著方法。而千金一書。卷凡三十。方餘五千。外臺秘要四十卷。方乃六千有奇。其中論温病者。不及百分之一。方藥辛燥。尤不適於近世治療温病之用。自漢、而晉、而唐。醫風卓絶今古。相皆不措意於温病如是。豈非温病爲當時絶無僅有之證耶。宋時局方顯頂。固無精確之發明。卽私家撰述。亦罕有詳言温病者。迨河間劉氏崛興。著素問元機病原式。立論主火。丹溪朱氏繼起。崇尚補陰。金元之際。實開治温先河。温病殆出而爲當世厲矣。第治法未純。釀成癘疫。震澤吳氏。起而著瘟疫論。補偏救弊。風靡一時。然究非治温正法也。沿及滿清。吳門葉氏香巖出。以善治温病震一時。章虛谷所稱爲識温病之源。而明其變化者也。同時洄溪徐氏。於葉氏多所心折。謂清代頭頂朱纓。口含煙草。故其時熱病最多。厥後如清河吳氏。海寧王氏。皆邃于葉氏之學。而以能治温病稱。大抵學術之變遷沿革。必隨自然之趨勢。以適合其環境所需要。乃足以創造學說。而卓然自成一家。醫學何獨不然。明清以迄于今。研究温病學者日多。其方法亦日以精密。則此五百餘年中。爲温病最盛之時代

在下利清水為実熱急瀉之 熱病失血以犀角地黃湯主之
「炎上性」用降泄藥不可發散故葛根柴胡之類戒用以黃芩菊花連翹為合王孟英曰温病以下行為順
「就燥性」宜養津液滋陰藥如花粉芦根金銀皮蔗水雪梨元參生地麦冬之類或用芳香芳為甘草等
「急性傳變」用清解快速大劑藥或從大小便

。斷然而無疑也。彼泥古之士。執傷寒成法。以治今病。動輒得咎。比比皆然。觀此、益恍然于其故矣。

(三)温病之性質　前言温爲火之用。則火卽其體也。火性炎上而就燥。素問刺熱篇。言五藏熱病。頭痛者四。頭重欲嘔者一。病勢上升。已可概見。至于病甚氣逆。則無不予之死期。且病温劇甚者。必爲陰精枯燥之人。金匱真言論曰。精者身之本也。故藏于精者。春不病温。謂無燥之可就也。非然者。土膏下竭。野火焦枯。遺火一星。燎原立發。可畏也已。夫寒之體爲水。水弱而性緩。温之體爲火。火烈而性急。傷寒多猝感。病自外來。温病多伏邪。病從内發。自外來者。由陽入陰。其行以漸。自内發者。直升橫逆。其變無方。故温病傷人。視傷寒爲尤速。則其性之暴烈使然也。

(四)温病之傳變　傷寒一書。首言六經。蓋以六經爲百病傳變之道路。不明六經。則不知傷寒之傳變。前人云。傷寒鈐百病。其實六經鈐百病耳。温熱者。傷寒之類也。其傳變固不能出六經之範圍。然與傷寒大異。何則。傷寒從外入。自陽傳陰。温熱多内發。從裏達表。「黃元御曰。風寒傳陽明則熱。傳陰經則寒。」是邪隨

汗解之
瘫现於皮膚平滑
疹现於皮膚則突起
瘫疹吐衄為三陰病
三陽之病皆歸氣
三陰之病皆歸血
温病一起卽宜清裏
傷寒有変而后及變病
温病有変而無変病
秦士六淫病外加一[illegible]

經氣之化。而變其病。温病則始終皆熱。卽間有外感温邪。由口鼻皮毛襲入者。始病在表。與傷寒同。然化熱最速。又與傷寒之留戀日久。然後入裏化熱者異也。或謂傷寒傳足六經。温熱傳手六經。不知傷寒不盡無手經病。温熱亦不盡無足經病。豈能畫手足經爲二道。令傷寒温病。必分道而馳耶。然則温病之發也。必見六經形證。而不循六經之序而遞傳。如昏蒙譫妄。溏瀉粘垢。喉脹肢掣。齒焦舌縮。瘫疹吐衄等證。無不可以同時幷見。其勢充斥内外。混合陰陽。無可劃分。安得仍泥六經法治之。吳鞠通著温病條辨。强分三焦。以板法限活病。施諸實用。尤未見其可也。夫温病之發也。亂而迅速。必馭之以簡且括者。而後審證不惑于多岐。玆篇立法。以衛氣營血爲經。而氣以統衛。血以統營。氣分統三陽。血分統三陰。必求其簡而又簡。至病之雜出旁見者。仍以六經緯之。庶幾執簡馭繁。兼包兼舉爾。

(五)温病之種類及其兼夾　治單純者易。錯雜者難治。凡病皆然。而温病爲尤甚。温病發生。多在春生夏長之時。病氣隨時令之發皇。已挾有逢勃不可遏抑之勢。益以氣候複雜。晴雨無時。故温病之有混雜。及其兼夾。視冬寒較多。治亦較難。

昏蒙譫妄為少陰心病
脣燥粘垢為太陰脾病
喉腫肢攣為厥陰肝病
遺溺舌縮為少陰腎病
寒熱汗多為太陽
熱病汗多為太陰
指汗出如油而言
宿病不與本病互相
為患者先治新後治
故凡夾著入夾病
定例
口乾不渴為血病
小腹離臍二寸屬少腹

此吳氏條辨、所以將温病列爲九種混雜病名。而戴麟郊又倡五兼十夾之說也。夫温病主也。其所兼夾、及所混雜者、客也。無論所兼何邪。所雜何病。皆以温統之。則綱舉目張。有條不紊。逮吳氏之温熱、冬温、温瘧。本同一病。無容强分。而温疫、温毒。同屬癘疫之氣。暑温卽病暑。亦爲温熱之類。玆篇汰其重複。分温病爲風温、温疫、温熱、暑病、濕温、燥熱。則其混雜之種類。朗若列眉矣。至戴氏五兼。六氣中僅有風寒暑。而不及濕燥火。火爲温之體。姑置勿論。如濕、如燥。獨非温病可兼感之氣乎。舍此不兼。而兼瘧兼痢。誠不解其用意之所在矣。其言十夾。曰痰水、曰食、曰鬱、曰血、曰腎虛、[曰脾虛]曰亡血、曰疝氣、曰心胃痛、曰哮喘。前四項爲水穀氣血之病。人所常有。誠可著爲夾病之定例。後六項則病不常有。强湊成十。反嫌罣漏矣。此不容沿訛襲謬。而不加去取者也。

夫兼者、兼感特異之氣也。故五氣必取其全。夾者夾帶其他之病也。故十病當擇其要。曰風、曰寒、曰暑、曰燥、曰濕。是謂五兼。曰痰、曰食、曰鬱、曰瘀。是爲四夾。五兼易其二。十夾去其六。是非有意求異於古人也。期有裨其實用而已。

灣仔厦門街蔚興印刷場承印

温病下篇験方
[illegible]
「病」体内各器官组织受碍害不能维持其生活工作谓之病
「因」障害各器官生活工作之事物谓之因
「阴」谓泗精津汗血液七般灵物皆属阴然精为阴之本
伏气温热初起由

第一篇　診斷概論

第一章　温病之原因

温熱之病。其總因不外陰虛。蓋陰精虛竭。則陽火内亢。一至春令。氣機開洩。蘊伏之邪。乘機而發爲熱。外感之氣。或侵襲而成爲温。故經曰。冬不藏精。春必病温。然析而論之。其因有三。

一曰伏氣

伏氣者。寒氣潛伏體内。不卽爲病。與人身内火蘊釀。乘春陽發動。氣機開發之時。化熱而出。發爲温病也。素問生氣通天論曰。冬傷于寒。春必病温。是矣。其所傷之寒邪輕。鬱伏淺。或其人素少内火。則往往隨春升之氣。緩緩漸散于外。而不爲病。卽病。亦不甚劇。若寒邪深。鬱伏日久乃發。或爲外邪激刺而發。或爲飲食嗜慾逗引而發。則其發也。多致内外皆熱。勢成燎原。不可嚮邇。此則温病之甚者也。

熏達表病在氣分口苦咽乾發熱煩渴古人用黄芩湯直清裡熱若熱伏血分從陰出陽初起舌赤發熱神情昏煩古人用犀角地黄湯解毒救陰王孟英云伏邪重者尤能[illegible]而解如抽蕉然層出不窮往往熱退之後又復發熱用犀角地黄湯十餘帖始愈

外感温病初傷在表肺先受邪必見

「近日西洋醫說。謂病之潛伏時。不過十四日。無冬傷于寒。至春乃病之理。殊不知內伏之邪。必假道毛竅腠理。乃能宣洩于外。若冬令嚴寒。陽氣內斂。則毛竅收引。腠理密固。邪雖欲出。勢不能達。無從發病。必至春令融和。東風解凍。蟄虫有聲之時。陽氣舒張。伏氣遂得外洩而爲温病。則素問所言。豈讕語哉」。

二曰外感

外感者。感觸外圍温煖之氣而爲病也。六元紀大論曰。辰戌之歲。初之氣。民厲温病。卯酉之歲。二之氣。厲大至。民善暴死。終之氣。其病温。寅申之歲。初之氣。温病乃起。丑未之歲。二之氣。温厲大行。遠近咸若。子午之歲。五之氣。其病温。此言運氣之關係。每歲病温。有早暮微盛不等。則病之因於外感。信而有徵也。

春夏之交。熱雖未盛。而令主生長。性善發越。人觸之則成温病。陽熱蘊蓄欲發者。其病尤速。「素問熱論曰。凡病傷寒而成温者。先夏至日爲病温」。此以氣候之關係。而知其病之因於外感也。

灣仔厦門街蔚興印刷塲承印

頭痛惡寒發熱或咳嗽古來有苦或傳苦其病最輕辛涼清解銀翹桑菊之類可愈惟外感多兼他氣病原複雜診治稍煩

内傷温病陰虚火亢初起即耳聾舌乾神慢脈弱古人以加減復脈湯大劑救陰清熱

喘出氣多入氣少吸不歸根

短氣出氣少入氣多

傷寒從毛竅入。温病從口鼻入。二語世多宗之。不知二者雖皆互有。究以從毛竅入者爲多。何則。温病治法。以得汗爲先。若非入從毛竅。汗之奚爲。以此治法之關係。而知其病之因於外感也。

外感不限於温之一氣也。凡風寒暑濕燥五氣。皆稱外感。一有所感。皆足以觸發内伏之陽熱。而爲温病。故温病之外感。以兼他氣者爲尤多。

三曰内傷

人身陽氣主外。陰精主内。内傷者。陰精傷也。主内之陰精既傷。則陽失所戀。無地潛藏。熱病乃作。善夫、「素問金匱真言論曰、夫精者身之本也、故藏於精者、春不病温、」意謂精爲身之本。陽熱潛藏其中。得所涵濡。雖值春令升發之時。亦不浮越於外而病温。此卽陰平陽秘。精神乃治之義也。温病與内傷之關係。直抉奥窔。無餘蘊矣。

温屬火類。精屬水類。温爲陽熱。精爲陰寒。水精旺者。火邪不生。陰精足者。陽熱自降。理固然矣。 况夫氣生於精。精足則氣足。氣足則衛外之力强。冬寒

喘則動肩而脉浮短
氣則脉況凡喘要降
經氣要升
葉氏曰輕則為咳重則
為喘
温病之證發者以衛
氣營血別其淺深
輕重
「衛」水蒸氣
「氣」元氣　又名大氣
分為三陰三陽以配全
身
「營」水穀之液的化血
者

且不得而傷之。何有于伏氣。何有于外感。故前言温熱之病。其總因不外陰虛者。其理如此。

第二章　温病之證候

病之淺深輕重。皆有證候。表見於外。可診而知。温病尤然。其證分衛、氣、營、血、五臟。列爲條例。其目凡九。

說明　衛氣營血。內經言之綦詳。後人滑口讀去。輒以衛爲氣之別名。營爲血之別名。混同爲一。認證遂多舛錯。茲特分別言之。靈樞營衛生會篇曰。「人受氣于穀。穀入於胃。以傳於肺。五臟六府。皆以受氣。其清者爲營。濁者爲衛。」本臟篇曰。「衛氣者。所以温分肉、充皮膚。肥腠理。司開闔者也。」邪客篇曰。「衛氣者。出其悍氣之慓疾。而先行于四末、分肉。皮膚、之間。而不休者也。」據此以觀。則衛爲後天水穀之濁氣。游行于肌腠膚表。以捍衛全體。爲人身外層、屏藩。故名曰衛。與氣同屬于氣體之物。但當釐然不容混淆者也。

氣卽陽氣。其始爲腎中一點元陽。故又名元氣。兩腎之間。(命門)有氣息息萌動

華南國醫學院講義　温病學　五　灣仔厦門街蔚興印刷場承印

「血」血液血輪合為血

局部溫病分五藏以別其淺深輕重

肺病—衛氣同傷

心病—營血同病

脾病—傷血或兼氣

肝病—亦傷血

腎病—亦傷精血

者是也。此氣徐徐上達。藉後天水穀之培養。遂成磅礴之勢。積貯于胸中。循喉嚨。司呼吸。則名宗氣。內養臟府。外濡百骸。無處不到。因其出入往來。支配藏府經絡。陰陽表裏之關係。劃分為三陰三陽之氣。是氣也。為人身生活之主體。與衛截然不同者也。

靈樞衛氣篇曰。「經氣之行于其經者為營氣。」邪客篇曰。「營氣者。泌其津液。注之于脈。化以為血。以營四末。內注五臟六府。」營氣篇曰。「營氣之道。內穀為寶。穀入于胃。乃傳之肺。流溢于中。布散於外。精專者。行于經隧。常營無已。終而復始。是謂天地之紀。」夫曰經、曰脈、曰經隧者。為營與血藏聚之管。其泌焉、注焉、流溢而布散焉。則為穀精之液。已化者為血。未化者為營。此營之與血。雖同屬液體。又當釐然而不容混為二物者也。

靈樞決氣篇曰。中焦受氣。取汁變化而赤是謂血。西醫以血輪血液血清。組合而為血。

準上以觀。則衛氣營血。瞭如指掌。病在衛。外見何證。病在氣。外見何證。病在營。在血。外見何證。辨認真確。診斷庶不紊亂。

「發熱」衛病發輕熱在百度以下至多一百三度，或間歇熱
邪入衛氣與邪爭持則發熱，邪入營血與邪爭持亦發熱。衛氣屬陽其熱度恒（低），入營血爲甚
衛氣陽則日劇，營血陰則夜劇
「惡寒」衛病之特徵
衛主皮膚，皮膚受邪其中之血管收縮則惡寒

一曰衛病證候

衛氣游行于皮膚肌肉腠理之間。而司開闔者也。若外邪傷之。則衛氣爲其所遏。不得宣洩。卽鬱于皮肉腠理之中。而發爲熱。素問調經論曰。「元府不通。衛氣不得洩越。故外熱。」則發熱爲邪在衛分之一徵。此可捫而知之者也。西醫論發熱。謂由微生體之作用于身體內。增進蛋白質之分解。以是發生體溫。恆較常態爲多。況因傳染之感作。及體温之昇騰。呼吸脈博。俱各增加。故亦發生體温。此說與中醫學理。正相吻合。盖邪氣作用。致衛氣内鬱。積聚成熱。熱氣分解體内物質。最爲迅速。則發身熱。又内熱驅迫。則氣機被其鼓動。血液亢進。呼吸脈搏。無不加速。亦致發熱也。

外邪犯衛。衛氣必鼓其勇、而與之爭。爭而勝焉。則逐邪外出。汗洩氣舒。鬱解而熱亦退。若邪正相持。勝負未決。則必惡寒。惡寒者。衛爲邪踞。氣不得而温固之也。素問調經論曰。上焦不通。則寒氣獨留於外。故寒慄、是惡寒爲邪在衛之一徵也。此可問而知之者也。西醫論惡寒。謂發熱之初期。體温增進。而皮膚

灣仔厦門街蔚興印刷場承印

之血管收縮。水蒸氣之發散。同時減少。以抑制温之放散。兩者相助為虐。遂使體温昇騰。若此時皮膚之血管收縮過度。且甚加劇。則患者頓覺惡寒。兼起不隨氣之筋運動。及門牙等。則為戰慄。此說與中說相通。蓋衛氣被外邪所鬱。不得達出皮膚之外。則皮膚中之血液。勢必下沉。而致血管收縮。遂發惡寒也。西醫注重形質之變態。中醫講求氣機之異狀。其雖說異。其理實通。

素問六節藏象論曰。肺者氣之本。其華在毛。其充在皮。又肺主氣。屬衛。衛分有邪。多見肺病。如呼吸短促。欬嗽面色浮赤等證。皆為肺受衛邪激刺所致。此又可望可聞而知之者也。

定則　發熱、惡寒。為衛受外邪必見之證候。其肺受激刺所生諸證。不必悉具。

二曰氣病證候

衛邪初入氣分。其入而未盡之時。仍有發熱微惡寒。或舌苔薄白。及黄白相兼等證。此衛與氣皆病也。若病全在氣。衛邪已罷。則惡寒亦罷。不特不惡寒。且反惡熱矣。大抵[illegible]邪內襲。勢極猖獗。通身正氣。必并力奔赴于外。以為堵禦。陽

「舌胎黃」亦氣熱之特徵，苔爲津氣之所結，氣病則津氣鬱滯而有苔，苔黃爲必然之據

凡小兒[illegible]實以於[illegible]，大人亦目倦

「胎」原有之苔由胎也，若病則更厚「苔」

真苔胃有濁氣津液不行，氣滯則生出之，若苔面光爲無津氣

氣悉聚于外。愈集愈厚。故身熱惡熱。靈樞刺節真邪篇曰。「陽氣有餘則外熱。內熱相搏。熱于懷炭。外畏綿帛近。」此陽盛惡熱之義也。則惡熱爲邪在氣分之一徵。

病在衛分。當伏邪未發。則溺色如故。若病在氣。雖無伏邪。溺色亦黃。蓋水蒸于火。卽上騰而爲氣。氣著于物。復下注而爲水。則氣受温邪燔炙。化爲水而傳入膀胱。其色安得不黃。素問經絡論曰。熱多則淖澤。淖澤則黃赤。雖論陽絡之色。而理實相通。

靈樞决氣篇曰。上焦開發。宣五穀味。薫膚充身澤毛。若霧露之溉。是謂氣。夫從上焦開發五穀之味。宣佈于內外。以成氣之作用者。肺與胃而已。肺爲氣之橐籥。胃爲氣之爐鼎。温邪犯氣。肺胃必先受影響。而肺胃有病。溺色卽變。靈樞經脈篇、論肺曰。氣盛有餘于胃。則溺色黃。氣之所盛。邪火爲之也。則溺黃爲邪在氣分之一徵。

熱邪入氣。肺藏首當其衝。肺病則清肅之令不行。胃中濕熱。鬱而不宣。遂上薫于舌。而生黃苔。故素問刺熱篇論肺熱病者曰。舌上黃。則舌黃又爲邪在氣分之

灣仔厦門街蔚興印刷場承印

黄苔必兼以胃中水份消失

「溺黄」膀胱受热灼水分消失则溺黄

溺黄必短少矣。或溺时刺痛而涩

留连三焦必与正气相结，郁抑不解有往来寒热之特征

三焦在半表半里属少阳，作气机升降出入之孔道也

一徵。

定則一　惡熱、不惡寒。舌苔黃。溺色黃。爲邪在氣分必見之證候。其流連于三焦。或内結于胸、腹、胃、腸、間。仍屬諸氣分之病者。當再辨之。

三　焦

肺邪不解。若津液未傷。伏邪又不甚重者。未必遽爾入營。而逆傳心包。則三焦適當其衝矣。三焦爲相火之用。分布命門元氣。主升降出入。游行上下。排決水道。總領五臟六腑。營衛經絡。内外上下左右之氣。按之六經。則屬少陽。爲半表半裏之地。温邪留連于此。即見少陽脈證。故中沉兩部。脈多細數而滑。證多寒熱往來。治法與傷寒異。但邪未深入。多有値轉樞之機。化瘧而愈者。此温邪流連三焦之證候也。

定則二　往來寒熱。爲邪氣留連三焦必有之證候。

胸　腹

膻中爲氣海。氣所出入匯合之中樞也。胸膈之間。即其部位。故温邪侵入氣分。病在胸膈者。十居七八。若氣爲邪激。勢欲上越者。多嘔吐。氣爲邪壅。鬱而不

往来寒热而兼头痛汗出口渴五证齐全方为疟疾

伤寒往来寒热舌苔白滑脉弦细

温热往来寒热舌苔黄白而乾脉弦数而滑

邪入于胸中则气郁痞停先见呕吐继之以懊憹

呕吐是胸中之邪下干胃府水聚为痰而张呕吐

懊憹是胸中之热内

舒者。多懊憹。邪與痰濕凝結。阻遏正氣。不得宣通者。多脹痛痞滿。舌苔或黃或灰。或黃濁。或黃白相兼。此皆氣病于胸部之證候。

臍以上爲大腹。脾胃之屬也。氣病至此。已無表邪。證見脹滿疼痛。舌多老黃色。甚則中有斷紋。此氣病在于腹部之證候也。

定則三　嘔吐、懊憹（胸热之特征以揽之）、胸痞。腹痛、脹滿者。爲邪氣內結胸腹必有之證候。

胃腸

上言大腹已統括脾胃。但胃之上口。接連胸膈。名曰上焦。若胃中津液乾燥者。溫邪尤易傳入。且胃爲二腸上游。病邪下移。更爲順傳之道。其關係視脾臟尤切。特提論焉。

面目俱赤。呼吸皆粗。舌苔老黃。甚則黑。有芒刺。口渴。惡熱。譫語。（此譫語爲胃熱上薰非邪入心包可比）日晡益甚。此氣之病于胃部者也。

大便閉。或燥結。或純利稀水。名爲熱結旁流。小便閉濇、或刺痛。此氣之病于二腸者也。

定則四　面赤氣粗。譫語潮熱。大便秘結。或下利稀水。小便閉濇者。爲邪氣內結胃

灣仔厦門街蔚興印刷場承印

蒙蔽心包神気不宣所致
邪在胸中未与有形
之物相結則痞。已与痰
水相結則痞痛
邪入胃則化燥火，或
夾痰食滞有血赤気
粗譫語之症
「譫語」音声雄實語次
倫次屬實症無虛者
胃熱譫語不兼神昏
「潮熱」熱結大腸腸有
燥屎之據屬陽症

腸必有之證候 此夜

三曰營病證候

營行脈中。脈卽血管。赤血管由肺入心。回血管由心入肺。肺爲營血之流行所必經。營與肺之密切如此。藉非肺氣能拒邪。肺津能濟火。則熱邪在肺不解。多傳營分。葉天士曰。温邪犯肺。逆傳心包。心主血屬營。卽是理也。

熱邪傳營。舌質必見絳色。(深紅色)若氣分之邪未罷。雖見營病。必仍兼見黃白之苔。邪初傳營。多有是象。此氣與營皆病也。葉天士所謂入營猶可透熱轉氣者。此其時矣。 芳注

舌絳　心神不安　夜甚無寐

葉天士曰。營分受熱。則血液受刦。心神不安。夜甚無寐。或瘢點隱隱。

營行脈中。脈發源于心臟。邪熱熏灼。心神卽暗受激刺。而失其安定之常。況營爲化血之液。營熱未有不影響及血。故曰、營分受熱。則血液受刦。心神不安。營屬陰。日入陽盡而陰受氣。營旣受病。不能主宰夜行于陰之常度。故病至夜而加甚。病甚斯不能寐矣。 芳注

「舌绛」红光色营病之特征也 舌绛因血营亢血

「神不安」烦燥梦呓之类 营热则血燥神失所养 而热又扰之所以不安

「病夜甚」营病发热夜甚 早晨或子午热甚 其他气病亦在为重

「斑」营热转血分尚轻 亢血不甚故被发斑点 若隐若现而已 多见于前胸心之间

瘢点

、血在脈中。如釜湯欲沸。受熱迫刼。竄越于外浮之孫絡。而露隱約難辨之瘢色小點。此非血病也。受營熱所刼然也。另注

定則　舌質絳色。心神不安。病夜甚。無寐。或瘢點隱隱。爲邪在營分必見之證候。

四曰血病證候

靈樞血證篇曰。血者神氣也。則凡心神失常者。皆爲血病之見端。如前列營病諸證。亦血分之間接病也。血與營本難分離。故其病無甚差別。特有淺深輕重不同。斯著于外者。有隱顯之異耳。

譫語 神昏 如見鬼状

、營病僅心神不安。夜甚無寐而已。入血病卽亢進。傷寒論曰。晝日明了。暮則譫語。如見鬼狀者。此爲熱入血室。血爲陰類。陰邪旺于陰分。故晝日明了。言爲心聲。血不濟火。心陽獨亢。故譫語不休。如見鬼者。心神昏亂。妄見妄聞。又豈僅不安已哉。傷寒如是。温病亦然。此血病之薰蒸于內者也。

斑疹

、營病或班點隱隱而已。入血病又亢進。血受熱灼。向外沸騰。從肌而越于表者曰班。班狀粘連成片。其形大。從絡而越于表者曰疹。疹狀細碎成點。其形小。甚

灣仔厦門街蔚興印刷場承印

則色藍。或黑。此血病之發現于外者也。

温邪迫逼。血走清竅而出者。曰吐血。曰衄血。走濁竅者。曰便血。曰溺血。舌色深絳。此證由外感傳入。先熱後血者易辨。由伏邪內發。先血後熱者難辨。第難辨者治較易。易辨者治較難。此血因熱而洩于外者也。

邪入血分。舌絳或紫晦。蒸動營氣上潮。多不喜飲。若火爍液枯。則時欲嗽口。仍不欲嚥。而大便又黑而易者。爲有瘀血。

血病多夜熱晝涼。邪伏于陰。必俟夜時陰旺。求援于外來之同氣。始躁擾而發熱。若與少腹堅滿、或狂。同時幷見。而小便又自利。知其不關于濕熱壅閉者。此爲蓄血。此血因熱而瘀蓄于裏者也。

定則　舌色深絳。或紫晦。譫語、神昏。如見鬼狀。癍、疹、吐、衄、便、溺、血。不渴。大便黑而易。晝靜夜躁。少腹堅滿。而小便自利。或狂。皆爲邪在血分必見之證候。(但見一二證便是。不必悉具。餘俱仿此。)

按血證稍繁。營證較簡。二者性質本相聯貫。雖分部解釋。辨認易明。究宜以血統營。臨證時乃活潑。至衛之宜統于氣。其理亦同。

九死一生「草麻」不治
葉氏論痧以發出神情清爽為外解裡和；若煩躁昏譫則熱毒內攻為危。余師愚謂「發斑」形松活者吉，緊束者凶
「疹」：點狀，顆粒高聳，體膚形圓，如麻子，捫之礙指
血絡受毒，發生充血所致
「吐衄」：陽絡（半身以上）傷血從「清道」出為衄，從胃道出為吐
「便溺」：陰絡（半身以下）傷則便溺血
「大便易而黑」：中焦血熱夾瘀

五曰肺病證候

肺爲華蓋。內覆臟腑。外應皮毛。邪從外感傳入。首先犯肺。伏邪外洩。火性上炎。亦多逆升犯肺。肺受外邪拘束。或被內熱薰蒸。每患欬嗽喘促等證。肺主氣。病甚則肺葉萎癟（皆枯）。不能行清肅敷布之令。使氣直達鼻孔而出。必藉鼻孔努掙呼吸。而見煽動之狀。名曰鼻孔煽。視尋常喘促。勢加甚焉。此肺之病于氣分者也。

温病灼肺。津液欲枯。若下焦血液又虧。不能上濟。于是營血受逼。上走清竅而出。是謂吐血。甚則挾肺中脂液交迫而出。名曰吐白血。所謂白血者。脂液與血混合。經烈火煎熬。變成粉紅之色。此肺之病于血分者。所謂化源垂絕。爲最危險之肺病也。（肺之所以能主一身氣化者。由于氣噓液潤。故能呼吸便利。而司出入開闔之權。若氣液枯竭。肺病至此。卽不能主一身之氣化。曰故化源絕。）

更有邪熱伏于肺臟。牽連腸胃而爲病者。素問刺熱篇曰。「肺熱病者。先淅然厥。起毫毛。惡風寒。舌上黃。身熱。」肺合皮毛。藏氣熱于內。則陰氣浮于外。而

灣仔廈門街蔚興印刷場承印

「少腹堅滿」小便利為下焦蓄瘀之證
「狂」狂有氣分發狂爲胃熱盛狂特其身輕便
狂有血分發狂爲下焦蓄瘀熱隨衝任上攻衝心之神被迫狂特其身重難
肺司氣機之出入又為相傅之官助心行血病則見氣逆及血滞之證據
「咳」肺病之特徵肺受邪氣之刺激奮起抵抗用強烈呼氣而排除之則為咳
「喘」氣上逆出氣多入氣少凡喘脉多見浮頻

惡風寒。（此惡風寒有時間歇。與外感無間歇者不同。且外感得汗卽解。此得汗亦不解。）肺脈起于中焦。下絡大腸。還循胃口。胃熱上薰。故舌黃。身亦隨之而熱。又曰。「熱爭則喘咳。痛走胸膺背。不得太息。頭痛不堪。汗出而寒。」經謂肺之變動爲咳。內熱與外熱相爭于肺中。故喘咳。肺在胸中。而其俞在肩背。故痛走胸膺背。甚至不得太息也。手陽明之脈。上循于頭。故頭痛不堪。蓋肺與之合也。汗出熱減。故暫寒。經又曰。刺手太陰陽明出血。如豆大。立已。」可知肺熱牽連胃腸。故當刺二經之絡脈。以洩其熱。

定則

舌苔黃。欬喘。甚則鼻孔煽。吐白血。胸膺背痛。此皆邪在肺臟必見之證候。

（餘證則隨病呈露。當隨時合參。下倣此。）

六曰心病證候

靈樞邪客篇曰。「心者五藏六府之大主也。精神之所舍也。其藏堅固。邪弗能容也。容之則心傷。心傷則神去。神去則死矣。故諸邪之在于心者。皆在于心之包絡。」然則所謂心病者。直心包絡病耳。夫邪在包絡。而反名心病。其理何居。蓋

喘屬險症
「鼻煽」溫病鼻煽爲肺家化源將絕最險之症朝發夕死
「吐白血」富粉色係敗津壞血與熱毒混合之物病而至吐白血則邪至正虛屬壞症矣
「胸背痛」屬熱症係熱癖甚閉結肺絡所致脈必弦
心主血而藏神心病則見元神障害及血虛滯之症狀
「昏譫」心病先見神昏譫語係神明受

心爲火藏。屬少陰熱氣之化。邪氣内傳及于心經。則感其熱而化熱。熱灼包絡。是病所在于包絡。而病源則屬于心。故不曰包絡病。而曰心病也。包絡屬厥陰。風火之化。若病見風熱。方得名包絡之病。溫邪在肺。既不外解。又不順傳。則必逆傳心包絡。（卽心病）邪在包絡。則譫語神昏。舌絳舌蹇。種種皆逆傳之險證。西醫所謂神經中樞，被細菌侵害者是也。神昏譫語。有腸胃、與心包之異。雖昏不識人。而喚之亦醒。雖言語錯亂。而問之亦答。其神明未盡蔽者。此爲陽明胃腸之證。當參考陽明其他之兼證。若瞶然罔覺。譫語滔滔。呼之不醒。問之不答。其神明已盡蔽者。此爲熱閉心包絡證。當旁參心病其他之兼證。一主滌蕩。一主開透。腸胃證決不可投心包絡劑。心包病決不可投腸胃藥。誤治皆足以致死。舌蹇肢厥。有少陰心。與厥陰肝之異。舌爲心苗。心主血液之循環。若熱邪閉心包。血滯不行。無以濡養舌根。則舌蹇。血不達于四末。則肢厥。此少陰心病也。若厥陰肝病。則兼囊縮。以厥陰脈絡陰器。且肝藏血而主筋。肝熱則血不藏。而筋脈失養。以致拘急。是以舌蹇囊縮。此厥陰證與少陰之別也。熱伏于心。其發也。有先兆焉。素問刺熱篇曰。「心熱病者。先不樂。數日乃熱。」心在志爲

灣仔厦門街蔚興印刷場承印

因及受热刺激所致屬陰病

「舌蹇」心病之特徵屬陰壞病热陷心中多血虧損不能營於舌下則舌蹇或痰火阻遏舌根亦蹇

「肢厥」热閉心包氣血不能達于四肢則肢厥此屬陰症

脾統血而主濕病則見血量不調（[illegible]）之症及濕滯之症

「脹滿」脾病不運濕聚于腹則脹濕聚胃腸則滿皆屬裡病多陰

喜。志病故不樂。志病先著于外。數日後。熱乃發于外。則熱邪從心發出。其途徑固顯然可見也。又曰。「熱爭則猝心痛。煩悶。善嘔。頭痛面赤。無汗。」內熱外出。外熱內入。內外交爭。故曰熱爭。熱爭則震動藏真。故卒然心痛。心火熾故煩。心氣鬱故悶。心火逼胃則嘔。頭痛、面赤。火上升也。汗爲心液。熱邪傷液。故無汗也。此名外邪觸發內邪。內外交爭者。病象如此。

定則　譫語、神昏。舌絳舌蹇。肢厥。爲邪在心必見之證候。

七曰脾病證候

脾喜燥而惡溼。喜熱而惡寒。温邪傷脾。證不多覯。如舌先灰滑。後轉黃燥。大便堅結。此温熱鬱傷脾陰。證本輕微。無大痛苦。若一經兼溼。或夾宿飲。卽連帶發生脾證。葉香巖所謂濕聚太陰爲滿。或寒濕錯雜爲痛。或氣壅爲脹者。是也。

濕熱傷及脾陽。在中焦則脹滿不運。在下焦則洩瀉腹痛。由于温與濕合。醞釀而成穢濁。內阻脾氣輸運。故發生以上諸證。此與寒濕傷脾。在温病例外者不同

「洩」洩出有声為挾邪下血」「溺」溺出順下為濕邪內滯」「左脅下痛」脾臟腑挾瘀作而致腰硬則痛此屬壞症「目黃」濕挾入血分麻塞經絡則目白睛黃濁為脾病之特徵腦占全身血分五份之一脾病失職影響日於腦故困倦急以提神醒腦安神之藥亦均無效如用血充理脾乃可愈

也。

左脅下痛。兩目白睛黃濁。面色及皮膚痿黃。困倦不支。心跳。口淡。不喜食。温病十餘日。或温熱瘧後。多見此證。攷西醫學說。脾主蓄洩血管中往來餘剩之血。以寬閒動脈。而保護藏府。熱病甚。則赤血球破壞。其分解物混入脾藏。脾受激刺。脾中容血之管擴張。組織增生。脾質變硬。或脹大。而成脾腫。（左脅下痛、可爲明證、）脾有積血。不能復司蓄洩。而血病日劇。於是痿黃倦怠。心跳惡食。諸證蠭起矣。我內經有脾統血之說。而面黃腹脹者。古人卽稱太陰證。謂足太陰脾經有病。不能輸運。而司統血之權。故釀成是病。然則中西學說。理本相通。特立論詳略少異耳。此卽戴麟郊所謂夾脾虛者此也。脾與胃爲表裏。以膜相連。脾病必及于胃。素問刺熱篇曰。「脾熱病者。先頭重。頰痛。煩心。顏青。欲嘔。身熱。」胃脈循頰車。上耳前。至額顱。熱氣上逆。故頭重、頰痛。脾脈注心中。故心煩。脾胃受邪。飲食不納。故氣逆而欲嘔。顏青者。病甚而露勝己之肝色。脾胃均主肌肉。故身熱也。又曰。「熱爭則腰痛。不可用俛仰。腹滿洩。兩頷痛。」熱邪內外交爭。則腰痛不可俛仰。靈樞經筋篇云。「陽病者。腰

紫菀　川贝　枇杷叶
丹参　生白芍　云茯苓
甘草　[illegible]　仁
治肺结核良方要诀
口调养善後安眠[illegible]
剂印叶氏之[illegible]病
肝为藏血之脏内寄
风火病则见风火相
搧血热不藏之证状
「痉」口噤目定胸满
背反脚[illegible]手急等状
为痉痉为肝病之
特征亦[illegible]之证状

反折。不能俛。陰病者。不能仰。」陽氣主外。陽氣主內。陽熱攻于外。陰熱發于內。陰陽相戰。內外交爭。故病至於此。腹者脾之郭。故滿洩。胃之悍氣上衝頭。循牙車。下人迎。故頷下痛也。此明外內合病之劇證。其病象有如此者。

定則　脹滿。洩瀉。腹痛。左脅下痛。目白睛黃濁。面色皮膚萎黃。困倦、不喜食。

皆爲邪在脾臟必見之證候。

八曰肝病證候

潛藏　僭越音進爭佔也

肝藏內寄風火。性喜上升。必得腎水涵濡。乃蟄伏而不動。尋常陰虧體質。每患嘔吐、眩暈。風陽潛越之證。其性使然也。若溫邪深入下焦。久羈不解。吸灼真陰。肝失所養。其病遂發。此時齒乾舌黑。但覺病人手指蠕動。卽當防其痙厥。

金匱曰。「痙爲病。胸滿。口噤。臥不着席。足攣急。必齘齒。」此言痙之病狀也。後人以抽掣搐搦爲痙。廁不知抽掣搐搦。傷寒論名曰瘈瘲。有時爲痙證之漸耳。夫痙者强直之謂也。病未至于四體拘急。焉得爲痙。攷痙病之源。西醫則謂爲腦病。或非髓病。而中醫則屬于肝。蓋肝爲藏血之臟。風火內寄。熱病傷肝。血失所藏。風火又從而搆煽。竄入經絡(肝主絡又主筋)筋肉之中。則發拘急之病也。

薛生白濕熱病篇論痙厥曰。「熱盛于裏。少火悉成壯火。火動則風生。而筋攣脈急。(痙病)風煽則火熾。而識亂神迷。(厥逆)身中之氣。隨風火上炎。有升無降。常度盡失。由是而形若尸厥。正內經所謂血之與氣。併走于上。則爲暴厥者是也。外竄經脈則成痙。內侵膻中則爲厥。痙厥幷見。正氣猶存一線。則氣復返而生。胃津不克支持。則厥不回而死。」據此而觀。則痙厥之厥。其狀爲猝然不省人事也。若但厥不痙。則其厥者爲四肢冷如冰。或四肢熱如火。或有時而冷如冰。有時而熱如火也。陰陽各造其偏。至達于極端時。皆足致厥。故厥有寒病熱病之分。但溫病乃陽盛而極造其偏者。有熱厥而無寒厥。臨症時。當以他證之寒熱虛實辨別之。

肝有火。熱邪深入厥陰。而火焚炎。陰津枯竭。引水自救。多見消渴。肝主筋。而受液于腎。腎液告匱。筋經無所稟受。多見麻痺。風木旋動。臟氣失和。多見

犯胃灼涸津液胃乾如石所致

「小便黄」肝家伏热未发時小便先黄

「驚狂」此陰症肝家風火妄動直犯心包則發驚駭面青風火上逆氣血俱鬱于上則發怒狂面紅

腎爲主水藏精之臟病則精不藏而見陰虛之證或水不行而見水氣停蓄之證

嘔惡吐蚘。但嘔惡吐蚘。在傷寒多屬臟寒。在温病則爲臟熱。見證同。而病因不同也。肝主疏泄。其脈又絡陰器。肝善尅脾。脾受尅。則倦而喜臥。故肝熱將發未發時。諸病必先見于外。素問刺熱篇曰。「肝熱病者。小便先黄。腹痛。多臥。身熱。」謂身雖未熱。但見諸病先發。即可預料伏邪之必發於外而身熱也。經又曰。「熱爭則狂言及驚。脅滿痛。手足躁。不得安臥。」有外邪而不得外解者。又可預料其必由外入内。與由内出外之伏熱相遇交爭。而增狂言等險惡之證也。温病最忌内外合病。故反覆言之。

定則　痙—厥。麻痺。消渴。嘔惡。吐蚘。小便黄。驚狂。皆爲邪在肝臟必見之證候。

九曰腎病證候

腎與心同屬少陰經。心主火。火宜下交。腎主水。水宜上濟。水火交濟。是謂無病。若心陽亢于上。而不下交于陰。陰虚又不受陽納。傷寒論所謂心中煩。不得臥者。温邪擾及中下焦。多有是證。真陰欲竭。壯火復熾。故心煩。不得臥。此證陰陽漸欲脱離。不相交互。去死不遠矣。此腎與心交病者也。

「耳聾」陰虛耳聾　腎病之壞症溫病至此病雖幸而得愈　然聾則往往不復

「咽喉痛」陰虛火炎　灼于咽喉屬陰症

「腰痛」腰為腎藏府　藏陰虛火盛則拒灼　其腰而痛實者宜　黃柏知母虛者宜　熟地萸肉

「兩足腫」腎病之特徵亦是壞症

腎病足腫有二

熱邪傳入下焦。多肝腎並病。伏邪發自下焦。亦多肝腎并病。古人所謂乙癸同源者。以肝腎生生之源。兩者皆仰給于陰精也。故吳鞠通曰。熱邪深入。或在少陰。或在厥陰。均宜復脈。大抵腎主藏精。必陰精充足。始足以養肝。而亦須肝無熱邪。不至吸爍腎精。腎臟方能自固。所以肝腎兩臟。一臟受病。他臟因之。「如痙厥麻痺等證。肝病也。而其因由于腎精不能涵濡。「耳聾、咽痛等證。腎病也。而其因由于肝邪之燔炙。吳氏治法。均主復脈。職是故也。此腎與肝交病出也。

咽痛 「腎臟火邪上炎。每患咽痛。傷寒論少陰證。言咽痛者三。言咽傷生瘡。聲不出者。不僅爲傷寒言之也。攷靈樞經脈篇言。腎足少陰之脈。「其直者從腎上貫肝膈。入肺中。循喉嚨。挾舌本。」溫邪性喜上炎。即循而上燔于咽。故多患咽痛。

又耳聾 又溫病六七日外。壯火少減。陰火內熾。每患耳聾。以耳爲腎竅。腎精不能上濟也。靈樞決氣篇曰。「精脫者耳聾。」此證與少陽風火上擾者大殊。若誤投小柴胡。立致痙厥。此皆病之見于上部者也。

足腫 「病久陰虧。窮必及腎。內經言腎爲水臟。熱病纏綿日久。腎失作強之用。畜洩無權。多致兩足浮腫。「素問水熱穴論曰。腎者胃之關也。關門不利。故聚水而從其類。上下溢于皮膚。故爲胕腫

(一)稀血性水腫 因精虛不能化血脈管空虛水入而為腫 古人用加减復脈湯再加冬瓜仁薏苡澤瀉車前之類治之

(二)水血性水腫 因心肝不化水水聚為腫 古人用牡蠣澤瀉散治之

。」胕腫不專指兩足。但熱病傷陰。陰傷未復。陽氣無所附麗。卽化爲水。而聚于下。故其腫多在兩足」。「西醫謂腎爲司溺之器。若腎虛不能化血中雜質。卽見兩足浮腫。夫血爲陰液。血病則氣無所附而爲腫。義與中醫相通。此證投以大劑復脈。腫卽漸消。其爲陰不維陽。更無疑義。此腎病之見于下部者也。

腰痛胕瘦

腰爲腎之府。腎病必先腰痛。腎脈循內踝之後。上腨內。出膕內廉。其直行者從腎上貫肝膈。入肺。循喉嚨。挾舌本。故腎病必先見胕瘦。渴飲。然後身乃發熱。「素問刺熱篇曰。腎熱者。先腰痛。胕瘦。苦渴。數飲。身熱。」身熱者。內因之熱。從內而外也。又曰。「熱爭則項强而痛。胕寒且瘦。足下熱。不欲言。其逆則項痛員員澹澹然。」外熱在太陽則項强痛。內熱在腎。熱極反寒。則胕寒且瘦。足下熱者。少陰脈斜趨足心也。不欲言者。少陰脈挾舌本也。兩熱交爭。其氣上逆。故項爲員員澹澹之微痛也。

定則　耳聾咽喉痛。腰痛胕瘦。兩足腫。皆爲邪在腎臟必見之證候。

金匱曰。「五藏元真通暢。人卽安和。」故必五藏之氣窒而不通。鬱而不暢。或寒邪偶然外束。或陰精不能上榮。乘五藏之偏實偏虛。乃釀成內熱之病。然則五藏之熱病。卽五藏之伏氣。五藏各有熱病。卽五藏各有伏氣。彼獨指爲邪伏少陰。而不兼他藏者。一偏之論耳。

前所引素問刺熱篇。五藏皆有熱爭二字。熱爭云者。外淫之邪。內干于藏。與內因之熱交爭也。蓋內因之熱。從內出外。外因之熱。從外入內。兩熱相遇。爭局斯成。故所見諸證。皆含有衝動搏擊之意。此內外之邪。合併爲虐。其證候可按圖而索者也。（另注）

第三章 温病之脈象

難經五十八難曰。「温病之脈。行在諸經。不知其何經之動。」以鬱熱內熾。散行諸經。不能預測而知。必臨病切脈。知在何經之動。乃隨而治之。雖温病治法。多有舍脈從證者。然脈之真相。不可不辨。茲彙而別之。厥目有四。

一曰常脈

温邪怫鬱內伏。病發時。從內走外。脈象卽應之而躁。靈樞論疾診尺篇曰。脈盛躁者。病温也。

灣仔廈門街蔚興印刷場承印

躁脈來去如電掣。而不相連續。李士材名之曰疾。張石頑因之。意與從容之緩脈爲對待。其來也有頃而一掣。其去也亦有頃而一掣。雖一息不過四五至。而無上下迴環。從容不迫之度。蓋躁脈與數脈異。不在至數之增加。而在起止之迫促也。

躁有虛實二義。其主病懸殊。在虛勞久病。與代散同論。爲其氣不相接也。此躁之屬虛。而應指無力者也。在新病、實病。爲痰凝氣鬱。與結濇同論。大致是血液少而氣躁熱之象。此躁之屬實。而應指有力者也。故診尺篇不曰躁。而曰盛躁。明其應指有力。而主新病實病之温邪。

凡温病初發。脈多不浮不沈。中取動數而滑。動數者。卽躁之象也。脈訣謂滑脈往來流利。如走盤珠。言其自尺而寸。自寸而尺。上下無碍也。李士材曰。仲景謂翕奄沈。名曰滑。蓋翕浮也。奄忽也。謂忽焉而沈也。言其自肌膚而筋骨。自筋骨而肌膚。升降無阻也。滑脈之形如是。無論兼浮兼沈。皆爲活潑有力之陽脈也。無疑。温病外發之先。其勢躍躍欲動。向外之機。勃不可遏。故其脈應之。亦流利而滑焉。第病機雖向外。病氣仍内伏。尚未能鼓其脈至于浮候。但于不浮

不沈　肌肉分中取見之。故診尺篇右曰。「其脈盛而且滑者。病且出也。」夫且出云者　病將出而未遽出。温邪初發之候也。言盛而不言浮沈者。謂盛滑之脈。見于不浮不沈之分也。內經引而未發之旨。當于言外得之。

李東垣此事難知。謂傷寒以左爲表。右爲裏。雜病以右爲表。左爲裏。故温病之發。右手脈必盛于左手。左指關前一分之人迎。右指關前一分之氣口。若人迎浮盛、或緊。是感冒風寒。非温病也。

素問陰陽應象大論曰。左右者。陰陽之道路也。陽從左升。陰自右降。而脈象亦應之。傷寒傷人身之陽。是從外遏其陽之出路。升者不利。故脈壅于人迎之部而左盛。温病傷人身之陰。是從內撓其陰之歸路。降者不利。故脈壅于氣口之部而又盛。郭元峯謂內傷之脈。氣口緊盛。外感之脈。人迎緊盛。亦本此陰陽升降之理言之也。

定則　凡不浮不沈。中取盛躁而滑。右手氣口盛于左手人迎。是爲温病之常脈。

二曰變脈

灣仔厦門街蔚興印刷場承印

伏邪發自陰分。而新邪恰感于陽分。其脈有左盛于右者。治法輕則先投葱豉湯。重則麻杏甘石湯。古人卻以刺法瀉其熱。而出其汗。用法尤巧。靈樞刺熱篇曰。「熱病三日。而氣口靜。人迎躁者。取之諸陽。五十九刺。以瀉其熱。而出其汗。」夫熱病三日。三陽爲盡。三陰當受邪。若氣口靜而人迎躁者。是邪尚在陽分。而未傳于陰也。故當取諸陽。爲五十九刺。以洩其陽氣。陽氣通。則汗出。汗出則新邪亦隨之而外出矣。故凡温病兼有風寒外感者。其外邪未解時。多見此左躁右靜之變脈。

温病脈見躁滑。其氣機向外奔赴。必兼見長象。若病人素患氣鬱而弱者。則脈象或露喘短。靈樞熱病篇曰。「熱病七日八日。脈口動喘而短者。急刺之。汗且自出。淺刺手大指間。」夫表陽之邪。七日來復。八日不解。是將作再經。而有傳陰之虞矣。如脈口動喘而短者。邪尚在表。急取手太陰之少商穴。刺令汗出。邪自與汗共併而出矣。素問有喘脈。喘而短者。謂脈之喘動于寸口間。而不及于尺部。故知其可以汗解也。

動喘是脈名。不作活字看。仲景辨脈篇曰。「陰陽相搏。名曰動。陽動則汗出。

陰動則發熱。形冷惡寒者。此三焦傷也。」蓋陰陽相搏。只是推明動脈之根。由于陰陽不和而相爭也。所以不和而相爭者。陰陽不得其位也。陽抑于內。陰痼于外 故人每多先形冷惡寒。而後乃發熱。而後乃汗出。因三焦之氣。不能達于周身。故形冷惡寒也。陰動者。沈分動也。陽抑于內。積不能平。而有發動欲透出重陰之意也。陽氣發動。故發熱也。陽動者。浮分動也。是陽氣漸達于外。而陰將退讓。故汗出。汗者陰氣之所洩也。如是則陽伸于外。陰復于內。故人病每汗出而解也。陰動陽出之時。誤服寒涼。遏其陽氣。則氣息奄奄。口不能言。急則一日。緩則五六日而死。陽動勝陰之時。誤服燥熱。傷其陰液。則汗不得出。煩躁若狂。或汗出不止。而亡陽暴脫矣。說本潛初周氏。于動脈之理、最爲的切。

辨脈篇又曰。「若數脈見于關上。上下無頭尾。如大豆。厥厥動搖者。名曰動。」厥厥堅搏也。動脈數而堅搏如豆。但見本關之上。上下不相通。直如寸動則豆見于寸。關動則豆見于關。尺動則豆見于尺。三部俱動。則各有如豆之狀。而不相貫。故曰無頭尾。此言動脈之形象。最爲明確。

喘脈者。自沈而浮。出多入少。來勢逼迫。似至浮分卽止。而不甚見其氣之反吸也。此命門元根上脫。久病虛羸。失血脫血洩瀉等病、忌之。其兼數而實者。痰火濕熱之病。應指震撼。實大有力。內經曰。「赤脈之至也。喘而堅。有積氣在中。時害于食。名曰心痺。」「又曰。脈至如喘。名曰氣厥。氣厥者。不知與人言。」此皆喘脈之屬于實者也。

短脈舊稱不及本位。又謂不見于關中。特兩頭俯下。中間突起。其實仍自貫通。然經既云短。必實是脈體之短也。夫脈體何以短。蓋脈之所以動者氣也。氣充滿于脈管之中。則脈之首尾。齊起齊落。故其形見長。靈樞終始篇曰。「上下相應。而俱往來也。六經之脈。不結動也。」結動皆短之類。此即言尺寸首尾之齊起齊落也。若氣虛不能充貫于脈中。則氣來之頭。鼓指有力。氣過之尾。弱不應指。故其形似斷非斷。而見短也。經曰。短則氣病、于此益明。

統觀動喘短三脈之本義如此。則所謂脈口動喘而短者。當為陽熱鬱極勃發。而病者素患氣鬱不舒。故其脈象搏擊（動象）湧溢（喘象）而壅于寸部（短象）浮與寸部皆主表。故曰汗且自出。肺主一身之表氣。乃淺刺手太陰之少商穴。而使之汗出。開肺痺以洩其熱。而瀉陽之有餘也。然非氣虛氣鬱者、罕見此象。故曰變

（微）心力衰弱（阳虚）
（弱）消化机能衰败（中气虚）
（细）心血欠（阴虚）
（涩）精血、神气俱虚损

脈。

王士雄曰。「沈細之脈。亦有因熱邪閉塞使然。若形證實者。下之可生。未可概以陰脈見而斷其必死。」蓋熱邪壅遏。脈多細實遲澀。按證清解。脈象自顯滑數。馬元儀曰。「三陽證亦有脈微弱不起者。以邪熱抑遏。不得外達。清其熱則脈自起。勿疑陽衰脈微。」二論均經驗日久。確切不易之理解。不祇溫邪焚灼陰液。脈多沈細澀。若陽氣受邪火蝕耗。脈多微弱遲。以形證合參。庶免多岐之惑。

定則　凡左寸人迎。盛於右寸氣口。或動喘而短。或沈細而澀。或微弱而遲。皆爲溫病之變脈。臨診時。當合形證參之。

三曰險脈

（另注）

凡溫病脈洪長滑數。兼緩者易治。兼絃者難治。弦從肝化。其狀端直以長。若張弓弦。挺然指下。戴同父謂絃而軟者、其病輕。弦而硬者、其病重。張石頑謂爲六賊之首。總由中氣失權。土敗木賊所致。溫病

〔古人名起宗，并有已逐六氣横（？）〕

灣仔厦門街蔚興印刷場承印

脈象兼此。可知邪火燎原。風木又從而構搧。爲痙爲厥。禍不旋踵。

凡温病見沈濇小急之脈。四肢厥冷。通身如冰者危。

氣爲火蝕。不能舉脈管升至浮那。故脈沈。沈之脈義易知也。濇與澀同。與滑相反。其勢來往艱難。脈訣所謂脈如輕刀刮竹。參伍不調。主亡血傷精之候。温病得此　其爲陰液耗於火邪。可以想見。

第濇有血燥。亦有氣虛。故有虛濇。有實濇。有尺寸之濇。有浮沈之濇。自尺至寸。前進時屢躓。此由血液耗竭。經隧不利也。自沈至浮。外鼓時遲難。此由元陽衰弱。動力不暢也。又無論尺寸浮沈。來勢艱滯。但見應指有力。卽由于實。應指無力。卽由于虛。且脈之濇也。乃于他脈中。雜以數至之往來艱難耳。非每至必澀也。若每至必濇。則爲瀕死時之亂脈。而非濇脈矣。故切脈時。須兼察其不濇之至。滑耶痰也。數耶熱也。遲耶寒也。絃耶鬱也。結耶血之凝也。微弱耶。氣之衰也。細小急疾耶。火燥而液耗也。再察其正濇之至。應指有力無力。而虛實無不瞭然者矣。

小脈卽細脈。與大脈相反。陰液爲熱所耗。而脈管縮小也。兼弦緊者。多見于浮部。此元陽不足。陰寒盛于内外也。寒濕在内。風冷乘外。一身盡疼。兼以下利。必見此脈。兼滑數者。多見于沈部。此熱邪內鬱。而正氣不能升舉暢達也。故時行病後。餘熱未清。胸膈不暢。卽見此脈。若病勢方熾時。而見此脈。是邪入三焦。氣結而升降出入之機不利也。若熱病稍久。而見細脈。則未有不兼弦濇者。若更加數急。則氣血皆失其常矣。

急脈者　脈來迫疾。而不關于至數之加多者是也。「素問生氣通天論曰。「陽不勝其陽。則脈流薄疾。併乃狂。」薄者迫也。疾者躁也。併者陰陽併行于一道也。形大勢盛。至于其極。血隨氣升。奔逸于經隧之中。而百脈皆張。此卽前所論之躁脈也。

又温病凡兩手脈閉絕。或一手脈閉絕者危。

脈閉絕者。乍不見脈。氣閉也。其名爲伏。寸關之脈既伏。則尺中之脈不可伏也。兩手之脈既伏。則趺陽太谿之脈不可伏也。既伏者無可診。診其不伏之處。涌盛上爭。有踴躍之勢者。伏脈也。若旋引旋收。轍亂旗靡。有反掣之意者。則爲脫脈。故治伏脈只宜宣散。必無壅補。以其外陰內陽。陽伏于內。實有物焉。一

潮行厦門街蔚興印刷場承印

時隱閉不見。而非虛也。故曰伏。若内陰外陽。而至于無脉。是陰陽離絶之候。卽爲脫脉。

上言診其不伏之處。指病氣已定。寸口脉氣已伏之後言之。若將伏未伏時。診之指下。仍是旋引旋收。漸漸退縮之象。此時閉脫機括。本尚未定。亦有閉極而至于脫者。必于萬難分辨中。而强爲之辨。則惟形細而弦。如絲髮梗梗。有起有伏者。閉之象也。若形散而斷。如麻子縈縈。無起伏之勢者。脫之象也。臨診時。心靈手敏。庶乎得之。

又脉伏卽脉厥。厥者逆也。由寸而關而尺。逆行而縮入尺後。故三部無脉時。當于尺後尋之。

定則 凡脉兼弦。或濇小急。而肢體厥冷者。或兩手閉絶而伏。或一手閉而伏者。皆爲温病之險脉

四曰敗脉

躁爲温病之常脉。而亦有爲温病之敗脉。當合參所見證候。乃能斷之。此温病所

躁脈是陽明大热病（陽热）汗大热不退為陽枯燥、宏性進行不已、有陽燥開言势於華石之時而一[illegible]汗、大热無宣[illegible]之路腸亦有腐[illegible]之虞、並且[illegible]加入[illegible]

以有舍脈從證之說也。靈樞熱病篇曰。「熱病者。脈尚躁。而不得汗者。此陽極之脈也死。脈盛躁得汗靜者生。」夫躁本温病常脈。乃至于不得汗。是陽邪亢盛于外。陰精耗竭于內。陰不勝陽。脈流薄疾。其脈之躁。已急疾而至于極。故曰。此陽脈之極也。第躁之程度如何。本無標準。必徵之于不得汗。乃爲已造其極。而必至于死。否則不可以死斷之。故又曰。其得汗而脈靜者生也。

吳鞠通謂脈躁無汗。陽盛之極。陽盛而至于極。陰無容留之地。故曰死。然用藥開之得法。猶可生也。

脈躁而不得汗。固爲死脈。已得汗而脈尚躁。亦爲死脈。熱病篇又曰。熱病已得汗。而脈尚躁盛。此陰脈之極也死。其得汗而脈靜者生。熱病得汗。若邪從汗解。脈當緩而不躁盛矣。今脈尚躁盛。由陰精枯竭。不能托邪外出。故曰陰脈之極。謂陰經之脈。衰弱已極也。有陽無陰。惡得不死。

陰陽性極不同。而皆以躁脈當之。其故何也。蓋前言脈躁盛而不得汗者。是陽邪壅閉于外。故陰液不得外達。則所謂不得汗者。由于脈之躁盛所致。故曰。陽脈之極。謂陽脈亢盛之極也。此就本面言之也。此言已得汗而脈尚躁盛者。是邪熱

灣仔厦門街蔚興印刷場承印

不隨汗出。仍鬱伏于中。與殘陰相搏擊。而發爲躁盛之脈。此亦有餘之陽脈也。即陽脈之有餘。想見陰脈之不足。故曰陰脈之極。謂陰脈衰弱之極也。此推到對面言之也。要之燥盛之脈。或偏于陽亢。或偏于陰竭。皆有死徵。重樓吳鞠通謂汗後脈躁。陰虛之極。故主死。然雖不可刺。若能以甘藥沃之。亦有生者。

吳氏于兩死脈皆云可生。前謂用藥開之。此謂用藥沃之。開者開其外壅之陽。沃者沃其內竭之陰。比而觀之。可悟躁脈之結果。各隨見證而互異矣。故温病切脈。必與症合參。

人身之能與温熱抵抗者。陰精而已。苟陰精不至枯竭。當温邪發動之時。自能從內推托。透達至表。使之與汗共併而出。既出斷不復熱。脈亦斷不躁疾。所謂精勝而邪却也。若汗已復熱。脈仍躁而不爲汗衰者。則其所出之汗。非由熱邪蒸發而出。即由躁藥逼迫而出。此乃陰液外洩之汗。非達熱出表之汗。汗愈出。則陰精愈傷。陰精愈傷。則陽熱愈熾。於是陽伏于內。陰亡于外。陰陽交易其位。各失其所矣。素問評熱論篇。帝曰。「有病温者。汗出輒復熱。而脈躁疾。不爲汗張隱菴謂死於一二日之間陰陽水火之氣終也其義頗欠明晰須知七日太陽八日陽明再一日半之時乃三陽盡而再傳陰之候但此時陰液告竭焉能再受病邪之壓逼乎故當其欲再內傳之日即邪陷陰亡而死次脈代（見萬）

衰。狂言不能食。病名爲何。岐伯對曰。病名陰陽交。交者死也。」夫陰與陽相背馳。陽不戀陰。陰不引陽。脈亦躁疾而不稍衰、更見狂言不能食之證。益見陰陽離脫。去死益近。

蓋脈者。資始于少陰。資生于陽明。胃爲陽明中土。少陰心腎交紐之中樞也。腎精既絕。不能生化水穀之精。而胃氣亦絕。于時陰陽無依。尚何從沿中土以下交于腎耶。此所以狂言而失志也。然推其致死之由。實由于汗出而陰竭。故王潛齋以爲温病誤認傷寒。妄發其汗。多有此證。合病證而參之。當知躁爲死脈之故矣。

躁脈等有餘之脈。固是死徵。而微小等不足之脈。亦爲死徵。要在合參證候。乃能斷定耳。靈樞熱病篇曰。「熱病七日八日。脈微小。病者溲血。口中乾。一日半而死。脈代者。一日死。」張隱菴謂此證外熱不解。內傳少陰。而爲死證。微小少陰之脈也。溲血。病足少陰之水臟也。口乾病手少陰之君火也。一日半而死者。死于一二日之間。陰陽水火之氣終也。吳鞠通謂邪氣深入下焦。逼血從小便出。故溲血。腎精告竭。陰竭不得上潮。故口中乾。脈至微小。不惟陰精竭。陽

灣仔厦門街蔚興印刷場承印

者此一臟之陰已先絶於内故不及内傳而奄忽血不運而死早半日也况其病洩血是陰亡於下口中乾是陰亡於上脉微小是陰亡於中如此者焉得不死耶

氣亦從而竭矣。死象至明。

熱病見洩血口乾。證所常有。何遽斷爲死證。卽脈微而小。或小而不微。仍未遽至于死。惟微小並見。真無可生之望。考仲景辨脈篇曰。「脈瞥瞥如羹上肥者。陽氣微也。」瞥瞥經作瀲瀲。謂拍拍浮泛。薄散之極微。與顯。對謂其形不顯。幾至于無也。凡脈浮者屬陰虛。以陰虛不能吸引陽氣。故脈至於浮也。此曰。陽氣微者。謂浮薄之極。不第陰虛、不能維陽。卽浮出之陽。亦若有若無。幾不能自存也。此脈微爲陽衰之說也。辨脈篇又曰。脈縈縈如蜘蛛絲者。陽氣衰也。縈縈旋繞之意。謂脈之蠕動於指下也。蛛絲。絲之細極者。陽氣。宋以前引者多作陰氣。脈經亦作陰氣。夫榮氣者陰氣也。榮行脈中。榮盛則脈管充滿而大。榮衰則脈管收縮而小。此脈小爲陰竭之說也。今已脈微小。微與小兼見。是陰陽俱衰。補陽則陰愈竭。補陰則陽遂脫。攻邪而邪無可攻。補正而正無可補。雖欲生之。曷從而生之。故予之死期。此爲溫病言之、不獨爲溫病言之也。

經爲見微小代脈是心臟衰弱之症宜復脈湯(微小代)是心臟(脈)衰症

傷寒論曰。「脈來動而中止。不能自還。因而復動。名曰代。」略止、卽連來兩至。謂之自還。蓋本至雖稍停。而仍能自至也。不能自還者。中止一至。續續而仍復平動。幷無急湊連來兩至。直似平常動脈。少却一至 是本至不復能自至也。此爲代脈之真相。蓋一臟無氣。而他臟代之。西醫以爲心房收縮間歇。其死較僅見微小尤加速。則更無論治之餘地矣。

代只是止。然必須視其不止之至 敗與不敗。以定吉凶。故脈經曰 「熱病七八日。脈弱細。小便不利。加暴口燥。舌焦乾黑。脈代者死」于微細脈中。復見代脈。乃斷爲死候。未可專以代主死也。故周慎齋以爲雜病傷寒老人。脈見歇止者。爲將愈之兆。趙晴初補之曰。將愈見脈歇止。是和平脈中見歇止也。可知代非必死之脈。當以他脈參之。若他脈果有險象。不但忽止忽來。爲氣亂之常 必死。卽不見止。而于他脈中忽見一二至。微弱無力。亦是將代先兆。而爲必死之脈。此又不僅爲温病言之也。

定則

凡脈躁而不得汗。或已得汗而脈尚躁。或微脈、小脈、並見。或微小等脈中。更見代脈。皆爲温病必死之候。

灣仔厦門街蔚興印刷場承印

第四章　温病之舌診

時賢吳瑞甫。謂病之經絡臟腑。營衛氣血。表裏陰陽。寒熱虛實。畢見於舌。故辨證以舌爲主。而以脈證兼參之。此診温病要法也

越醫何廉臣。觀列看舌十法。辨苔十法。察色八法。絜領提綱　他家無此精到。其驗舌決生死法。以之定臟腑陰陽之虛實。神經擾害之徵驗。往往切中。蓋自葉氏香巖而後。各有發明。乃中醫經驗最精之法也。

本章取材何氏。匯合諸法　別爲舌本、舌苔、兩項。每項又分別形、色、而詳述之。末附決生死法。均于原書有所去取。變亂則無也。

舌本之形凡六

一曰老嫩　凡物理。實則其形堅斂。其色蒼老。虛則其體浮胖。其色嬌嫩。而温病之見于舌也。其形色亦然。故凡病屬實者。其舌本必堅斂。而兼蒼老之色。病屬虛者。其舌本必浮胖。而兼嬌嫩之色。

二曰乾潤　乾者津乏而燥。潤者津足而滑。凡病初起。舌本卽乾。中竭可知。久病而舌本尚潤。液存可識。

又望之若乾。捫之却潤者。如屬于濕熱蒸濁者。其色必鮮絳。若屬于瘀血內蓄者。其色必紫暗。又有望之若潤。捫之却燥者。如屬于氣濁痰凝。其苔白厚。若屬于氣虛津傷。其苔白薄。

又凡陰虛陽盛者。其舌必乾。陽虛陰盛者。其舌必潤。陰虛陽盛而火旺者。其舌必乾而燥。陽虛陰盛而火衰者。其舌必潤而濕。

三曰榮枯　榮者有光彩。凡病皆吉。枯者無精神。凡病皆凶。此又不僅爲温病言之也。

四曰脹癟　脹者腫也。或水浸。或痰溢。或濕熱上壅。癟者瘦也。或心虛。或血枯。或內熱消肉。

五曰軟硬　軟者柔也。氣液至滋。硬者强也。脈絡失養。

六曰戰痿　戰者顫掉不安。蠕蠕微動。皆舌腦筋戰動使然。舌多紅色。如深紅赤紅而戰者。宜清降。三黃石羔湯等　紫紅瘀紅而戰者。宜寒瀉。白虎承氣湯等　淡紅

灣仔厦門街蔚興印刷場承印

而戰者。宜峻補。十全大補湯等。此舌實火虛火皆有之。均裏證。無表證。誤治即壞。舊説指爲汗多亡陽。或漏風所致。且不詳辨。而概用温補。謬也。

痿者軟而不動也。爲舌腦筋麻痺所致。淡紅而痿者。宜補氣血。人參養營湯等。深紅而痿者　宜涼血。犀角地黃湯等。赤色而痿者。宜瀉心導赤等。紫紅而痿者。宜清肝瀉府　犀連承氣湯等。鮮紅灼紅而痿者。宜滋陰降火。知柏地黃湯等。惟絳紅而痿者。陰虧已極。無藥可治。舊説祇云紅痿。而不分類。疏矣。

定則　病之虛實。以舌本老嫩決之。脹癟可覘痰血之盈朒。軟硬可驗氣液之存亡。戰痿原于腦筋。即爲肝風鴟張之兆。屬裏證。更宜辨色以定熱之虛實。此以舌形診温病之定法也。

舌本之色凡五

一曰紅色　全舌淡紅不淺不深。平人也。有所偏則爲病。表裏虛實熱症。皆有紅舌。惟寒證則無之。

如全舌無苔。色淡紅者。氣血虛。色深紅者。氣血熱也。色赤紅者。藏府俱熱

艷紅—氣血虛 保元加減
絳紅—血熱
深紅—血熱 重症
瘀紅—熱極將敗血

清營湯六款
元參 竹葉心 麥冬
黃連 銀花 連翹

也。色紫紅瘀紅者。藏府熱極也。

色鮮紅無苔。無點無津。(津出舌底)無液(液浮舌面)者。陰虛火炎也。色灼紅。無苔無點。而乾膠者。陰虛水涸也。色絳紅。無苔無點。光亮如錢。或半舌薄小。而有直紋。或有泛漲。而似膠非膠。或無津液。而咽乾帶澀。要之紅光不活。絳色難名。水涸火炎。陰虛已極也。

瘦人多火。偏于實熱。誤服溫補。灼傷真陰。或誤服滋補。鬱火灼耗真陰。亦成絳舌。而爲陰虛難治之證。

陽臟血盛者。無病時。舌色亦深紅。有嗜飲濃酒者。舌亦深紅。皆未爲病。惟絳舌必須清血。誤用滋膩。亦多滯邪。不可不知。

滿舌明紅。幷無他苔者。是爲絳舌。心之本色也。舌絳而潤爲虛熱。絳而乾爲實熱。絳而有刺爲熱盛。絳而光爲陰液不足。絳而光燥裂爲陰液大傷。溫病熱病瘟疫。及傷寒邪熱內傳三焦。薰灼心肺。先受熱蒸。則本臟之色見。治宜清心。存陰化熱。紅中兼有白苔者。更感非時之寒也。紅中夾兩條灰色者。濕熱兼夾寒食也。兼黑苔者。邪熱傳入足少陰也。兼黃黑有芒刺者。邪熱入府。有紫黑瘢。或

灣仔厦門街蔚興印刷場承印

○舌主实热
紫舌—郁热病
淡紫—寒病
猪肝色—虚热病

外感兼發癍者。心胃熱極也。起白泡點者。心肺熱灼也。若紅色柔嫩。望之似潤。而實乾燥。數行汗下。津液告竭也。病多不治。

二曰紫舌　紫見全舌。臟府皆熱極也。見于舌之某部。卽爲某經鬱熱。傷寒邪化火者。中時疫者。內熱薰蒸者。誤服溫補者。酒食濕滯者。皆有紫舌。有表裏實熱證。無虛寒證。若淡紫不夾別色。則亦有虛寒。

有紫如熟猪肝色。上罩浮滑苔者。邪熱傳裏。而表邪未淨也。既不可下。又不可表下並用。法宜清中以解外。若全紫光暗。並無浮苔者。陽極似陰也。多不可救。急下之。間有得生者。

有紫胎中心帶青。或灰黑。下證復急者。熱傷血分。宜微下之。餘則酒後中寒。及痰熱鬱久者。往往見有紫舌。

如淡紫青筋舌。淡紫帶青而濕潤。又絆青黑筋者。乃寒邪直中陰經也。必身涼四肢厥冷。脈沈緩。或沈弦。宜四逆理中輩。小腹痛甚者。宜回陽救急湯。若舌不濕潤而乾枯。乃是實熱。宜涼劑。

如淡紫帶青舌。青紫無苔。多水滑潤。而瘦小。爲傷寒直中肝腎陰證。宜吳茱萸湯四逆湯温之。

以上二條。非温熱病之舌。因與紫舌辨證有特別關係。仍照原本採入。

三曰藍舌　藍者綠與青碧相合。猶染色之三藍也。舌見藍色。而尚能生苔者。藏府雖傷未甚。猶可醫治。若光藍無苔。不論何證何脈。皆屬氣血極虧。勢必殞命。舊說不分有苔無苔。槪云不治。管窺之見耳。

凡病舌見光藍無苔者不治。若藍色而有苔者。心肝脾胃。爲陽火內攻。熱傷氣分。以致經不行血也。其證有癲狂大熱大渴。哭笑怒罵。搥胸驚怪不等。宜十全苦寒救補湯。倍膏連。急投則愈。

藍色多屬寒。此則熱病也。其着眼在有苔無苔別之。然尚參之外證。

若純藍舌。有藍紋者。在傷寒爲胃氣衰。宜小柴胡湯去黄芩。加炮薑。若因寒食結滯者。宜附子理中湯。或大建中湯急投。有舌滑中見藍色胎者。肝藏本色也。邪熱傳入厥陰。陰液受傷。臟色外見。深而滿舌。法在不治。

如微藍不滿舌者。法宜平肝息風化毒。舊法主用薑桂。然邪熱鴟張。肝陰焦灼。逼其本臟之色外見。再用薑桂。是抱薪救火也。瘟疫濕温。熱鬱不解。亦有此舌。治宜芳香清洩。

濕痰痰飲。亦有滿舌滑膩。中見藍色者。爲陰邪化熱之候。法宜清化。亦竟有以疏肝解鬱得效者。

前四條不在温病範圍内。因其同見藍色舌。故附錄以備參攷。

四曰灰舌

灰色不列五色。乃色之不正者。舌見灰色。病已非輕。均裏證。無表證。有實熱症。無虛寒證。有邪熱傳裏證。有時疫流行證。鬱積停胸證。蓄血如狂證。其證不一。而治法不外寒涼攻下。蓋寒涼以救真陰。攻下以除穢毒也。

舌鑑總論謂熱傳三陰。則有灰黑乾苔。皆當攻下洩熱是也。又謂直中三陰。見灰黑無苔者。當温經散寒。此說甚謬。蓋灰黑與淡黑色頗相似。惟灰則黑帶紫。淡則黑中帶白之殊耳。若寒邪直中三陰者。其舌灰黑無苔。自宜温經散寒。如熱邪直中三陰者。其舌灰黑無胎。宜三黄白虎大承氣並用連投。失出失入。其害非輕。望舌者宜謹愼焉。

舌尖灰黑。有刺而乾者。是得病後。猶如常飲食之故。雖症見耳聾脇痛。發熱口苦。却非少陽症。勿用小柴胡。宜大柴胡、或調胃承氣湯。加消導品。

傷寒已經汗解。而見舌尖灰黑。此有宿食未消。或有傷飲食。邪熱復盛之故。以調胃承氣下之。若雜病裏熱見此舌。宜大承氣湯。重加黃連。

傷寒證邪入厥陰。舌中尖見灰色。其證消渴。氣上撞心。饑不欲食。食則吐蚘者。宜烏梅丸。若雜病見此舌。爲實熱裏證。則宜大承氣湯與白虎湯合用。吐蚘宜用苦辛殺蟲。溫暑熱症。却不在此例。

純灰色舌。全舌無胎。而少津者。乃火邪直中三陰證也。或煩渴。或二便閉。或昏迷不省人事。脉則散亂沈細代伏不等。舍脉憑舌。均屬裏證。治宜三黃白虎大承氣并用。急速連投。服至灰色轉黃轉紅爲止。病則立愈。舊說誤指爲寒。用附子理中湯、四逆湯。安得不致漸漸灰縮乾黑而死乎。

五曰黑色　凡舌色全黑。本爲陰絕。當卽死。而有延遲未死者。非極熱則極寒。尚留一線生機。苟能辨準。補偏救弊。却可不死。

中黑無苔。而舌底乾燥。有小點紋可見者。乃胃經實熱。并無木氣之侵擾也。若中黑無苔。而舌底濕嫩光滑。絕無點紋者。乃胃經虛寒。亦非木氣所擾也。

全黑無苔。而底紋粗澀乾焦。刮之不淨者。極熱也。若全黑無苔。而底紋嫩滑濕

芒鋒或有瓣已
刺象瘥
青布薄荷汁揩去
刺瓣
根黑邊黑為[illegible]陽熱
中心黑為胃熱
尖黑為心熱
熱病由黃苔而絳
者黑
寒病由陰白轉黑

潤。如浸水腰子。淡淡融融。洗之不改色者。極寒也。

以上二條。皆寒熱兩相對待。辨別不清。生死反掌。學者最宜細認。

全黑無苔。而無點無瓣。乾燥少津。光亮如鏡者。卽絳舌之變相。陰虛腎水涸者。多如此舌。姙娠者亦有之。

見黑色暗淡無苔。無點無瓣。非濕非乾。似亮不亮者。陽虛而血氣兩虧也。久病見此不吉。

邪熱傳裡。火極反兼水化。則爲黑舌。熱結燥實。津液焦灼。少陰真水垂竭。此最凶象。急宜攻下其熱、滯。以存一綫之陰。或兼芒刺燥裂結瓣者。須用新青布蘸薄荷湯。揩去刺瓣。看舌上色紅可治。急下之。若刺瓣下。仍黑色者。則腎陰已涸。臟色全露。法在不治。

有中黑而枯。幷無積苔。邊亦不絳。或畧微刺者。爲津枯血燥症。宜急養陰生津。誤用攻下。或温經。皆必死。

有始病卽舌心黑色。非由黃白變化者。爲臟真中寒。此寒水凌心。腎色外見也。急宜用温。稍緩卽變。

總而言之。凡舌色尖黑稍輕。根黑全黑則死。此辨舌之要訣也。有煙癮者。常多黑舌。看法當比平常病人减等。其素有伏飲者。舌色常見灰黑。郤無危候。又有食物染黑者。宜明辨之。此外凡見黑舌。皆爲重證危證。寒熱虛實。切宜詳辨。

定則　紅舌無寒。當分虛熱實熱。紫舌多熱。兼辨帶黑帶青。藍舌以有苔無苔別吉凶。仍當兼參外候。灰舌以純色間色辨輕重。切勿誤認寒邪。至黑舌無苔。必辨其形色之枯潤瘦胖。以判寒熱。此以舌色診温病之定法也。

○舌苔之形凡九

一曰有無　病而有苔者多裏滯。無苔者多中虛。病本無苔。而忽有者。胃濁上泛。病本有苔。而忽脫者。胃陰將涸。（必兼舌燥方爲陰涸）

二曰厚薄　苔薄者、表邪初見。苔厚者、裏滯已深。夫薄苔本爲胃之生氣。非病也。第表邪初見之苔。必有漸趨濃厚之勢。當細辨。若厚苔由于裏滯。則治宜宣通矣。

三曰鬆膩　鬆者無質。指之即去。爲正足化邪。膩者有地。指之不去。多穢濁盤踞。

中環大道中耀明印務局承印

四曰偏全　全者苔滿布也。多濕痰食滯。偏者或偏內偏外也。凡外有內無。邪雖入裏未深。而胃氣先匱。內有外無。裏邪雖減。而胃滯依然。又舌無苔。真陰素虧。好色之徒多有之。兼紫絳者。尤傷精之象。

五曰糙黏　糙者穢濁。黏者痰涎。（按糙、米之未舂者、）質粗而不滑澤。色黯而不鮮明也。黏者、膠膩也。

六曰紋點　苔有斷紋者。土燥水竭。苔點如粞者。內蟲蠱蝕。（按米碎曰粞、）謂苔上有白色小粒、浮起如米狀也。

七曰辦暈　凡黑苔起辦。皆臟腑實熱已極。或因六氣之燥火灼爍。或因藥品之燥火逼迫。燥火與毒火交戰于中。薰蒸于上。而成此舌苔者。猶之當暑炎熱。土木生菌。惟大雨時行。即自銷滅。可知舌有黑辦。非大寒之藥。斷難起死回生。此證多大熱大渴。口開吹氣。或絞腸痛絕。或頭腦脹痛求死。或口噤不言。或渾身發臭難聞。或猝然仆地不省人事。雙目直視不等。不論見何怪脉。舍脉憑舌。看熱辦尚未數滿。仍可救治。急用十全苦寒補湯。四倍石羔。或分爲三黃白虎湯。及大承氣湯。用兩器煑之。不拘時刻。不次急投。輪流接灌。服至黑辦漸退。舌底漸紅。則病可愈。知此法者。雖危不死。否則別無救法矣。

十全苦寒救補湯方

生石膏八両　知　母六錢　黄　柏四錢　黄　芩六錢　黄　連　生大黄
芒　硝各三錢　厚　樸一錢　枳　實五錢　犀　角四錢

舌苔灰色重暈者。此温病熱毒偏傳三陰也。熱毒内傳一次。舌增灰暈一層。最危之證。急用涼隔散。或雙解散。黄連解毒湯。大承氣湯下之。一暈尚輕。二暈爲重。三暈多死。亦有横紋二三層者。與此不殊。舊說如此。第熱毒傳裡已深。涼膈雙解二方。嫌有表藥。尚未恰合。解毒湯力量太輕。大承僅能利下。不如十全苦寒救補湯。加四倍石羔。不次急投。服至灰暈退淨爲止。雖見二三重暈。均能救活。

八曰真假　凡苔有地質。而堅斂蒼老。不拘黄、白、灰、黑、但揩之不去。刮之不淨。底仍粗澀粘膩。不見鮮紅者。是爲真苔。中必多滯。若無質地。而浮胖嬌嫩。不拘黄白灰黑。揩之卽去。刮之卽淨。底亦淡紅潤澤。不見垢膩者。是爲假苔。又有看似苔色滿布。飲食後。苔卽脫去。舌質圓浮胖嫩者。亦屬假苔。假苔或

中環大道中耀明印務局承印

屬虛證。而邪淺正復者。尤多有之。若夫食枇杷而苔黃。食橄欖而苔色青黑。此名染苔。殊與病症無關。不可不辨。

九曰常變　凡苔始終一色。不拘黃白灰黑。卽有厚薄滑澀、乾潤濃淡、之各殊。總屬常苔。其有一日數變。或由黃而黑。或乍有乍無。乍赤乍黑者。皆屬變苔。故察舌之確切。雖不同脉理之微茫。而其苔之易于變幻。較脉象爲尤速。此又爲驗舌者所不可不知者也。

定則　病之新舊。以苔之厚薄辨之。邪之盛衰。以苔之鬆膩決之。証之內外虛實。以苔之偏全判別之。糙黏有穢濁痰涎之分。紋點有土燥䘌蟲蝕之異。黑瓣未滿。仍可望生。灰暈多重。恐難起死。至于苔之有無真假常變。爲病之是非疑似所由分。尤應辨之于始。此以苔形診温病之定法也。

舌苔之色凡五

一曰白苔　白色爲寒。表病有之。裏證有之。虛者、實者、熱者、亦有之。其類不一。故白苔辨證較難也。

傷寒白苔。另有辨法。若雜病舌白嫩滑。刮之明淨者。裏虛寒也。無苔有津。濕而光滑。其白色與舌爲一。刮之不起垢膩。是虛寒也。白厚粉濕滑膩苔。刮稍淨。而又積如麵粉。發水形者。裏寒滯也。舌白粗澀。兼有米點。有罅紋之苔。及白乾膠、焦燥滿舌。刮不脫。或脫而不淨者。皆裡熱結實也。此舌頗多。其苔在舌如面上傅粉。刮之多垢。其白色與舌爲二物。是熱也。與前論之虛寒相反。

馬伯良曰。有苔厚膩如積粉者爲。粉色舌苔。舊說亦稱爲白苔。其實粉與白。一寒一熱。殆如水火然。温病、瘟疫時行。幷外感穢惡不正之氣。內蓄伏寒化熱之勢。邪熱彌漫。三焦充滿。每見此舌。與熱在陽經者異。與府熱燥實者亦異。治宜清涼泄熱。粉苔乾燥者。則急宜大黃黃連瀉心湯等。甚或硝黃下之。切忌拘執舊說。視爲白苔。則大誤矣。

凡風寒濕。初中皮膝。則爲白苔。寒濕本陰邪。白爲涼象。故苔色白。白而滑膩者。濕與痰也。白滑厚而無膠粘者。濕痰兼有寒也。惟白薄如無者。則爲初感風寒。滑膩而見兩條者。非內停濕食。卽痰飲停胃。白如積粉。則濕熱或痰熱也。温病、熱病、瘟疫。時有此苔。與白苔作寒論者大異。

滿舌一色爲一經症。邊白與中間白。俱傳經證。如從根至尖。直分兩條。則爲合

中環大道中耀明印務局承印

病夾陰寒症。合病則白中兼兩條黃。陰寒則白中兼兩條黑潤。或兼灰色。從根至尖。橫分兩三截。苔色不一者。是并病症也。故尖白根黃。或根黑。或半邊苔灰苔滑。皆半表半裡證。但看白苔之多少。白色多者。表邪尚多。宜清解。或表裡并用。若黃黑灰多。或生芒刺。及黑點乾裂。則裏熱已結。宜急用下法。以清裡實。

苔白而厚滑者。寒飲積聚膈上也。每于十三四日過經時忽然生變。最宜先時謹防。臟結證亦有此苔。讀傷寒論自知。

二曰黃苔　黃色舌苔。表裡實熱證有之。表裡虛寒證則無。刮之明淨爲無病。刮之不淨。均是熱證。

又黃色爲胃有熱滯。膽汁上逆之候。雖刮之明淨。亦不盡爲無病也。

淺黃薄膩者。微熱也。乾澀深黃、或厚膩者。大熱也。芒刺、焦裂、老黃。或夾灰黑色者。極熱也。黃苔見于全舌。爲臟腑俱熱證。見于某部。卽爲某經之熱。表裏證均如此審辨。不易之理也

表證風火暑燥。皆有黃苔。惟傷寒邪在太陽經分時。均無黃苔。必待邪傳陽明腑

併病者先是一經病三日又加一經病前病不罷兩經俱病也　詳見傷寒論

淺黃薄苔　輕熱表熱

深黃厚膩或生燥　大熱

老黃生裂或兼灰黑　實熱傷津附

舌根黄而尖白短缩 肠胃夹痰饮食积

寒人舍结于肠胃 黄苔兼青紫 宜温下法

。其舌乃黃。初淺久深。甚則老黃。或夾灰黑。皆邪火內逼。實熱內結諸危證。其脉往往伏代散亂。奇怪難憑。則當舍脉憑舌。專經急治。斯爲盡善。若泥于火乘土位。故有黃苔之説。迂執誤人矣。黃苔多主裡實。薄黃爲熱。黃膩爲痰熱濕熱。黃膩而垢。爲濕痰秘結。府氣不利所致。食滯亦時有此苔。

滑厚而膩者。爲熱未盛。結未完。在冬時尚未可遽用攻下。夏月纔見黃苔。即當用下。以夏令伏陰在内。裏熱雖熾。而苔未遽燥。如黃而燥。或生芒刺。生黑點。中心辮裂。則不分何時。皆當速下以存陰液。若焦黃則爲熱甚。宜清宜下、仲景云。舌黃未下者。下之。黃苔自去。足見黃苔宜下者多矣。

又有根黃而尖白。不甚乾。短縮不能伸出者。痰挾宿食也。亦宜用下。但宜兼用化痰藥。千金子萊菔子均佳。千金子[illegible]行水破血解毒治痰饮

「痰飲水血諸證。舌多不露燥象。不可因其未燥。而疑慮誤事。陰寒夾食。亦多黃而不燥。然黃爲實象。總宜急下。但法有寒濕之別耳」

如有苔黃厚而舌中青紫。甚則碎裂口燥。而舌不乾者。此陰寒夾食也。亦宜斟酌溫下之。

灰苔厚ㄧ爲濕
薄灰氣虛好轉
惟陰虛爛灰
見此者不治
灰苔、是排泄機能衰敗
或障害、濕聚大腸脘胃
灰厚濕重、灰薄濕輕、赤
剥症見灰苔、多屬不治
黑苔以乾潤分虛實—
熱症—先由舌心起
黑漸及根尖、係實熱
结于腸胃、先傷陰液
[illegible]
[illegible]

三曰灰苔　舌苔初起卽灰。必灰在中心。若灰而厚且膩者。關係痰濕。温病六七日不解。或至旬日以上。苔薄。前半截起灰。或色如煤煙。單滿邊尖者。此係正氣不支。腎氣外露。未可目爲痰濕。

其有地白面灰。帶膠膩粘液者。爲濕熱之徵。若淡灰近白色。絶無粘膩者。多爲純濕無熱。

更有蘊濕日久。舌面露極薄之灰苔。乍覩有類舌質者。此濕漬深固。病證雖非險惡。亦難速愈。

四曰黑苔　凡舌苔見黑色。病必不輕。寒熱虛實各證皆有之。均屬裏證。無表證。在傷寒病。寒邪傳裡化火。則舌苔變黑。自舌中起黑。延及根尖者多。自根尖起黑者少。熱甚則芒刺乾焦罅裂。其初有白苔變黃。由黃變黑。甚至刮之不脫。濕之不潤者。熱傷陰也。病重脉亂。舍脉憑舌。宜用苦寒以瀉陽。急下以救陰。黑苔以此症爲多。温病雜病見此。治法與傷寒同。皆爲實熱傷裡也。

亦有真寒假熱。而見黑苔者。其苔必全黑而不分經。且必由淡白而轉黑。初無變黄之一境。約畧望之。似有焦黑芒刺乾裂之狀。然刮之則淨。濕之則潤。環唇皆白。而不紅不焦。寒結在臟也。其證亦周身大熱。煩躁、惡衣被。與實熱邪火之證相似。實則中宮寒極。陽氣盡發于外也。口大渴。喜飲冷水。却不多。與實熱異。外假熱。而裡極寒也。患此假證。其人必煩亂昏沈。六脉必遲弱無力。大便結。常欲下而不下。決宜以甘温救補。

此二條辨假熱黑苔甚細。然亦有唇紅者。須從脉證合參。

黑苔有點有鋒。乾燥無津。濇指如銼者。極實熱症也。宜十全苦寒救補湯。數倍生石膏。不次急投。服至黑色轉紅則生。

有黑苔腐爛者。爲心腎俱絕。舌黑而卷縮者。爲肝絕者。皆不治。有黑薄而潤或滑者。爲陰寒可治。

夏月中暑。多有黑舌。爲濕痰鬱熱。亦有黑滑膩厚舌。又不可與傳經證同論。此寒暑之因不同也。

有淡灰色中起深黑重暈者。爲温病熱毒。及瘟疫證。急用涼膈雙解等。清中逐邪。緣中氣不宣。乃變重暈。大清大解。所以逐其邪。而宣其氣也。

又有屢經汗下。而灰黑不退。或滋潤。或不潤。而亦不燥者。脉必虛微無力。此

中環大道中耀明印務局承印

因汗下太過。傷陰使然。宜急救陰津。固不得用硝黃。亦不可用薑附。總而言之。凡黑色舌苔。尖黑稍輕。根黑全黑則死。此與辨舌質之色相同。皆要訣也。

五曰徵醬色苔　徵醬色者。爲老黃赤兼黑之狀。乃藏府本熱。而胃有宿食者也。

凡內熱久鬱者。夾食中暑。夾食傷寒傳太陰者。皆有是苔。

凡見此苔。不論何脉何證。皆屬裏證。無表證。亦無寒證。

凡純徵醬色苔。爲實熱蒸胃。爲宿食困脾。傷寒傳陰。中暑躁煩。腹痛瀉痢。或秘結。大渴大熱。皆有此舌。不論老少。何病何脉。宜十全苦寒救補湯。連服必愈。

如全舌徵色。中有黃苔。實熱鬱積。顯然可見。宜大承氣連服。舊說主二陳湯。加枳實黃連。恐未必有效也。

如中徵浮厚舌。宿食在中。鬱久內熱。胃傷脾困也。或刮不淨。而頃刻復生者。不論何脉何證。宜十全苦寒救補湯。急服則愈。舊說用枳實理中湯。加薑汁川連。此治寒結胸者。與此舌不合。

定則　白苔有表裏寒熱之分。最宜判別。黃苔則有表裡實熱。卻無表裡虛寒。灰苔主濕。有熱無熱。須辨膠粘。黑苔傷陰。是假是真。兼參脉證。黴醬色多錯雜。既夾宿食。更鬱熱邪。此以苔色診温病之定法也。

驗舌决生死症法

（一）舌如去膜猪腰子者危。

吳錫璜曰。此陰虛之極也。温熱病中最忌之。

（一）舌如鏡面者危。

吳錫璜曰。此胃陰亡。腎氣將敗也。

（一）舌糙刺如砂皮。而乾枯燥裂者危。

吳錫璜曰。此症清熱生津可愈。

（一）舌斂束如荔枝子肉。而絕無津液者危。

吳錫璜曰。此津枯熱熾之症。

（一）舌如烘糕者危。

吳錫璜曰。此熱極也。

（一）舌卷短痿軟枯小者危。

中環大道中耀明印務局承印

吴锡璜曰。此第三对岔脑筋受热爍也。肾阴竭绝。脑筋短痿。将死之候。

（一）舌起白苔如雪花片者不治。

吴锡璜曰。此俗名雪花胎。

（一）舌竟无苔。久病胃气绝者不治。

吴锡璜曰。此症须胃气决之。

（一）舌因误服芩连。而现人字纹者不治。

吴锡璜曰。热本伤阴。又加苦燥化爍阴。故不治。育阴清热。亦有生者。

（一）舌卷而囊缩者不治。

（一）舌淡灰转黑。淡紫转蓝。邪毒攻心已甚。而伤腐脾胃者不治。

（一）舌黑烂。而频欲齧。必烂至根而死。

（一）舌底乾燥。不拘苔色黄白。形如豆腐渣者。或如齧碎饭子者。皆死。（此俗名饭苔舌）

（一）舌乾晦枯痿。而无神气者必死。

吴锡璜曰。阴衰血败。神将离矣。故主死。

风温 湿温 温疫 温毒 冬温 暑温 伏暑 温疟 秋燥

（一）舌絳無胎。乾枯紅長。而直紋透舌尖者。心氣内絶也。必死。

（一）舌燥苔黄，中黑通尖。下利臭水者。胃腸腐敗也。十不救一。

（一）舌色晃白兼青。此中焦生氣已絶也。多死。

（一）舌本强直。轉動不活。而語言蹇澀者危。

吴錫璜曰。此腦病也。牛黄丸可治。

（一）舌如硃砂紅柿者危。

吴錫璜曰。此卽所謂灼紅舌也。

（一）舌與滿口生白衣。或生糜點。胃體腐敗也。多死。

第五章 温病之兼夾及其種類

諸傳染病之發生也。有一病獨發者。有與他病併發者。然温熱之併發他病。實視別病爲尤多。蓋伏邪内起，來勢甚暴。必挾身中固有之疾。互結而成其虐。或與外圍不正之氣。相引而益其勢。且就外感温熱而論。又多雜合他氣。同時肆害。戴氏五兼十夾之說。吴氏九種温病之論。辨別頗詳。其啓廸後學之功。洵爲不鮮。但審擇俱未簡當

风寒暑湿燥 气血痰食瘀 小儿（男注）

温病於後皆有發熱爲特徵。病由皮膚感染，由肌表內至胃腸（消化器）黃道及又由血管至心臟（循環系）（解成）活潑有力

。茲篇辨温熱之兼夾。及其種類。約其條目凡十一 温熱 風温 暑濕 濕温 燥熱 伏熱兼寒 温疫 兼痰水 兼食滯 兼氣鬱 兼血瘀

一曰温熱

霜降以後。天氣當寒而不寒。反更温熱。感而卽病者名冬温。春氣和煖。感而卽病者名春温。倶外感病。邪從表入。衛氣（憤）膹鬱。始病卽見微寒。久則鬱熱熾而氣分亦熱。熱發于外。繼見但熱不寒矣。故外感温病。證見微寒發熱者。

夏至以後。時令炎熱。邪從口鼻吸入。直傷氣分。劫灼津液。始病、則煩渴、壯熱、而不惡寒。是爲熱病。與中暑相似。但熱病則脉盛。中暑有脉虛耳。

傷寒論曰。發熱而渴。不惡寒者。爲温病。此論伏氣温病之見證也。邪從內發。卽傷陰津。與外熱内灼同例。故初起卽口渴。其熱達外。釀成内外倶熱。體若燔炭。故不惡寒。然此就氣分伏熱之見證耳。王孟英云。伏氣重者。內傷營血。初起則見舌絳咽乾。甚則肢冷脉伏。亟宜大清陰分伏邪。使厚膩黃潤之苔漸生。伏氣乃從氣分而解。又云。更有邪伏深沉。不能一齊透出者。雖治之得法。而苔退舌淡之後。踰一二日。舌復乾絳。苔復黃燥。正如抽蕉剝繭。層出不窮。此又論

陰虛伏氣之見證矣。

定則　初起微寒、發熱。或煩、渴、但熱、脈盛。甚則舌絳苔黃。肢冷、脈伏者。爲温熱必有之證候。（但見一證便是、不必悉具、下倣此）

二曰風温

按風温。卽温熱兼風病。内經曰、「風者百病之長也。」故外感六淫。無不兼之。況冬春二令。暖氣隨風摩盪。人在其中。由口鼻毛竅吸入。所感温熱。必兼風邪。至伏氣之病。由冬不藏精。陽氣隨春令之升洩而至内匱。裡氣已虛。則表氣不固。外來之風。自易襲入。故其爲病。亦兼風邪。職是而論。則温熱之病。因雖有内外。而風邪之兼感。實皆不免。

風温之病。四時皆有。而春候獨多。經曰、「春氣者。病在頭。」蓋以頭爲諸陽之會。春温爲陽熱之邪。陽邪從陽。必傷于上故也。方其熱勢偏盛。外灼陽絡。血鬱不通。必苦頭痛。内擾腦髓。精神被薰。必苦眩暈。所以風温爲病。始終皆有頭痛眩暈之證。

中環大道中耀明印務局承印

陳伯平曰。「風温外薄。肺胃内應。風温内襲。肺胃受病。」夫肺病則咳嗽。胃病則乾嘔。所以然者。風温犯肺。呼吸不利。肺家即頻起排泄。而爲强烈之咳嗽。風火擾胃。中氣不安。胃家又頻起抵抗。而爲無物之乾嘔。咳嗽乾嘔。皆是正邪相爭之病象。正勝邪却。咳嘔自止。邪勝正衰。咳嘔不已。循至肺胃俱疲。則咳甚變喘。嘔甚變噦。而風温之險病出矣。

春月温氣。隨風波動。襲入毛竅之中。爲惡風惡熱之病。蓋以風者善行而數變。腠理開。則淅灑惡風。腠理閉。則膹悶惡熱。然與單純之中風。其病狀微有不同。中風惡風。汗必自出。風温惡風。或汗或否。以風雖疏洩。令其出汗。而熱燥皮膚。則又無津不能作汗故也。

傷寒論曰。「風温爲病。脈陰陽俱浮。自汗出。身重。多眠睡。息必鼾。語言難出。」此言冬不藏精。伏寒化熱。誤用温散。刼傷精液。扇動風火。而變風温之險症也。夫精液傷。則腦髓不足。風火動。則熱毒蔓延。熱盛陰虛。陽亢無制。是以脈陰陽俱浮 自汗出者。皮膚放散體温。以冀減輕高熱也。然汗愈多。則津液愈涸。已虛之腦。失所滋養。未解之熱。乘虛内陷。勢必至腦部麻痺。精神消

暑病以壮热（高度稽留热）烦渴为特徵
病由口鼻感染至呼吸系统而至消化系统
发生肠病者最多

滅。而運動感覺。皆失其能。則身重昏睡。息鼾語難。諸證蜂起。温病至此。已陷入重篤時期。與上論輕症。有天淵之別也。

仲景又云。「劇者如驚癇。時瘈瘲。」此因風火之毒。陷入腦脊髓中。運動感覺。兩種神經。皆受激刺。以致精神擾亂。常性頻失。故狀如驚癇。筋肉迭起不規則之運動。時發瘈瘲。病狀至此。已屬風温中劇烈之重證。再見脉弦不柔。或散亂無根。則邪盛正衰。多死。

定則

温熱病中。頭痛眩暈。咳嗽乾嘔。惡熱惡風。甚則昏睡、多汗。息鼾、語難。驚癇瘈瘲。其脉浮弦而數者。為風温必有之證候。

三曰暑病

經曰。「凡病傷寒而成温者。先夏至日為病温。後夏至日為病暑。」然則暑者、温之甚。亦卽熱之稱也。故序例云。暑病者。熱極重于温。後人不明是理。以夏月熱病。多兼濕邪。遂謂暑病必兼濕。必之為言。誤混殊多。甚至有陰暑之謬說。徐靈胎已詞而闢之。玆篇論暑。單以熱毒為言。凡温病之大熱症。卽兼暑邪也。

伏氣温病。■其熱自裡而達于表。新感暑邪。其熱從表而襲于裡。兩熱相搏。內外皆甚。燎原之勢。不可响爾。其熱毒內薰。精神不安。則必有心煩惡熱之病情。體膚被燔。則必有壯熱如烙之病症。而津液受灼。口渴引飲。勢所必然。若生氣通天論曰。「因于暑汗。煩則喘喝。」此又言暑病必汗出。以汗爲熱迫。熱毒愈熾。汗泄愈速也。煩則必喘。以熱甚氣盛。肺臟膹鬱。氣不宣散、有升無降。奔迫于喉鼻氣管之間。而發喘喝也。基是而論。則暑病必有之證。概可知矣。

金匱曰。「太陽中熱。汗出惡寒。此言暑病惡寒。實因汗出。與傷寒之惡寒無汗者有別。蓋汗多陽泄。無以衛其外、而護其內。故不能任風寒之激刺。此其爲病。乃傷暑氣虛應有之證。

刺志篇曰。「氣虛身熱。得之傷暑。」夫暑爲酷熱之邪。其性急迫。一覺身熱。脉必湧溢。而見洪數之象。然壯火蝕氣。氣蝕則虛。而脉亦虛。今人見有虛脉。妄用温補。冀補其氣。而適助暑邪。此皆不究致虛之由。以招操刀之咎。學者、

湿温以胸满痞舌苔不利为特徵

病由口入，入食管胃肠脾

血（循化系）而至膀胱以内

（排泄系统）

必能深研乎暑病脉虛之理。方不至臨症有誤。

定則　温病。壯熱、煩喘。渴飲、汗出。惡寒。其脉洪、數、或虛者。爲暑病必有之證候。

四曰溼温

東南瀕海之區。土地低窪。雨露時降。一至春夏二令。赤帝司權。熱力蒸動水濕。其潮氣上騰。則空氣中、常含多量之水蒸氣。人在其間。吸入爲病。卽成濕熱、濕温。又曰暑濕。此卽外感温熱兼濕之謂也。然薛生白云。「濕温之病。屬太陰、陽明、者居多。不挾內傷者。其病必微。」蓋以脾胃受病。不能消化水穀。停聚成濕。濕鬱生熱。卽內經濕上甚爲熱之理。既有此內因。再感客邪。內外相引。其病必甚。今觀濕熱重證。必傷脾胃。則薛氏所云。洵非虛語。

伏熱內發。濕邪外感。初起發熱、惡寒、無汗。表邪頗似傷寒。以濕遏其表。熱鬱不達。則血氣亦沉伏于內。無以衛其外而放其熱故也。一二日後。病勢內傳。腸胃之氣。滯而不宣。則停聚水穀。蘊釀濕熱。而益其邪。此時熱甚蒸濕。發熱

中環大道中耀明印務局承印

汗出。不惡寒矣。濕閉胃府。脘中脹滿。食管膨大。壅塞膈上。胸中痞悶。厭惡食物矣。且濕熱交蒸。津液被灼。凝成膠涎。上泛于口。外布于舌。舌面必生苔垢。或黃或白。或潤或乾。乾黃者、熱多濕少。潤白者。濕重熱輕。此外如渴不引飲。爲濕熱必有之病情。小便不利。爲濕熱必有之病機。體重肢怠。爲濕熱必有之病症。何則。蓋熱甚陽明。引水自救。濕漬胃腸。口淡惡水。故渴不引飲。又濕流關節。筋骨麻痺。則運動遲鈍。故體重肢怠。濕熱下流。水道瘀塞。膀胱疲于排泄。故小便不利。臨症之際。認定上述數病。以爲主腦。則于温病兼濕之治。告無惑焉。

定則　温病初起。惡寒無汗。一二日後。但熱、不惡寒。汗出。胸痞惡食。舌苔白、或黃。渴不引飲。小便不利。體重肢怠者。爲濕温必有之症候。

五曰燥熱

據近世科學所論。天地中之大氣。所含水蒸氣量。比飽充時爲三分之一。則爲乾氣。此卽中醫所稱燥氣者也。燥氣感受。不過僅令體中違和。不能成病。故内經少秋傷于燥之文。若傷寒温熱之大病。傷津液。竭精氣。以致臟腑失于滋養。枯燥不榮。此内傷之燥病。實足殺人。葉天士曰。「春月爲病。猶冬藏固密之餘。秋令感傷。值夏熱發洩之後。其體質之虛實不同。」此言春温爲實病。秋燥爲虛症。凡温熱病之兼燥者。皆津虛、氣枯、之故耳。

肺臟氣管中。常有水蒸氣以飽充之。我中醫所謂津液潤養肺體也。此蒸氣在肺之作用。能將吸入高温之空氣。蒸發而使之低降。以適宜于體内。是以中醫論陰液。能制勝熱邪。此非理想之空談也。夫津液不足。發生燥熱之病。肺臟首爲病區。故是病必見咳嗽。以常理論。燥咳本不咯痰。然肺家受病。通調失職。胃水停聚。得燥熱之煎熬。而成粘痰。上泛于肺。則咳愈多。而唾痰愈甚。故又不得以無痰之嗽。方屬燥病也。

温病兼燥。往往有潮熱之症。此因津液先虛。陰不和陽。午後陽盛。亢而無制。所以此時發熱。内經以陽明爲燥氣主治之區。六元正紀大論。「陽明之上。燥氣治之。」而傷寒論則以潮熱之症。屬于陽明經病。合此觀之。足見潮熱之生。兼有燥病無疑矣。

中環大道中耀明印務局承印

舌苔爲津氣之所布結。津生于胃。氣主于肺。肺胃焦燥。則氣枯津涸。其舌上之苔。必形乾薄。甚則無苔而舌光。且發渴喜飲。欲求水液以自溉也。肺與大腸相表裡。胃與大腸相聯屬。肺胃之津氣不足。大腸因失潤養。必致傳導失司。大便秘結。是以燥熱爲病。可看舌、問便。而知其梗概。

燥熱之病。因陽津受傷。無以潤養其氣。則氣熱獨行。炎上不降。其脈必見浮洪。陰液已虧。臟腑枯竭。則血液凝泣。流行不利。其脈又見弱濇。診症者。卽其浮洪弱濇之脈象。可知爲燥熱内結。而施治法矣。

定則　温病。潮熱咳嗽。舌苔乾燥。或舌光。大便秘結。脈浮洪弱濇者。爲燥熱必有之證候。

六曰伏熱兼寒

素問熱病論曰。「人之傷于寒也。則爲熱病。熱雖甚、不死。其或兩感于寒。則不免于死。」此言寒邪化熱。復感寒氣之死證也。夫熱甚于内。清滌可解。復感寒邪。則兩難兼顧。斷爲死候。無疑。然或病勢未重。元氣未傷。苟能治熱不遺其寒。調攝得宜。未必斷無可治。大抵聖人立訓。不過說其病因。以爲治療之本。其病之吉凶生死。又當參病情。候脈息。方可斷之。

溫熱在一二日間。壯熱煩渴。此鬱伏之氣。向外透發。其勢方張。勃然而不可止。其時內外皆熱。陽盛于表。肌膚鬆漲。不當有惡寒之證。熱甚於裡。水液被蒸。又不當有無汗之證。若有惡寒無汗者。寒邪閉其內發之熱也。蓋寒性主斂。體被冷氣。血管卽加收縮。水蒸氣之放散。亦因而減少。是可知溫熱病中。證見惡寒無汗者。皆兼感寒邪之故也。

金匱瘧病篇曰。「溫瘧者。身無寒。但熱。骨節煩疼。白虎加桂枝湯主之」。夫無寒但熱。其病因于溫。骨節煩疼。其病因于寒。蓋凡伏寒深藏于少陰。乘春夏陽氣升發。則邪不能容。化爲溫熱。熱盛陰衰。是以但熱不寒。而餘寒尚留于骨節之中。則少陰之氣。痺而不通。是以骨節煩疼。白虎湯清氣滌熱。解其但熱之瘧。桂枝通經去寒。治其骨節之疼。正爲溫病兼寒。開一治例。

傷寒論曰。「太陽與少陽合病。不下利。但嘔者。黃芩加半夏生薑湯主之」。此又言冬寒內伏。藏于少陰。入春發于少陽。寒邪深伏。化熱外出。而風寒新邪。恰

中環大道中離明印務局承印

從外襲。外傷太陽。內擾胃府。此氣逆嘔吐。為温病兼寒之證也。

基上數論。則岐黃仲景。對于是病。已明言其證候。可問而知。此外則細察脉象。更從切法以求其真諦。邪無遁形矣。

温熱之發也。熱從內起。氣機固已向外。而病氣仍伏于內。故脈不浮不沉。是為常候。若外受風寒。表為邪踞。則血氣外鼓。以與之爭。其脈必見浮。寒邪輕者。浮中兼見數大。為有熱之象。寒邪重者。伏熱不顯。則脈雖見浮緊。其證必見煩躁。粗工不察。往往以為單受寒邪。治多訛誤。故診法非證脈合參。實難辨出真諦。傷寒論、大青龍湯。治脉浮緊之傷寒。因有煩躁之一證。方中用石膏。可見單憑脉診。遐爾用藥。未盡能治温熱兼寒之病也。

定則　温病一二日。壯熱煩渴。而反惡寒無汗。嘔逆。骨節痛。脈浮弦數大。甚則浮緊而煩躁者。為伏熱兼寒必有之證候。

七曰瘟疫

內經刺法論曰。「五疫之至。皆相傳染。無問大小。病狀相似」。疫病見于典籍。

以此爲先。金匱載陰陽二毒之證治。陳修園註。謂爲天地之癘氣。中人之陽氣、陰氣。夫疫者。傳染迅速之謂也。毒者、厲害至甚之意也。所以古人名疫病爲癘疫。逮五疫之發。多見熱症。故後人概以温疫稱之。獨于温之一字。去氵加疒。而疫之與毒。分爲兩門。門類愈岐。而病名反雜矣。考温疫之發也。多於兵役饑饉之餘。病氣、屍氣。混合乖戾之濁氣。或從口鼻氣管。直中三焦膜原。或從皮膚毛竅。襲入經絡臟腑。瞬息之間。變症蜂起。旦發夕死者有之。初起不治者有之。與傷寒温熱。遞傳漸重。大相徑庭矣。

温熱經緯曰。按喻氏云。濕温一症。卽藏疫癘在內。一人受之。則爲濕温。一方受之。則爲疫癘。余謂此卽仲聖所云。清濁互中之邪也。石頑亦云。時疫之邪。皆從濕土鬱蒸而發。土爲受盛之區。平時污濁之物。無所不容。適當邪氣蒸騰。不異瘴霧之毒。或發于山川原陸。或發于河井溝渠。人觸之者。從口鼻流入膜原。內至陽明之經。脈必右盛于左。蓋濕土之邪。以類相從。而犯於胃。所以右手脉盛也。陽明居太陽之裡。少陽之外。爲三陽經中道。故初感一二日間。邪犯膜原。但覺背微惡寒。頭額暈脹。胸膈痞滿。手指痠麻。此爲時疫之報使。與傷寒

中環大道中耀明印務局承印

一感便發熱頭痛不同。至三日以後。邪乘表虛而外發。則有昏熱頭汗。或咽腫發瘢之患。邪乘裡虛而内陷。或挾飲食。則有嘔逆痞滿。嘈雜失血。自利吐蚘之患。平素陰虧。則有頭面赤熱。足膝逆冷。至夜發熱之患。若喘嘯冷汗。煩擾瘈瘲等證。皆因誤治所致也。蓋傷寒之邪。自表傳裡。温熱之邪。自裡達表。疫癘之邪。自陽明中道。隨表裡虛實而發。不循經絡傳次也。以邪既伏中道。不能一發便盡。故有得汗熱除。二三日復熱如前者。有得下裡和。二三日復見表熱者。有表和復見裡熱症者。總由邪氣内伏。故屢奪屢發。不可歸咎於調理失宜。復傷風寒飲食也。

近說鼠疫一症。由毛管襲入。達于血管。壅血不行。皮肉漸起紅腫。微痛微熱。結核如瘰癧。多見于頸項脅肋大股之間。亦有見於手足頭面腹背者。爾時體雖不安。猶可支持。病尚淺也。由淺而深。其核愈腫愈大。邪氣與正氣相搏。而熱大作。熱作則頭痛身痺。大汗口渴。而病重矣。若熱毒愈深。瘀血愈甚。泛見于外。則發疔瘡。血逆妄行。則爲吐衄。此與金匱所云。「陽毒之病。面赤瘢瘢如錦紋。咽喉痛。吐膿血。陰毒之爲病。面目青。身痛如被杖。咽喉痛。」論症雖異。而理則同也。何則。蓋彼此皆言疫毒之氣。上衝外突。瘀塞經絡。各隨其所在而見證耳。自甲午以後。死人數十萬計。時醫誤作大熱症。飽啖大寒之藥。引毒入攻心腎。入心則譫語。尚可於當用方中。加犀角以解毒。入腎則下利莫救。大抵此症雖急。然始終皆有特徵可辨。以毒氣壅盛。必發大熱。而神氣重傷。又必大疲倦。及大暈眩也。

定則　凡大發熱。大暈眩。大疲倦。心翳、胸痞。咽喉腫痛。發瘧吐衄。疔瘡結核。甚則譫語。或下利者。爲温疫必有之證候。(餘症隨病呈露)

八曰夾痰水

痰水之辨。看舌爲要。凡舌苔無論黃白。察其潤滑不燥。必夾痰水。內經曰「飲入于胃。遊溢精氣。上輸于脾。脾氣散精。上歸于肺。通調水道。下輸膀胱。」肺胃受熱。清肅不行。則水飲停聚。受熱蒸變。而成稠濁之痰涎。上溢口中。凝結於舌。是以苔必粘潤。且口膠多涎。粘膩不安。頻喜熱飲。以冀消滌。粗工不察。往往以其喜熱。誤作寒治。多變危殆。若痰水盤據胸胃之中。大氣鬱而不舒。

府氣實而不降。則痞痛滿悶之症生矣。嘔吐噦逆之病繼矣。王孟英曰。「凡視温病。必察胸脘。如拒按者。多挾痰濕。」此閱歷有得之言。爲辨夾痰之要訣也。葉天士曰。「舌絳。望之若乾。手捫之原有津液。此津虧。濕熱薰蒸。將成濁痰。蒙閉心包。」夫絳而若乾。尚屬夾痰之病。則凡絳舌之鮮明光澤者。更爲有痰證據無疑。此與上述之病。輕重不同。上言痰熱凝滯氣分。其病較輕。此則痰熱內陷血分。絡脈阻塞不通。血液循環多窒。必至舌强、喉痺。發生舌蹇語澀之症。西醫所謂舌下喉頭神經麻痺者。卽是病也。其甚者。痰熱內閉。神機不運。遂見目睛上視。牙關緊閉之險症。

温病之脈。本屬滑數。以熱勢衝擊。血行亢進。脈之搏動。卽加急速故也。若病夾痰水。則滑數之脉。每變沈濇。甚或伏結。此因熱爲痰阻。漫無出路。其氣血鬱滯。故脉道之流行。艱濇不前。或沉伏不起。必爲之行痰透熱。舒展氣機。則脉象乃見顯露。故切脉時。細審其所以然。則可以知其熱病夾痰矣。

定則

温病。舌苔粘滑。渴喜熱飲。胸痞脘悶。嘔吐噦惡。或舌絳而鮮。舌蹇語澀。甚則目睛直視。牙關緊閉。其脉沉伏結澀者。爲夾痰水必有之證候。

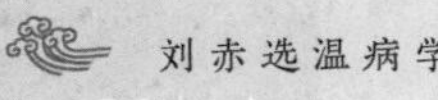

九曰夾食滯

夾食之病。可從切診。而知其然。金匱曰。「寸口脉浮而大。按之反濇。尺中亦微而濇。知有宿食。」又曰。「脉滑而數者。有宿食。」夫食積於中。穀氣實而生熱。熱甚氣盛。則血管擴張。血壓高昇。故脉見浮大之象。血爲食滯。流行不利。故按之反濇。下部道遠。血液既滯。灌注難通。故尺脉亦微而濇。至其食熱之氣。激血逆行。則又往往滑利急數。此單指食熱。其脉象之有餘。尚已如此。若温熱内發。與食相結。則浮大滑數之脉。必進而兼見弦實。尺中微濇之脉。必進而爲六部沈濇。所以然者。温熱得食之助。熱勢益加鴟張。陰液因以虧損。故脉不柔和。變爲剛勁。此卽金匱所謂緊如轉索無常。乃滑數而兼弦實之象也。又凡温熱伏發。飲食内停。則食遏其熱。邪鬱難洩。氣機愈滯。無以鼓血液之高昇。通血液之輸運。一時血管下降。脉象所見。六部皆形沈濇。此與滑數弦實。大相懸殊。而彼則以熱勢外張。此則熱勢内閉。但究其所自。則皆因於温邪夾食。而各形之於脉象者也。

中環大道中耀明印務局承印

金匱曰。「宿食在上脘。當吐之。」此祇言其治。而未言其證。然細考吐之義。則必有痞痛滿悶等證。無疑。戴麟郊辨温病夾食。謂當詢胸脘。如脘滿胸悶者。卽是夾食。蓋本此以立言也。夫熱入于胃。碍及消化。飲食停滯。必至胃脘與食管。同時膨大。胸膈頻見飽塞。是以滿悶。且舊穀留中。被熱蒸腐。化爲濁穢。既停於胃內。遂流溢於口中。因之鼻惡食臭。舌生厚苔。舌苔之生。熱邪甚者。其色多黃。穢濁重者。其色多白。又其甚者。熱爲食鬱。邪不外洩。血氣被其壅遏。則煩躁懊憹。舌起芒刺之病。且與胸膈滿悶。同時發生。病勢至此。陷入重篤時期。診治者。非深明消食解熱之法。不能救危亡於旋踵也。

定則

温病。脉滑數弦實。或沈濇。胸滿脘悶。躁煩懊憹。惡聞食臭。舌被厚苔。或白或黃。或生芒刺者。爲夾食滯必有之證候。

十曰夾氣鬱

温熱夾氣鬱之病。其見症必胸脅苦滿。上氣喘急。所以然者。以情志不遂之人。喜怒無常。悲思過度。氣機常覺鬱滯不舒。一旦伏熱內發。難以宣達於外。必致壓滯於中。內熱日甚。毒火薰蒸。瀰漫胸脅。是以每覺苦滿。且熱氣上冲。肺失降利。不免障碍呼吸。窒其吐故納新工作。于是濁氣壅塞。鮮氣少納。而上氣喘急。諸病相繼生矣。但其病狀頗與夾痰相似。然痰水之病。舌苔必形厚滑。氣鬱之病。內熱灼陰。津液漸涸。無以上滋口舌。故舌苔必見薄乾。診斷之際。從此細辨。症自不差。

夾鬱之脉。沉伏而濇。此因氣滯不升。無以鼓舞脉管。往外高漲。一時脈體已失浮達之能。再加伏熱內壅。勢將降落。是以脈象所形。往往沉而不起。伏而不出至濇脈之起。則因鬱熱日熾。血液必虧。其充於脈內者。分量甚少。故脉見短細。且血液既虧。則脉管失其滋養。漸至枯燥。脈管既枯燥。則血液自難流行。此時細短之脉。起伏往來。又覺艱難遲緩。正濇脉之象也。温病至此。其症甚壞。非多服養陰透熱。利氣舒鬱之劑。難有轉機矣。

定則　温病。胸脅苦滿。上氣喘急。舌苔乾薄。其脈沈伏而濇者。爲夾鬱必有之證候。

中環大道中耀明印務局承印

十一曰夾血瘀

葉天士曰。「熱傳營血。其人素有瘀傷宿血。在胸膈中。挾熱而搏。其舌色必紫而暗。捫之濕。」此言温病夾瘀。可細察舌形舌色。而知其然也。蓋舌爲心苗。心主血。血熱夾瘀。卽心經受傷。其病機必見於舌。然舌之所以紫暗者。以瘀血之色。青黑而暗。熱血之色。紅紫而鮮。今熱搏其瘀。則脈管中之血液。雜而不純。紅紫之色。混以青黑。遂變紫暗。此與溝中汚塞。水液混濁。同一理也。又血液既瘀。其中雜有乾血之質。而仍能濡潤血管。滋養組織。故望其舌形。晦暗似乾。捫之尚覺濕潤。與血枯敗症。舌涸無津者不同。金匱云。「舌青口燥。但欲嗽水。不欲嚥者。有瘀血。」夫舌青爲有瘀之病機。葉氏之所謂暗。實本此而立言。至口燥。嗽水不欲嚥。是似燥非燥之病。與葉氏之所謂捫之濕。理實相同。不過仲景言病情。葉氏言病症。後學因此。可增一診斷之法。

夾瘀之病。往往胸中滿痛。陶氏所云。血結胸者。是其症也。夫胸爲氣機出入之孔道。能吸引胸外廻血。助其還流。熱入胸中。搏結血液則血瘀。而還流多窒。

氣機遂至不利。滿痛之病。由此而生。然審其滿痛之狀。實與夾痰夾食夾鬱不同。金匱曰。「胸滿。腹不滿。其人言我滿爲有瘀。」觀此。可知瘀血之滿。內有積滯。外實無形。爲病者自覺其滿。問診方知。非如痰水食鬱之壅氣爲滿。有形可捫也。若由此類推。凡病人胸中似痛非痛。似悶非悶。或喜用重物。覆壓其胸。皆屬自覺滿痛之有瘀病狀。讀書於言外旁。悟診斷方精。

温病夾瘀血。鬱于下焦。則少腹急結。其人如狂。甚至少腹硬滿。其人發狂。所以然者。瘀血凝滯。新血不榮。脉管因之變硬。該部筋肉。迭失血液之滋養。必收縮而爲急結。或積塊而爲硬滿也。經云。「血在下如狂。」葉氏曰。「瘀血與熱爲伍。阻遏正氣。如狂發狂。」蓋以血瘀于下。陽氣不能交會。反隨熱邪逆升。此時陽重于上。神明被迫。不守其舍。是以如狂發狂也。病勢至此。瘀熱實甚。非急于攻下。難收救亡之效。

傷寒論辨太陽蓄血云。「小腹硬滿。小便自利。」又辨陽明蓄血云。「有久瘀血。其人善忘。屎雖硬。大便反易。其色必黑。」蓋血雖瘀。而氣不病。膀胱氣化仍通。故小便自利。又陽明氣病。實熱內結。必屎硬便難。今結在血。而不結在氣

中環大道中耀明印務局承印

。大腸傳導。尚無失常。是以反易。所以色黑者。瘀血之質。雜入糞便中也。觀此。則夾瘀之病。從二便細察。亦可瞭然。

定則　温病舌色紫晦。捫之濕。口燥不渴。胸中滿痛。甚則少腹急結。或硬滿。如狂發狂。小便自利。大便易而黑者。爲夾瘀必有之證候。

温病學講義第一篇完

温病学下册（原版）

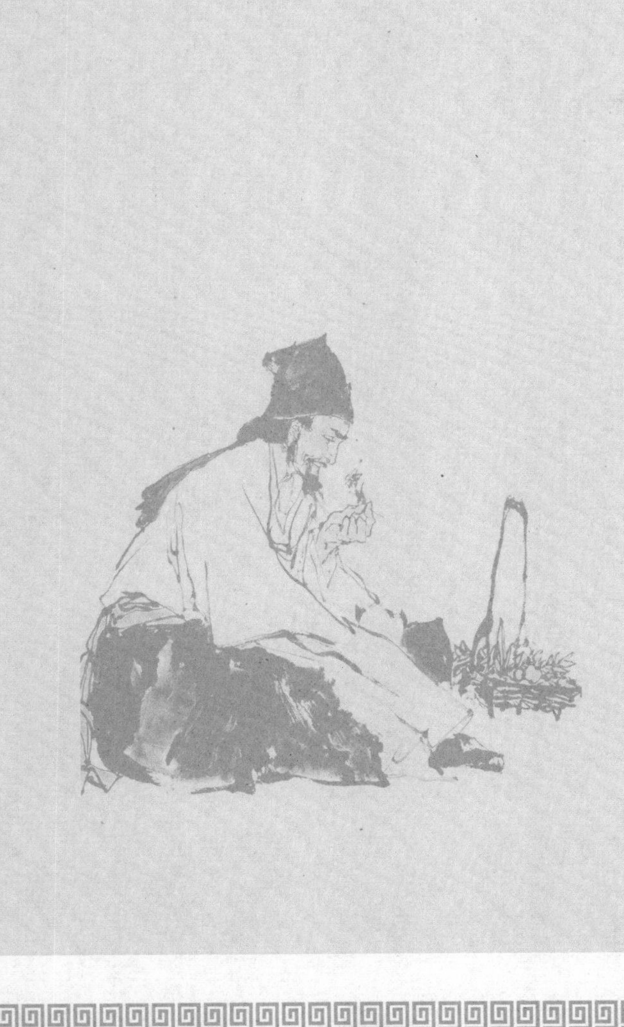

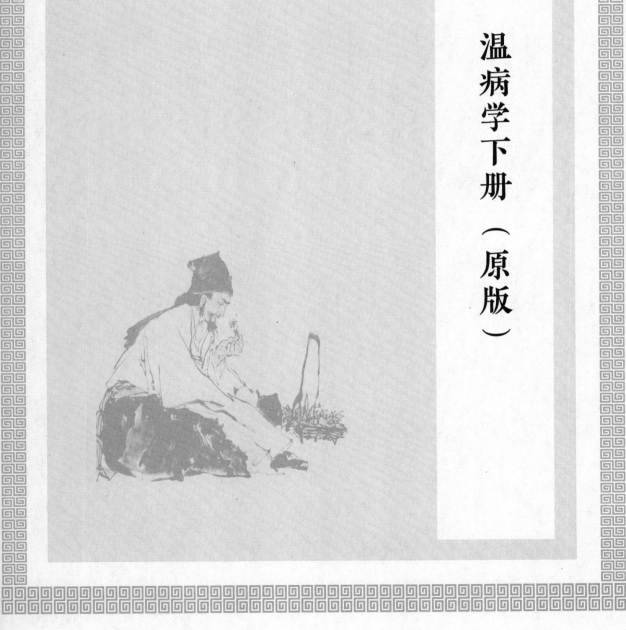

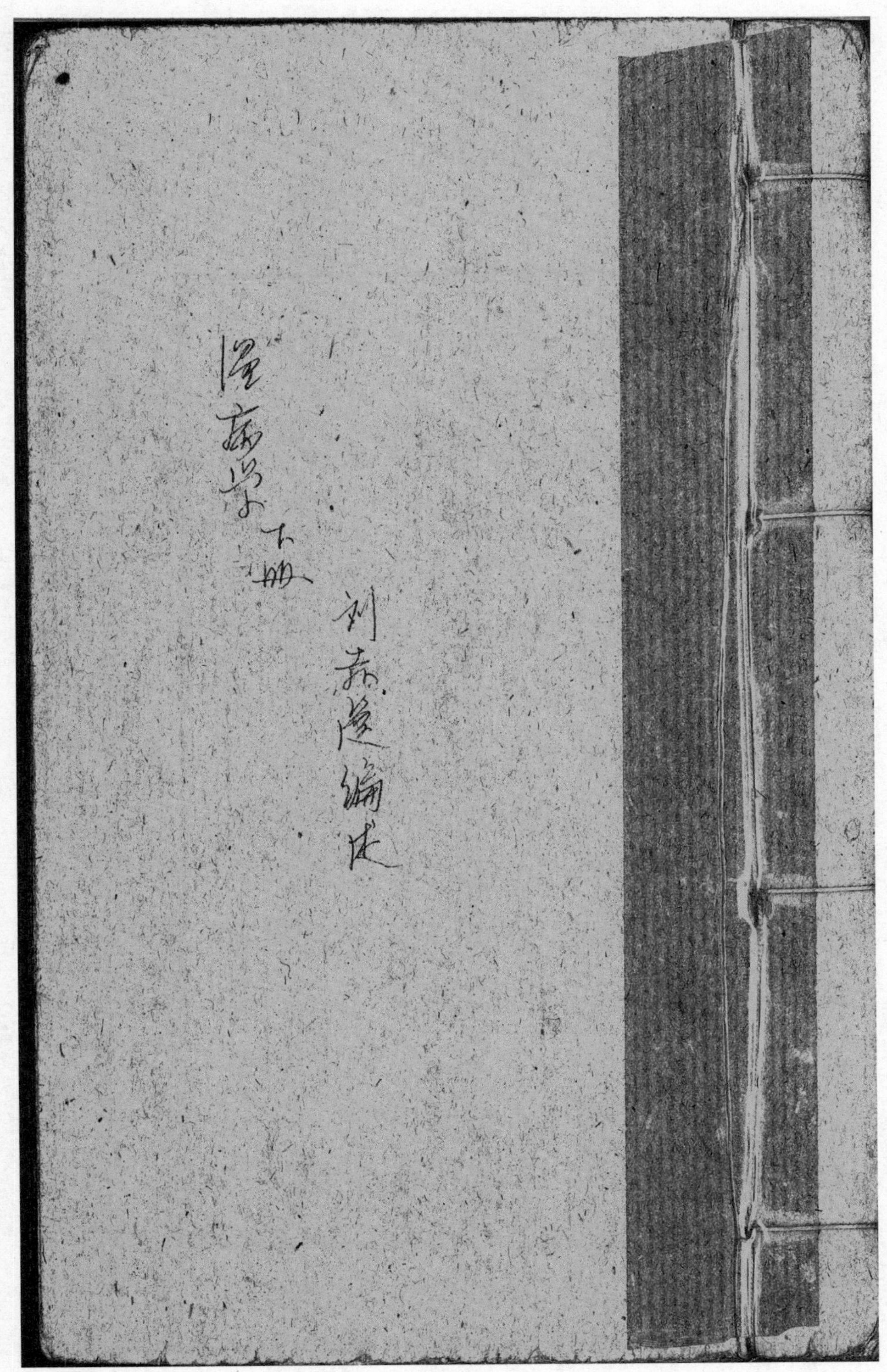
温病学 下册

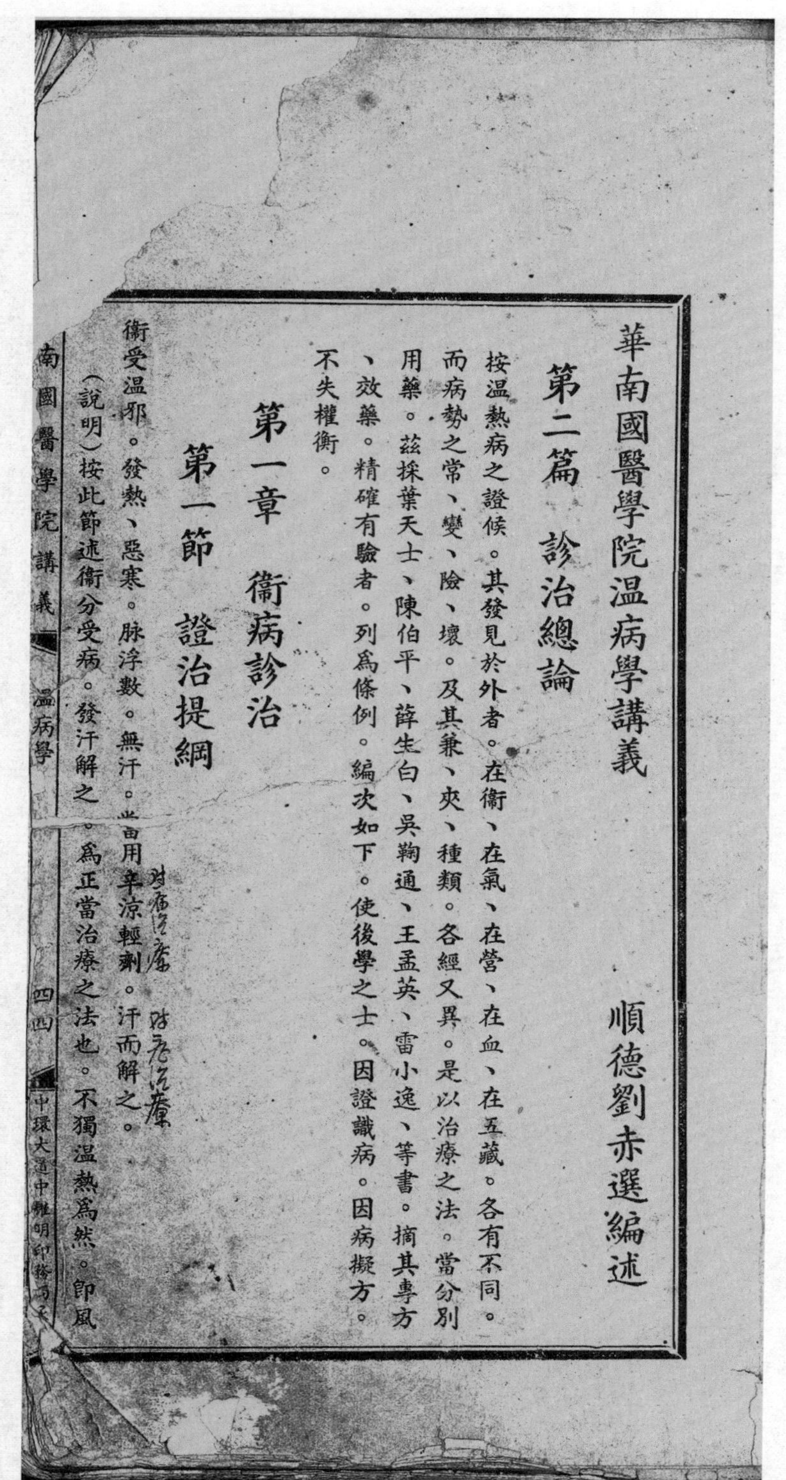

華南國醫學院温病學講義

順德劉赤選編述

第二篇　診治總論

按温熱病之證候。其發見於外者。在衛、在氣、在營、在血、在五藏。各有不同。而病勢之常、變、險、壞。及其兼、夾、種類。各經又異。是以治療之法。當分別用藥。茲採葉天士、陳伯平、薛生白、吳鞠通、王孟英、雷小逸、等書。摘其專方、效藥。精確有驗者。列爲條例。編次如下。使後學之士。因證識病。因病擬方。不失權衡。

第一章　衛病診治

第一節　證治提綱

衛受温邪。發熱、惡寒。脉浮數。無汗。當用辛涼輕劑。汗而解之。

（說明）按此節述衛分受病。發汗解之。爲正當治療之法也。不獨温熱爲然。即風寒暑濕等之犯衛者。亦不能出此定法以爲治。但温熱用辛涼劑。風寒用辛温藥。各不同耳。

葉氏論温熱治法有云。「在衛汗之可也。」此與內經「邪在皮膚。汗而散之。」其理正同。（皮膚屬衛、參觀上篇自明、不再贅述、）夫皮膚爲人身之外衛。又爲排泄汗液。調節體温之機關。有病不能竟其天然之工作。則衛外力弱。難耐風寒激刺。而惡寒之症見矣。汗孔閉塞。體氣鬱而不達。積成高温。而無汗發熱之症又見矣。脉浮數者。熱邪在外。更爲衛受温邪之的據。是以治療之法。當因勢利導。開表逐邪。俾元府一通。汗泄氣達。邪無所容。而寒熱病乃解也。

第二節　風温證治

風温初感。身熱、無汗。微惡風寒。脉浮數者。辛涼平劑。銀翹散主之。

（說明）按吳鞠通囿于傷寒論。有太陽病。發熱而渴。不惡寒。爲温病之文。以桂枝湯治惡風之温病。製銀翹散治不惡寒。此未會仲景之意。强爲牽合。徒增醫界非議。不知仲景此節文字。是論伏熱發出太陽氣分。與外感風温。邪傷衛分者不

銀翹散内薄桔甘
竹葉葦莖豉牛蒡
荆芥驅風通表氣
温邪犯衛取輕揚

同。衛感風温。初起必有惡寒。口尚未渴。桂枝湯固爲禁劑。而銀翹散中之荆芥、薄荷、牛蒡、豆豉。正因惡寒而神其用。若但熱不惡寒。則邪在氣分。又非辛散之藥所宜。故此節之方。採自吳氏。而其治證。則稍易之。非欲求異於古人。實使證與方符也。

銀翹散方 辛凉平劑

連翹一兩　銀花一兩　桔梗六錢　薄荷六錢　竹葉四錢　甘草五錢　牛蒡六錢
淡豆豉五錢　荆芥穗四錢

（製服法）右九味。杵爲散。每服六錢。鮮葦莖湯煎。香氣大出。卽取服。勿過煑。病重者。約二時一服。日三服。夜一服。輕者三時一服。日二服。夜一服。病不解。作再服。

（說明）按藥勿過煑者。取輕清之氣。足去表部實邪也。若久煑、則藥中之揮發性消失。祇全質味。不能表汗散邪矣。又病重者。日數服。是採普濟消毒飲。時時輕揚之法。使邪不能留。可免病重藥輕之弊。

（方解）按此方辛凉散風熱。芳香解穢濁。爲衛分表泄外邪之劑。春爲發陳之令。

氣候温煦。所感風温。多挾穢濁。故以銀翹、竹葉。性寒氣芳。從上焦衛分。逐邪於表。清解温毒。而退其熱。豉、荷、荊芥。性發散而味辛通。開表疏肌。驅風解穢。而已其寒。凡散劑多用甘草。以緩藥勢。庶不致擾動中宫。添出別病。此製方之善者也。然病毒佔據血肉之軀。每生難拔之蒂。表散清疏。一汗未必盡解。留患實在堪虞。故牛蒡之解結。桔梗之開鬱。又是方中關鍵也。

加減法

胸膈滿悶者。加藿香、鬱金、各三錢。

渴甚者。加花粉。

項腫、咽痛。加馬勃、元參。

衄血者。去芥穗、豆豉。加茅根。側柏炭、梔子炭。各三錢。

咳者加杏仁。

小便短、黃、赤、者。加知母、黃芩、梔子。

（說明）按病有兼證。則方有加減。皮膚受病。往往內干肺臟。下連膀胱。蓋皮膚與肺。同司呼吸。又與膀胱。共[illegible]營排泄。皮膚既病。毛竅閉塞。汗液不泄。

則肺臟必增加呼吸。而膀胱又多泄小便。所以代償其生活工作也。然代償作用。不可以久。久則同歸于病。故皮膚病寒熱未已。而肺臟卽患咳嗽。或膀胱患小便不利也。原方不能統治數病。故咳加杏仁利肺氣。小便短赤。加梔、芩、知母、清膀胱。胸膈悶者。內兼痰濕之停滯。故以藿香、寬胸。鬱金消痰。渴甚者。風熱內逼。胃津受灼。故加花粉。生津解熱、潤燥息風。且養其汗源。以爲散邪之本。熱鬱傷絡。衄血不止。仲景本有不可發汗之戒。故去芥穗、豆豉、之辛燥劫陰。而加茅根、梔仁、側柏、諸炭。清熱滋陰。以止其血。若項腫、咽痛者。其病兼有疫毒也。再加馬勃之清降。元參之滋水。則上部火毒可消。而本兼兩病俱解矣。

(方禁)風温。熱甚、汗多、惡風、者。不可與銀翹散。再泄其汗。

(説明)徐靈胎評葉氏治風温。謂汗多者。禁用薄荷。此皆經驗有得之言。可爲後世法也。夫衛病無汗。其表屬實。辛凉透汗。固爲合法。若汗多者。衛氣先虚。熱邪已傷氣分。逼液外出。再泄其汗。則氣愈傷。而津愈竭。輕則鼻乾、氣喘。甚則神昏。目瞑。變症百出矣。故醫家用藥。不可以不細。

證治類別　發熱、惡寒、無汗。或乾嘔。發熱而咳。其脉浮緊者。爲傷寒。發熱、汗出、惡風。其脉浮緩者。爲中風。俱不可與辛凉劑。

（說明）按病有證候相同。而病因實異者。臨床治病。于診治之際。不可不嚴爲區別。庶不至以是爲非。以非爲是。動手便錯也。吳鞠通辨温熱病云。頭痛、惡風寒。身熱、自汗。與中風無異。最足以相混。于何辨之。以脉動數。不緩、不緊、辨之。蓋證有相類。脉不失真。醫家望聞問工作之後。加以細心切脉。邪無遁形矣。

又按傷寒先惡寒然後發熱。仲景所以有或已發熱、未發熱、之文。温病則發熱、惡寒。同時而起。無分先後。又傷寒之惡寒。厚蓋衣被。仍覺其寒。温病之惡寒。時欲揭去衣被。是則細問病狀。亦可得其病原。

第三節　溼温證治

濕温病。皮膚蒸熱。懍懍畏寒。頭重而痛。煩渴無汗者。黄連香薷飲主之。

（說明）按温而兼風。謂之風温。上節既已詳之。温而兼濕。謂之濕温。又曰濕熱

三物香薷厚樸先
若因內熱用黃連
辛香發汗散表濕
蒸熱懍寒渴煩痊

。此温熱之兼病也。吳鞠通不知暑即爲熱。謬以治寒濕之三物香薷飲。爲治暑正方。其新加香薷飲。加銀花連翹二味。意欲治温也。而滌熱之力太輕。未足以制香薷厚樸之辛燥。且列于暑病門中。甚不可從。茲特以濕字易暑。俾與病因相切云。

暑月形寒飲冷。衛氣受壓鬱而不舒。漸積漸厚。必成內熱。熱盛於裏。其勢炎炎。上衝外突。燔胃乘心。是以煩渴蒸熱、頭痛。濕閉其表。熱不得越。是以頭重、惡寒。不得汗出。此濕熱交攻之病。實爲衛病重症。治法有乖。變端蜂起矣。

黃連香薷飲方

香薷二錢　厚樸二錢　黃連二錢

(煎服法)水煎温服。以汗出病退爲止。葉仲堅曰。飲與湯。稍有分別。服有定數者名湯。時時不拘者名飲。

(方解)按香薷辛温香竄。發汗以散表分之濕。黃連大苦、大寒。瀉火堅陰。以刧伏裏之積熱。厚樸苦温。解肌破結。善解濕熱之糾纏。三物爲方。則外濕內熱。

中環大道中耀明印務局承印

一齊汗解矣。然薷樸之辛燥。使非佐以黃連。則濕方去。而熱又熾。不無傷筋焦骨之弊。黃連之寒瀉。若無香薷之透表。則熱未已。而濕轉甚。又恐延長期畏寒之禍。此調劑之法。所以不可不講求也。

第四節　衛病傳變

發熱、微惡寒。舌苔薄白。或黃白相兼者。衛病傳氣也。隨證治之。

（說明）按葉氏論温熱診法云。「衛之後。方言氣。」是衛病不治。先傳于氣。然傳變之際。必傷肺臟。發見脈證。可診而知。何則、蓋肺主氣。衛屬肺。邪由衛分。內干肺臟。乃傳于氣。氣熱傷肺。通降不行。津液凝聚。與熱相搏。舌乃生苔。其舌苔之或黃或白。已屬氣分之證。但惡寒未罷。衛尚有邪。此衛與氣兼病。正傳變之初候也。當隨其變症。而施治療不可執一。

第二章　肺病診治

第一節　證治提綱

風温犯肺首桑菊
杏草翹荷葦桔足
身熱口乾咳頻頻
辛涼苦淺功效速

肺受温邪。咳嗽、惡風。身熱、頭痛。舌白或黃。脈數、寸大者。當用辛涼之劑。輕清疏解。

（説明）此節論肺受温熱診治之定法也。夫肺主氣。屬衛。肺病則衛與氣俱傷。衛病可汗。氣病可清。衛氣兼病。辛涼之劑。輕清疏解。最爲合法。章虛谷釋葉氏用辛涼輕劑之義云。温邪爲陽。宜輕散。倘重劑。大汗而傷津液。反化燥火。則難治矣。此深得肺受温熱治療之正法歟。

第二節　風温證治

風温、但咳。身微熱。微渴。辛涼輕劑桑菊飲主之。

（説明）按此爲外感風温。襲肺傷氣之證。其受病本屬輕微。故發熱、渴飲、不甚。然咳而無痰。肺家津液。已受邪灼。誤治卽變重證。葉天士云。風温肺病。若雜用消導發散。劫盡胃汁。肺乏津液上供。頭目清竅。徒爲熱氣薰蒸。鼻乾如煤。目瞑或上竄。無涕。或熱深肢厥。狂躁溺濇。胸高氣促。觀於此論。則肺病温熱。最忌辛温之品。發汗劫津。又忌苦燥之藥。耗氣消胃。吳鞠通特立此方。避用辛温。蓋深得治温病之法也。

桑菊飲方

杏仁二錢、連翹二錢、薄荷八分　桑葉二錢、菊花一錢、甘草八分　桔梗二錢、葦莖二錢、

（煎服法）水二杯。煑取一杯。日二服。

（方解）按冬秋二令。空氣中之含水成分。較春夏爲少。其氣乾燥。再加非時之煖。襲入肺臟。所病則爲冬温。風熱帶燥也。此方以桑菊爲君。芳香清潔。養肺而肅風熱。再用甘、桔、翹、荷、杏仁、葦莖。辛凉微苦。舒其鬱結。有清解風熱之功。而無刼津燥肺之弊。與銀翹散之散熱逐穢。其效微有不同者也。

第三節　風温夾痰證治

風温爲病。身熱、畏風。頭痛、咳嗽。口渴。脈數。舌苔白者。當用薄荷、前胡、杏仁、桔梗、桑葉、貝母、甘草、凉解肺表

（說明）按邪在衞分則畏風。邪在氣分。氣熱搏津。凝結爲痰。則有白苔。此風温

肺病風温夾痰。甘草、桑杏貝桔前胡。無汗薄荷通表氣。辛凉疏解法堪參。

襲入肺臟。衛與氣皆病。痰與熱相鬱也。故用薄荷、桑葉。清散風熱。杏仁、貝母、前胡、桔梗。利氣消痰。痰去則風熱無可戀。熱去則痰不能積。而衛與氣之病俱解矣。何西池云。辨痰之法。古人以黃稠者爲熱。稀白者爲寒。此特言其大概。而不可泥也。以外感言之。傷風、咳嗽。痰隨嗽出。頻嗽而多。色皆稀白。誤作寒治。多至困頓。蓋火盛壅偪。頻咳頻出。停留不久。故未至黃稠耳。迨火衰氣平。欬嗽漸息。痰之出者。半日一口。反黃而稠。緣火不上壅。痰得久留。受其煎煉使然耳。故黃稠之痰。火氣尚緩而微。稀白之痰。火氣反急而盛也。此皆當用辛凉解散。而不宜于辛熱也。推之內傷亦然。孰謂稀白之痰。必屬于寒哉。

第四節　風温兼燥證治

肺主通調水道。下輸膀胱。肺受風温。則氣痺不降。水聚成痰。與風熱相搏。其病非徒驅風清熱。可以卽解。前胡、貝母、杏仁、梗桔。既可疏利肺經之風熱。又可消痰開鬱。再用桑葉、薄荷。清散肺氣。一舉而風温痰鬱之病俱解矣。

中環大道中耀明印務局承印

風温兼燥貝母蔞
竹葉翹蒡黄芩根求
身熱渴煩自汗咳
清涼肺胃裡邪東提

風温病。身熱、咳嗽。自汗、口渴。煩悶。脉數。舌苔乾黄者。肺胃燥熱也。當用貝母、牛蒡、連翹、竹葉、黄芩、蔞根、之屬。凉泄裹熱。

(說明)陳伯平曰。此温邪之内襲也。肺熱則咳嗽、汗泄。胃熱則口渴、煩悶。舌苔轉黄。風從火起。故以凉泄裡熱爲主。

按身熱自汗。則津亡氣燥。肺胃受灼。陰液愈虧。是以渴飲、煩悶。舌苔乾黄。此風温化燥熱之病。非疏表透汗之藥可解。宜以生津、瀉火。清氣息風之品。使肺胃滋潤。汗止熱退。餘症方解。陳氏原文。用桑皮、橘皮。王孟英云。黄而已乾。桑白、橘皮。皆嫌其燥。須易括蔞、黄芩。庶不轉傷其液。具見議藥精細。吳錫璜曰。議藥取用滑降。于温咳殊有神效。此與江筆花醫鏡。貝母瓜蔞散用義。

第五節　風温兼溼證治

風温病。熱久不愈。咳嗽、唇腫。口渴、胸悶。不知飢。身發白疹。自汗、脉數者。此熱挾風濕也。當用牛蒡、連翹、甘草、滑石、葦莖、通草、之屬。凉解之。

風温兼溼牛蒡翹
滑石葦甘通草饒
熱疹胸煩咳嗽渴
疏風滲溼熱能療

（說明）陳伯平曰。風温本留肺胃。若胃有伏濕者。風熱之邪。與濕相合。流連不解。日數雖多。仍留氣分。由肌肉而外達皮毛。發爲白疹。又有病久中虛。氣分大虧。而發疹者。必脈微弱。而氣倦怯。多成死候。不可不知。

白疹卽白痦。葉氏云。小粒如水晶色者。此濕熱傷肺。邪雖出。而氣液枯。必得甘藥補之。或未至久延。傷及氣液。乃濕鬱衛分。汗出不徹之故。當理氣分之邪。或白如枯骨者多凶。爲氣液竭也。

王孟英云。濕熱之邪。鬱於氣分。失于輕清開泄。幸不傳及他經。而從衛分發白痦者。治當清其氣分之餘邪。邪若久鬱。雖化白痦。而氣液隨之以泄。故宜甘濡以補之。苟色白如枯骨者。雖補以甘藥。亦恐不及也。

汪謝城曰。白如枯骨者。余曾見之。非惟不能救。併不及救。故俗醫一見白痦。輒以危言恐嚇病家。其實白如水晶色者。絕無緊要。吾見其多。然不知甘濡之法。反投苦燥温升。則不枯者亦枯矣。

按白疹屬邪氣輕淺。在表者爲易治。余師愚曰。細碎宛如粟米。紅者謂之紅砂。白者謂之白砂。疹後多有此證。乃餘毒盡透。最美之境。愈後脫皮。可知白疹爲

中環大道中耀明印務局承印

最輕之瘖耳。然間有白如枯骨者。大抵由淡紅陰瘖所化。氣血極虛。色不榮於皮膚。而現白枯之色。必兼見吐瀉、抽搐。口流涎沫、昏沉、等症。屬最危之候。多不能治。吳錫璜云。白如枯骨。兼發喘者。此死證也。

又按陳氏原文。用荆芥、防風、橘皮。王孟英謂脈數汗泄。非可荆防再表。宜易滑石、葦莖、通草。斯合凉解之法。精當極矣。考葉氏有云。肺熱首用辛凉解表。挾風加薄荷、牛蒡。挾濕加蘆根、滑石。甘淡驅濕温。正合葉氏温病兼濕、兼風、之治例。其所以不用薄荷者。以自汗表泄。不得再汗傷其津氣也。

第六節　溼温證治

濕熱證。頭痛惡寒。身重疼痛。舌白不渴。面色淡黄。胸悶不飢。午後熱甚。脉弦細而濡者。三仁湯主之。

（說明）按此爲肺胃濕温之病也。夫肺主通調水道。胃主消化水穀。胃病濕温。水穀不消。脘滿惡食。是以不飢。肺病濕温。通調失職。水聚於中。是以胸悶。濕熱相搏。蒸鬱浸漬於肺胃之間。上泛口舌。則舌白不渴矣。脉弦細而濡者。濕滯

上中濕熱三仁湯
竹葉滑通杏薏勷
半夏蔻仁兼厚樸
辛通淡滲法真良

氣機也。其濕熱外淫 流及關節。運動之機。異常障碍。故身重疼痛。濕熱內鬱。陽氣受遏。衛外不固。故頭痛、惡寒。濕鬱其熱。午後身熱。熱蒸其濕。面色淡黃。此等證候。頗難速解。惟耐心調治。方可回春。吳鞠通曰。誤作傷寒而汗之。則神昏耳聾。甚則目瞑不欲言。下之則洞泄。潤之則病深不解。以芳燥淡滲。和肺胃。利濕温。則氤氳之邪可化氣而解矣。

三仁湯方

杏仁五錢　滑石六錢　通草二錢　白蔻仁二錢　淡竹葉二錢　厚樸二錢
薏苡六錢　半夏五錢

（煎服法）以水八碗。煑取三碗。每服一碗。日三服。

（方解）此方以杏仁、厚樸。開中上之痺。半夏除濕滯。蔻仁辟穢濁。其餘諸味。清熱利水。蓋藉香燥之藥。以化熱中之濕。清利之藥。以滲濕中之熱也。且滑石、竹葉、薏苡、通草、之類。體滑性清。滲濕熱而不傷津液。蔻仁、半夏、杏、樸。輕苦微辛。宣而不補。化濕熱而不滯熱邪。配合爲方。各有相需相濟之妙。

中環大道中雜明印務局承印

肺炎氣虛热毒痺。轉清宣解急速醫。不宜苦寒破泄之。蘆根杏薏清宣解。最好西瓜翠衣。

第七節　暑熱證治

暑温傷肺。諸氣皆痺。煩熱而喘。午後更甚。宜西瓜翠衣、蘆根、杏仁、薏苡、等類。輕清宣解。

（說明）葉天士曰。暑必傷氣。肺先受病。諸氣皆痺。當午後陽升。故煩喘更加。夫無形氣病。醫以重藥推消。多不見效。按此症本輕。而往往壞於誤治。用藥偶不精細。則貽害必多。夫肺主氣機之出入。肺受暑温。氣傷而痺。此時欲清其暑。則防肺氣更傷。其變爲窒息神憒。欲補其氣。則防暑熱更痺。其變又爲陰虛勞瘵。葉氏重藥推銷之禁。誠閱歷有得之言也。故凡辛凉消散。苦寒削伐。甘潤滋壅。皆爲暑温傷肺禁用之方。惟以極輕清平淡之品數味。宣降氣機。則上痺可開。肺氣不損。其病乃瘳。或有口乾涎膠。是病兼痰滯。宜去西瓜翠衣。加貝母、竹黄、枇杷、旋覆、甘草、冬瓜仁、絲瓜絡、之類。仿千金葦莖湯法。去桃仁之破泄。庶能對病治療也。

第八節　温燥證治

桑杏湯醫燥熱之氣。沙參蔞貝梨草是。辛涼甘潤能生津。潮熱肺乾咳嗽治。

救肺湯中參草麻石羔膠杏麦枇杷

秋傷溫燥。咳嗽、潮熱。脈絃數者。當用桑葉、杏仁、沙參、貝母、蔞根、梨皮、甘草、之類。養津退熱。

(說明)按燥爲乾涸之病。必因津液受傷。肺氣失潤。故證見潮熱、咳嗽。燥甚生火。所以脈象弦數。初起得治。不虞有變。誤治卽成喘急、煩躁、不寐。其病可危。大抵發散傷津。苦寒刧液。皆爲忌服之藥。吳鞠通以杏蘇散。編入燥病門中。是以治風濕之藥。而治燥病。未免混淆。雖燥病有寒燥、熱燥之分。但寒燥者。亦祇宜於溫潤之品。斷非杏蘇散之辛燥所宜。況火必就燥。燥病之帶熱性者。實爲多數。葉氏謂「辛涼甘潤。燥氣自平。」誠治燥之要訣也。

第九節 燥熱證治

肺臟燥極。氣熱膹鬱。咳嗽喘促。甚則嘔逆、足痿。口乾、而渴。脈濇數有力。清燥救肺湯主之。

(說明)經云「肺熱葉焦。則生痿躄。」又云「諸痿喘嘔。皆屬於上。」此明言肺臟燥極而發生此等證候也。古方治喘嘔。多用辛香、苦燥。更刧津液。對於燥病之治

經霜收下冬桑葉解鬱滋乾效可誇

。適成相反。喻氏卓識。獨製清燥救肺湯。發明治燥熱之理。確得內經真傳。茲篇特爲採入。更將燥熱脉象病情。一一補述。以備辨證者、有所根據。庶幾不惑于治。

清燥救肺湯方

桑葉經霜者三錢、石膏二錢五分 甘草一錢 人參七分 胡麻仁一錢研 阿膠八分 麥冬一錢二分 杏仁七分去皮炒黄 枇杷葉去毛蜜炙一片

（煎服法）右八味。以水煎、藥成。下阿膠、溶化、熱服。

（方解）喻嘉言曰。此方名清燥救肺。大約以胃爲主。以胃土爲肺金之母也、其天冬知母。能滋水清金。以苦寒而不用。至如苦寒降火之藥。尤在所忌。蓋肺金自至于燥。所存陰氣。不過一綫耳。倘更以苦寒下其氣。傷其胃。尚有生理乎。誠仿此以救肺燥變生諸證。庶克有濟。

第十節　燥熱夾水證治

肺臟燥熱。皮膚蒸熱。咳嗽、喘滿。面部浮腫者。瀉白散主之。

瀉白甘桑地骨皮　再加粳米四般宜　於傷燥熱夾水咳嗽　喘滿氣塵面腫醫

（說明）經云。「肺者相傅之官。治節出焉。」謂其清肅下降。能節制上炎之火。導引水液下趨也。若肺家燥熱。其病每延及皮膚。蓋皮膚者。肺之合也。肺熱不清。故皮膚常發蒸熱。且氣欝于上。故至喘滿咳嗽。治節不行。故水飲上湧。遂見面部浮腫。此等燥熱夾水之病。宜以潤肺瀉水之方。乃能對病治療。

瀉白散方

桑白一両　地骨皮一両　甘草五錢　粳米一百粒

（煎服法）右爲細末每服一二錢水煎温服

（方解）按此方爲瀉肺補肺之專劑。以桑白地骨二味。甘涼滋潤。其性清肅。能滋補肺氣。利水瀉熱。大伸治節之權。佐甘草粳米。養胃和中。以補肺家之母。且緩二皮下達之性。使逗留中上。以建奇功。則咳嗽喘滿腫熱等證。一概瘳矣。吳鞠通謂桑白地骨。引邪入於肝腎。凡外感風寒咳嗽。而用此方。病傳於裡。永無愈期。然存此顧慮。遂至燥熱咳嗽。亦舍此方而不用。所見殊非。須知二皮雖降。而得甘草之緩。橫堵中宮。則升不下達。何虞傳裡。吳氏議藥不議方。其失正不能爲諱也。

中環大道中耀明印務局承印

麻杏甘羔湯最伏熱[illegible]胸[illegible]煩渴飲[illegible]立施外寒閉竅脉浮數急服此方最為宜

第十一節　伏熱夾飲證治

伏熱證。咳嗽。晝夜不安。甚至喘不得眠者。宜葶藶、枇杷葉、六一散等味。

（說明）按肺家伏熱。氣實不降。以致水飲上壅。氣管閉塞。呼吸一時難通。則喘咳不安。非用葶藶慓悍之品。急瀉肺水。滑石、枇杷、甘草。卽清伏熱。則窒息之險病。可立至矣。薛氏採用仲景葶藶大棗湯法。以救肺臟水壅之急。因有伏熱。加六一散、枇杷葉、二味。然不用大棗以緩葶藶之勢。則恐直降傷胃。本病未已。他病又起。究非穩當之法也。

第十二節　伏熱兼寒證治

伏熱證。口渴、惡熱。冷汗自出。喘急煩悶。其脉右寸浮、數者。麻黄、杏仁、甘草、石膏、湯主之。

（說明）按邪熱內壅。肺氣欝極。則口渴惡熱。煩悶喘急。肺熱極盛。迫液外泄。則冷汗自出。此等病象。勿以汗出之故。誤認虛脫。妄投補澁。致犯實實之禁。又右寸脉浮數。浮爲寒傷于表。數爲熱壅於裡。外寒欝內熱。其病機仍向於外。

麻杏甘羔伏熱醫。胸煩喘欬氣難支。外寒閉竅脈浮鼓。一散一清功最奇。

白虎湯中斤石羔　六知二草六粳　曹　加參三兩生津氣

當從表分解之。凡苦寒降泄之劑。非對病良藥。蓋恐服後病勢内陷。是引邪入裡也。用藥者。嚴爲審擇而可。

麻杏甘石湯

麻黄去根節二錢　杏仁三錢　甘草二錢　石膏六錢碎綿裹

(煎服法)右四味。以水先煑麻黄。去上沫。納諸藥。再煑。去渣。温服。

(方解)按此方即麻黄湯。去桂枝。易石膏也。取其氣味辛寒。能清肅肺家之大熱。以治煩渴喘急。生津止渴、然石膏之性。沉寒下墜。外寒包熱者。非此所能透發。故必佐麻黄之温散。驅其外寒。使不因石膏之重墜。而致下陷。杏仁、甘草、二味。一以宣肺家之壅。一以緩諸藥之猛。此佐使之得宜。製方可稱盡善。

第十三節　伏熱險病證治

肺病發熱。脉浮大而芤。汗大出。微喘。甚至鼻孔搧者。白虎加人參湯主之。

(説明)吳鞠通曰。浮大而芤。幾于散矣。陰虚而陽不固也。補陰藥有鞭長莫及之虞。惟白虎退邪陽。人參固正陽。使陽能生陰。乃救化源欲絶之妙法。汗湧鼻搧

中環大道中耀明印務局承印

煩喘無汗脈洪芤
汗燥

。皆化源欲絕之徵也。

按此卽西醫所謂肺炎病者類是。蓋肺受熱灼。紅腫發熱。氣管枯槁。呼吸將窒。是以鼻搧微喘也。其脈大而芤者。吸氣漸少。體失氣養。故呈氣虛之象也。汗愈多。而氣愈泄。津愈耗。有立亡立涸之勢。急於清熱養津。方不致殆。

白虎加人參湯方

卽白虎湯加人參三錢(白虎湯見下)

(方解)按此方以白虎湯清肅燥熱。治熱暑爲病之身熱汗出。加人參補氣生津。以定喘充脈。喘止脈實。則津氣充足。自能抵抗炎酷之害。熱退汗止。則暑熱得解。而不傷氣耗津。有相需相濟之妙用焉。

第十四節　熱後壞病證治

熱後傷肺。面色青黃。咳咯痰血。甚則吐血。形瘦。膺胸背痛者。爲瘵病。難治。可與王海藏紫菀湯加減治之。

(說明)按此卽近日所謂肺結核初級之症也。凡大熱傷肺。氣液兩虛。而餘邪逗留不解。混處血氣之中。往往發生是症。臨症指南。名曰暑瘵。用西瓜翠衣、竹葉心、荷葉汁、杏仁、苡仁、等味爲治。吳氏因之。而立清絡飲加味之方。然此等慢性重病。徒以搔不着癢之輕清品。冀解暑邪。以致真虛不復。躭病日深。何異坐而待斃。況杏仁破氣。非瘵病所宜。滑石不配甘草。滲利傷陰。亦在禁用之列。以此爲治。雖其方出於葉氏。不得泥守以成其誤。（前人謂臨症指南一書、有其門人編纂竄訛、失處諒然、）大抵此症初起。用養陰解熱。開結化痰之法。藥治不謬。二十餘劑。可收痊愈之功。王海藏紫苑散法。最爲穩當。

紫苑湯加減方

紫苑五錢　貝母三錢　茯苓五錢　甘草錢半　旱蓮草一两　石斛五錢　桑葚四錢

女貞子三錢　阿膠三錢

（煎服法）右八味。用水煎。藥成、去滓。内阿膠。微火煑。烊化。温頓服。病重者。日二服。

加減法

潮熱。加知母三錢。

盜汗。加浮小麥柏子仁各三錢。

食少。加漂白朮二錢。

不寐心悸。加洋參三錢。

吐血多者。加側柏葉三錢。蓮房炭二錢。白茅根八錢。

（方解）按熱傷肺臟。氣虛不降。通調失職。以致胃水聚而上泛。被肺熱之煎熬。遂成膠痰。痰熱困肺。頻發咳嗽。肺臟愈覺疲勞。氣血日形衰敗。是以面色痿黃。形體日疲也。夫肺主氣。百脉皆朝宗之。肺傷則氣亂。血不循經。是以咳咯痰血。甚則吐血。而絡脉無血液之營養。則膺胸背痛。此時欲補其肺。則痰熱愈凝。欲消其痰。去其熱。則肺臟更傷。用藥者當擇補虛而不助邪。去邪而不傷正之品。配合爲方。乃稱善治。此方以紫菀爲君。以其能開肺降氣。善理痰熱之凝。性和而潤。善補肺家之虛。一物而能統治複雜病因。堪爲特效專藥。佐以甘草、茯苓、貝母。養肺利水。舒鬱滑痰。而石斛、女貞、桑葚、旱蓮、阿膠、等味。又能滋陰去熱。是此方有生津澤肺之功。無助熱增痰之弊。潮熱者。燥極傷陰。亢陽偏盛也。用原方之知母。滋陰滌熱。盜汗者。陰不維陽。加小麥。柏子仁。清虚火以收濇其汗。凡久咳必餒胃氣。納食日少。肺臟更失滋養。故以白朮甘温扶胃。俾飲食增進。氣血滋生。而病乃可徐治。失眠最壞精神。貧血液。致心臟疲悸。營養障碍。故加洋参以養臟氣。益腦力。自然安睡寧心。而悸自定。以上所述諸症。皆屬慢性之病。可以依法緩治。若病勢急劇。吐血頻多。則命期日促。非用茅根、柏葉、蓮房炭。以急止其血。恐不能留病待治也。臨症用藥。緩急之法宜審。

第十五節　肺病傳變

肺熱不解。脉數、舌絳。夜煩、無寐者。其邪逆傳心包也。若口渴、舌苔黄。小便亦黄。是仍從氣分。順傳于下。

（說明）葉天士曰。「温邪上受。首先犯肺。逆傳心包。」此因心包與肺。同居膈上。邪氣相傳。最易而速。特爲點出。以詔後學也。然其傳變。必有脉證。可診而知。考内經心包主血。屬營。營血受熱。血行加速。脉管充血。故舌色必絳。而脉象數急也。又血以養神。血熱神不安。故必夜煩無寐。一見此等病象。可斷其爲心包受熱無疑。

王孟英曰。肺病不從外解。必致裏結。是由上焦氣分。以及中下二焦者、爲順傳。惟包絡上居膻中。邪不外解。又不下行。易於襲入。是以内陷營分爲逆傳也。然則温病之順傳。天士雖未點出。而細譯其議論。則以邪從氣分下行爲順。邪入營分内陷爲逆也。

按王氏論肺病之傳變。最爲精當。但温邪順傳。則口渴、舌黄。與營熱、舌絳、不寐。大有分別。蓋氣熱傷津。而不傷血。故無血病見證也。知此則診斷無訛矣。

第三章　氣病診治

第一節　證治提綱

氣分受温。發熱而渴。不惡寒。舌苔白。或黄。溺色亦黄。脉浮洪數者。當通陽救陰。其邪若留流連于三焦。或内結於胸腹腸胃。仍屬氣分者。隨症變法。以治療之。

(說明)按温邪在衛。衛屬表。可從汗解。若已傳於氣。或伏邪發於氣分。則非發汗可以解决也。蓋氣分受邪。津液必傷。所以發熱而渴。內外皆熱。故不惡寒。此時若用辛温發汗。固屬險症百出。如仲景所云。鼻鼾、語難出、身重、等變。即用辛涼發汗。亦恐汗出之後。津液亦傷。而熱勢愈甚也。惟以清熱之劑。宣通陽氣。以解鬱熱。滋潤之劑。充養津液。以制火邪。方爲正當之治。雖留連於三焦。葉氏有戰汗之文。然非强發其汗。開表逐邪。與衛氣病治法。同出一轍也。其餘利水攻下等法。是治氣分之邪內結不解之變例。學者能於正治變治等法。而神明之。則得之矣。

傷寒、中風。發汗後。表熱不解。脉浮、或浮數。煩渴、小便不利者。不可作温病治。當於風寒例中求之。

(說明)按風寒在表。當從汗解。然發汗不如法。則表熱未除。反傷裡氣。裡氣傷。其見證有與温熱在氣分者相類。如身熱、脉浮數、煩渴、是也。此種證候。臨症之際。先問其初作何病。曾服何方。則可知其現在證狀屬于何因也。故診斷之時。不可不問其已往證候。

第二節　伏熱證治

温熱病。身熱、頭痛。口苦咽乾。舌苔黄。或下利者。黄芩湯主之。

（說明）按仲景用黄芩湯。治太陽與陽明合病、自下利者。夫太陽病。則身熱、頭痛。少陽病、則口苦咽乾。此熱勢從内達外。内外皆熱之病。以不兼寒。故無太陽之惡寒。又不兼風。故無少陽之目眩、耳聾。黄芩湯純治温熱下利。方與證對。鄒潤安曰。黄芩湯治自裡達外之身發熱。黄芩湯之脈必數。真能發明仲景奧旨也。

葉天士曰。春温一證。由冬令收藏未固。昔人以冬寒内伏。藏於少陰。入春發於少陽。以春木内應肝膽也。寒邪深伏。已經化熱。昔賢以黄芩湯爲主方。苦寒直清裡熱。熱伏於陰。苦味堅陰。乃正治也。知温邪忌散。不與暴感門同法。

黄芩湯方

黄芩三両　甘草二両　芍藥二両　大棗十二枚

（煎服法）以水一斗。煑取三升。去滓。温服一升。日再服。夜一服。

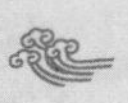

黄芩湯裡甘芍併
伏熱內燃棗同烹
熱利此方為祖藥
再加羌夏寒嘔平

（方解）張路玉曰。黄芩湯乃温病之主方。卽桂枝湯。以黄芩、易桂枝、而去生羌也。蓋桂枝主在表之風寒。黄芩主在裡之温熱。不易之定法也。其生羌辛散。非温熱所宜。故去之。又曰。温病始發。卽用黄芩湯。去熱爲主。傷寒傳至少陽。熱邪漸次入裡。方可用黄芩佐柴胡解之。此表寒裡熱之次第也。

伏熱兼寒　温熱病。如上條症。不下利。若嘔者。黄芩加半夏生羌湯主之。

（說明）按此是伏熱內發。風寒外束之證。外寒侵胃。與飲互結。是以嘔吐。用黄芩湯。清其內熱。薑夏專消寒飲。葉天士曰。新涼引伏熱。卽是此義。其用葱豉湯。先解新邪。繼進苦寒。以清裏熱。亦遵此方成法而變通之。蓋病因雖同。見證則異。用藥故不膠柱鼓瑟耳。

黄芩加半夏生羌湯方

卽前方加半夏半升　生羌三両　（煎服法）同上

（方解）按秋初新涼外束。伏熱內發。最多是證。仲景謂之太陽少陽合病。然有時未見嘔證。不必拘之。每見初起頭痛、眩暈。身熱、骨痛。口淡而苦。舌無苔垢。（無濕邪）脉浮數者。用黄芩加羌夏湯。可以立愈。若徒清其熱。則眩暈更

中環大道中耀明印務局承印

甚。嘔吐頻作。若徒散其寒。則熱度更高。頭痛甚而胸翳、心煩。故非兩解之複方。不能奏效。至王孟英云。少陽木火披猖。嘔是上衝。利是下迫。半夏生薑。專開飲結。如其熱熾。宜易連茹。此謂純是熱病。不兼寒邪者而言。故如此用藥。若兼寒者。斷不能去薑夏二味也。

第三節　伏熱險病診斷

温邪流連數日。猝見脉伏肢厥。爪甲青紫。欲戰汗也。若汗出熱解。脉靜神安者愈。脉急疾。躁擾、不得臥。膚冷、汗出者危。

（說明）按此節論伏熱流連氣分。有戰汗自解之良機。戰汗時。所見脈證。頗類邪氣內陷。醫家不可過事驚惶。錯投藥石。以速其變。蓋熱留數日。體內津氣。必厚集其力。以與邪爭。此時百脉俱停。內無以灌溉藏府。外無以營養四肢。是以脉伏肢厥。爪甲青紫。一得戰汗淋漓。則脉出病解。諸證自愈。然戰汗雖爲佳兆。亦有吉凶。當于汗出之後。察脉辨證。乃可决之。何則。戰汗爲邪正相爭之局。故名曰戰。若正勝邪却。則汗出熱解。脉靜神清。其病必愈。若正不勝邪。

則熱毒内陷。元氣外脫。脈象急疾。躁擾不臥。膚冷汗出。其病必危。葉天士曰。「温邪始終在氣分流連者。可冀其戰汗透邪。法宜益胃。令邪與汗併。熱達腠開。邪從汗出。」此論未戰之時。宜益胃家水穀之氣。資其汗源。以爲勝邪之本。卽仲景桂枝湯啜粥助汗。使汗後毫不傷氣。而能却邪。真可法可傳之善治也。其於汗後診斷吉凶。則曰。「解後胃氣空虛。當膚冷一晝夜。此時宜令病者安舒靜臥。以養陽氣來復。旁人切勿驚惶。頻頻呼喚。擾其元神。使其煩躁。但診其脈若虛軟和緩。雖倦臥不語。汗出、膚冷。却非脫證。若脈急疾。躁擾、不臥。膚冷、汗出。便爲氣脫之證矣。更有邪盛正虛。不能一戰而解。停一二日。再戰汗而愈。」可謂直觀荄奥。發前人所未發矣。

吳錫璜曰。時行熱病。不論初起、傳變、末後。俱以戰汗爲佳兆。以戰則邪正相爭。汗則正逐邪出。然有透、與不透之分。凡透者。汗必淋漓。汗後身涼。口不渴。舌苔淨。二便清。胸腹脅無阻滯、結痛。始爲全解之戰。否則餘邪未淨而復熱。則有再作戰汗而解者。有戰汗須三四次而後解者。有戰汗一次。不能再戰。待屢下而退者。有不能再作戰汗。卽沈困而死者。總視其本氣之强弱何如耳。凡

中環大道中耀明印務局承印

戰汗之時。不可服藥。服則戰止而汗不透。留邪爲患。或汗下太過。而成虛脫。應聽其戰汗。汗徹、再觀脉症施治。當戰時。或多與熱湯飲之。助其作汗。戰汗之時。脉多停止。勿訝。待戰汗之後。脉自見也。大抵戰汗之時。脉以浮爲佳。邪出于表也。虛散微濡應有變。煎獨參湯待之。防其脫也。貧者、米飲聊代之。然必察其戰後邪淨。而氣欲脫。方可用。凡戰汗後。神靜者吉。昏躁者危。氣細者吉。氣粗者危。舌痿不能言者死。目眶陷者死。目轉運者死。戴眼反折者死。形體不仁。水漿不下者死。

第四節　伏熱夾食證治

伏熱兼停食滞。證見身熱、凜寒。唇紅面赤。汗渴譫語。肢厥瘈瘲。宜枳實梔豉湯。加菖蒲、萊菔。調入玉樞丹數分。

（說明）按此爲伏熱夾食滞之重症也。熱病在潛伏期。及大熱之後。餘邪未淨。而犯米食之禁。每發是病。其發也。多見陽明胃經、氣分實熱。夫胃爲水穀之海。熱毒内淫。水穀沸騰。是以身熱、多汗。渴喜飲水。熱氣上衝。則面赤唇紅。狀如醉色。神受激刺。則語多譫妄。然陽明氣熱。本不惡寒。祗因食滯於中。不外達。無以温養皮膚。則不特微見惡寒。且覺懔懔。畏寒之極。甚則四肢厥冷。氣不充於四末。頻起瘈瘲。筋失氣養。時營不規則之運動矣。枳實梔子豉湯。仲景用治瘥後食復。今加菖蒲萊菔。助其破結消積。用解鬱熱。俾氣機通達。邪不瀦留。而玉樞丹一味。爲解中諸物毒之良藥。縱使食滯與熱。牢結不解。亦可拔其根據。服藥之後。腹痛微利。是病從下解。諸症漸瘳矣。

枳實梔子豉湯、加菖蒲萊菔方、

枳實　梔子　石菖蒲　豉　萊菔子

玉樞丹　一名解毒萬病丹　又名紫金錠

山慈菇。(去皮洗淨焙)　川文蛤。(搥破刮內桴)　千金子。去油、取淨霜、各二兩、　紅牙大戟。洗淨、焙、一兩、　當門子。三錢、

(製服法)五味、將慈蛤戟三味。研細末。再入霜香。研勻。糯米調和。乾濕得宜。于辰日。淨室中。木臼內杵千餘下。每料分四十錠。再入飛淨硃砂。飛淨明雄黃。各五錢尤良。或以加味者。杵成薄片。切而用之。每服一錢。涼水調下。惟

中環大道中耀明印務局承印

伏热夹痰栀豉枳。芩连杏贝桔茹郁。菀通莱菔舒气机。肢逆实冷吐涎二便塞。

孕婦忌服。

第五節　伏熱夾痰證治

伏熱內發。誤用補濇。證見肢冷畏寒。口湧涎沫。二便濇少。神氣不爽。脉沈濇模糊者。用黃芩、黃連、枳實、橘皮、梔子、豆豉、桔梗、杏仁、貝母、鬱金、竹茹、紫苑、通草、萊菔汁、等類。舒展氣機。行痰降熱。

（說明）按經云。「九竅不和。皆屬胃病。」陽明困于痰熱。氣機窒塞。是以二便澀少。脉象沈濇。至神明受困。則昏昧不慧。其湧出涎沫。必帶膠粘。方從枳實梔豉湯法。宣其氣機之鬱結。消其痰熱之積滯。使痰行氣降。諸恙乃瘳。

第六節　伏熱夾鬱證治

情志素鬱。復感温邪。發熱口乾。水入卽吐。胸中滿痛。脉弦細濇數者。宜蔞仁、紫苑、枳殼、桔梗、貝母、半夏粬、杏仁、蘇子、黃連、蘆根、之類。開鬱泄熱。

（說明）按七情鬱結之人。素已氣滯火鬱。復有温邪。逗引其熱。則火熱更烈。是以發熱口乾。胸中大氣。不克旋轉。而痰飲停滯。爲滿爲痛。拒水不納也。脉象弦細濇數。漸成關格之證。誤用補濇。禍不旋踵。惟急於開鬱泄熱。蠲痰流氣。乃有生機。此與上列二節。病因同中有異。見證微有不同。故用藥各盡其妙。

第七節 風温證治

風温病。身灼熱。口大渴。欬嗽、煩悶。譫語、如夢語。脉弦數。乾嘔者。當用羚羊、貝母、連翹、石斛、知母、花粉、梔子、竹茹、枇杷葉、之類。泄熱、和陰。

(說明)陳伯平曰。此温邪襲入肺胃之絡。灼爍陰津。引動木火。故有煩渴嘔逆等證。急宜泄去絡中之熱。庶無風火相煽。走竄包絡之虞。

按陳氏原文。有麥冬、青蒿。王孟英云。嗽且悶。麥冬未可卽投。嫌其滋也。以爲大渴耶。則已有花粉知母。足勝其任。至木火上衝而乾嘔。青蒿雖清少陽。而尚欠其升。宜去此二味。加梔子、竹茹、枇杷葉、爲妙。今從王氏加減用藥。更爲精當。

又按此卽仲景所謂温病誤汗。卽變風温之證也。陳氏開降泄絡。引使下行。俾熱

中環大道中耀明印務局承印

息風清熱用羚羊
二母青蒿梔子連翹
勾藤元參絲瓜絡
瘈瘲癎驚痰咳嗽

不上擾神經。實治此症之妙訣。

第八節　風温險病證治

風温病。身熱痰欬。口渴。神迷、瘈瘲。狀若驚癎。脉弦數者。當用羚羊、貝母、元參、麥冬、青蒿、鈎藤、知母、梔子、絲瓜絡、之屬。息風清熱。

（説明）按經云。「陽氣者、精則養神。柔則養筋。」肺熱葉焦。其息將窒。則吸入之氣。漸形不足。而筋肉與神。皆失其養。故迷惜如痴。頻起瘈瘲。瘈瘲愈劇。勢力愈甚。熱渴痰咳。有加無已。若不卽行涼解。則熱毒入腦。轉爲譫語痙厥之壞證。王孟英加入元參、梔子、絲瓜絡。更有通絡解熱之功。

第九節　風温變證診治

風温病。誤用辛温發汗。耗氣刧津。氣熱不解。發疵、疹、者。化疵湯主之。

（説明）按風温本屬温熱之常病。而誤用辛温之品。如麻、桂、升、柴、羌、防、薑、夏、之類發汗。耗津逐熱。則陰枯陽燥。氣分熱毒。鬱于肌肉腠理之中。而發斑、疹。吳鞠通用銀翹散加減治疹。化斑湯治斑。謂疹屬絡中血病。斑屬肌肉氣病。未嘗不是。然葉氏云。「斑屬血者恆多。疹屬氣者不少。」是氣分熱極。亦有發疹。而血分熱極。亦有發斑。則化斑湯不特治斑。幷可治疹矣。吳氏未免拘泥。以板法印定後人耳目。總之斑疹之病。屬血熱者。用銀翹加減法。屬氣熱者。用化斑湯。臨症擇用。治法自活焉。

化斑湯方

石膏一両。知母四錢。甘草三錢。粳米一合。犀角三錢。元参三錢。

（煎服法）用水八杯。煑取三杯。日三服。渣再煎一盅。夜一服。

（方解）吳鞠通曰。此熱淫於内。治以鹹寒。佐以苦甘法也。前人悉用白虎湯作化斑湯。以其爲陽明證也。陽明主肌肉。斑疹徧體皆赤。自内而外。故以石膏清肺胃之熱。知母清金保肺。而治陽明獨勝之熱。甘草清熱解毒和中。粳米清胃熱而保胃液。以白粳米爲陽明燥金之歲穀也。本論獨加元参犀角者。以斑色正赤。木火太過。其變愈速。但用白虎燥金之品。清肅上焦。恐不勝任。故加元参啓腎經之氣。上交于肺。庶水天一氣。上下循環。不致泉源暴絶也。犀角鹹寒。稟木火相生之氣。爲靈異之獸。具陽剛之體。主治百毒蟲疰。邪鬼瘴氣。取其鹹寒救腎水以濟心火。托斑外出。而又敗毒辟温也。

按氣熱發斑疹。本屬肺胃二經之病。古人重用白虎湯。確屬對症的方。然葉氏云。温熱發斑。其人腎水素虧。雖未及下焦。先自彷徨矣。甘寒之中。加入鹹寒。務在先安未受邪之地。恐其陷入易易耳。則吳氏於白虎湯、加元、犀。滋腎水。濟心火。名曰化斑。與葉氏之旨。正相吻合。

第十節　風温變證診治

若斑疹出後。身熱不退。舌乾口渴。甚或吐白沫。粘滯不快者。五汁飲主之。

（說明）按上言誤汗發斑。用化斑湯。急清氣分。以杜內陷之邪。此言斑出之後。津液消亡。無以承制熱氣。症見舌乾口渴。身熱不解。用五汁飲。急救胃津。以制稽留之熱。二方皆主甘寒。而治有緩急輕重之別。審擇用之。庶乎得矣。至吐白沫。粘滯不快者。是胃津內涸。氣燥不行。水飲敗液。凝成粘沫。着於食管之間。難以咯出。非諸汁流質之品。滑利通降。不能滌除也。其斑疹之治在氣分者。大暑如斯。此外當參考下章營血之治。庶可盡善。

五汁飲

雪梨汁　勃薺汁　鮮葦根汁　麥冬汁　藕汁

(服法)臨時斟酌多少。和勻涼服。不甚喜涼者。重湯燉溫服。

(方解)按内經云。「風淫于内。治以甘寒。」諸汁皆甘涼濡潤之品。能使肌熱解。而風自息。正合内經之旨也。或加蔗漿更妙。

第十一節　暑熱證治

暑熱病。發熱頭痛。汗出、惡寒。口渴、面赤。甚則身重疼痛。其脈洪大而數。或左脈反小于右者。白虎湯主之。

(説明)按暑熱之病。其發熱、頭痛、惡寒。與傷寒相似。惟傷寒有汗。則病解而惡寒必罷。暑病有汗。則汗愈多。而惡寒必甚。故寒暑之辨。不在惡寒與不惡寒。而在發熱汗出。與發熱無汗也。

又按金匱曰。「太陽中暍。發熱惡寒。身重而疼痛。其脈弦細芤遲。小便已。灑灑然毛聳。手足逆冷。小有勞。身卽熱。口開、前板齒燥。若發汗。則惡寒甚。加温針。則發熱甚。數下之。則淋甚。」此仲景對于暑病之治。禁汗、禁下、禁温針也。夫暑爲燥熱之病。傷人津氣。發汗耗氣。不能外衛其表。故惡寒甚。温針傷血。血泄陰虛。不能制炎熱之陽邪。故發熱甚。下多亡津。津亡則水涸。故淋甚。然則暑之正治。不外養陰清熱。最爲合法。

白虎湯

知母五錢　石膏一兩碎　甘草三錢　粳米一合

（煎服法）用棉裹石膏。水八杯。煎取三杯。分温三服。病退止後服。不知再作服。

（方解）按暑爲酷熱之病。宜用甘涼清潤之品。以滌熱養津。石膏清氣撲鼻。性屬大寒。能盪滌暑邪。故以爲君。知母苦寒瀉肺胃之火。而潤肺胃之燥。故以爲臣。然二味性沈下降。必得甘草、粳米。資養中焦。緩其寒冷下伐之性。方可流連肺胃之間。以清肅燥熱之毒。今人每去草米二味。不特煩熱汗渴不解。反伐下焦陽氣。病變腹痛下利。皆未諭古聖制方之意也。

第十二節　暑熱兼濕證治

暑濕病。壯熱口渴。自汗身重。胸痞。脉洪大而長者。白虎加蒼朮湯主之。

（說明）薛生白曰。熱渴自汗。陽明之熱也。胸痞身重。太陰之濕兼見矣。脉洪大而長。知濕熱滯於陽明之經。故用清熱散濕之治。

按此節之病。熱多濕少。故不屬諸濕熱病。而屬諸暑證。

白虎加蒼朮湯方

即白虎湯原方　加蒼朮一味　水煎

（方解）葉香巖曰。此治暑濕相搏之病。以苦寒辛寒之品。清其暑。以辛溫雄烈之藥。燥其濕。而以甘平之藥緩其中。則賊邪正邪、皆却。病自愈矣。

第十三節　暑熱傷氣證治

暑病壯熱。煩渴苔黄。脉浮而促。甚或神迷面赤。身重難轉側者。減味竹葉石膏湯主之。

吳鞠通曰。脈促。謂數而時止。如趨之過急。忽一蹶然。其勢甚急。故以辛涼重劑透表。

吳錫璜曰。脈促。古人謂陽盛陰虧。氣血痰食化毒使然。自漢至今。未明病原在于何處。此我國醫學之缺點也。脈應於心。中西學說、俱同。而促脈則因熱邪上爍於心。熱熾則心脈亢張。血行過疾。故見數象。心體被熱銷爍。心之運血阻碍。故脈停止。而促象見。本方竹葉以清心。石膏以降胃熱。麥冬以保心氣。而續絕傷。服之熱退而促頓愈。其未愈者。加生地以滋血液。則必愈。此生地一味。西醫謂與毛地黃功用頗同。爲强心行血之劑。但彼乃毒藥劇烈。此爲和中滋血之藥。功力殊減耳。

按心臟受熱。血行過疾。猝然一止。則脈見促象。其說確矣。然心熱有屬氣屬血之分。此節所論。則屬心氣受熱。蓋氣者。卽神經作用于體内之謂也。心臟之收縮與擴張二神經。受熱毒激刺。往往亂其生活常序。以致心臟營不規則之縮張。而見促脈。與古書所云。促主火亢。氣運乖遺。其理正同。夫脈促爲心氣極熱。氣熱則津液被灼。故見煩渴。苔黃。壯熱不解。至神機不運。則筋骨懈怠。故面

竹葉石膏半夏甘
麥冬粳米人參湯
清熱生津兼養氣
胃腸虛敗服之良

(四)減生脈石斛飲
麥冬參草共谷稻
蓮子清養胃之方
神氣
潮數者于此方宜

赤神迷。身重難轉側。此等重症。非清熱養氣之方。不能立救危亡于旋踵。

減味竹葉石膏湯

竹葉五錢。石膏八錢。麥冬六錢。甘草三錢。

(煎服法)水八杯。煮取三杯。一時服一杯。約三時令盡。

(方解)按仲景原方。有半夏、人參、粳米。吳氏鞠通減之。以半夏之溫燥。反助火邪。參米之滯中。反錮熱毒也。暑溫極熱者。最為合宜。

第十四節　暑後氣虛證治

暑熱病後。惡症已平。獨神思不清。倦語不思食。溺數脣齒乾者。此胃氣不輸。肺氣不布。元神大虧也。宜人參、麥冬、石斛、木瓜、甘草、穀芽、鮮蓮子、等味。

(說明)薛生白曰。惡候皆平。正亦大傷。故見證多氣虛之象。理合清補元氣。若用膩滯陰藥。去生便遠。

王孟英曰。此肺胃氣液兩虛之證。故宜清補。不但陰膩不可用。且與脾虛之宜于補守、溫運、者亦異。

中環大道中耀明印務局承印

按此即千金生脈散法也。治暑後元氣受傷。津液消亡。生脈散用五味。取其酸斂。以收納元氣之耗散。此則以木瓜代五味。再加清降之品。以清餘暑之留存。但徐靈胎曰。「生脈散是治傷暑之後。存其津液之方也。方下敘症。無一字治暑邪者。庸醫以之治暑病。誤甚。且其命名之意。即于復脈湯。取參麥二味。因止汗故。加五味子。近人不論何病。妄用此方。收住邪氣。殺人無算。」據此。則生脈散者。施諸暑後氣虛無邪爲宜。倘有一分暑邪。未盡清解。亦宜禁用。此節諸藥。穀芽、蓮子、石斛、木瓜、之類。既可助參麥之鎮納元氣。復可清解餘熱。縱有暑邪未淨。不防用之。治暑方中得此。可治生脈散未治之證矣。

第十五節　暑熱夾飲證治

夏時中暑。熱傷元氣。內外俱熱。無氣以動。煩渴欲飲。積聚水蓄。或裏急後重。暴注下迫者。宜天水散主之。

（說明）按天水散之治暑熱。即師金匱一物瓜蒂湯法。而推廣之也。金匱云。「太陽中暍。身熱疼重。而脉微弱。此以夏月傷冷水。水行皮中所致。一物瓜蒂湯主之。夫夏月受暑。氣傷不降。津傷渴飲。渴飲愈多。則客水亦多。氣不降。則水必蓄聚。所以有暑熱夾水飲之病因。而見熱渴聚水之症候。但瓜蒂之性。能吐能下。決水熱從胃腸而出。天水之性。能清能滲。導水熱由水道而泄。二方之治。其症候不同。用藥遂別。然要皆因暑邪夾飲而設也。

天水散方

滑石六兩　甘草一兩

(製服法)爲細末。新汲水一碗。調服三錢。加硃砂三錢。名益元散。

(方解)柯韻伯曰。元氣虛而不支者死。邪氣盛而無制者亦死。今熱傷元氣。無氣已動。斯時用參芪以補氣。則邪愈甚。用芩連以清熱。則氣更傷。惟善攻熱者。不使喪人元氣。善補虛者。不使助人邪氣。必得氣味純粹之品以主之。滑石稟土中沖和之氣。行西方清肅之令。秉秋金堅重之形。寒能勝熱。甘不傷脾。合天乙之精。而具流走之性。異于石膏之凝滯。能上清水源。下通水道。盪滌六府之邪熱。從小便而泄矣。甘草稟草中沖和之性。調和內外。止渴生津。用以爲佐。以保元氣。而瀉虛火。則五藏自和。然心爲五臟之主。暑熱擾之。神明不安。必得暑痰脘悶不知飢、便秘脘渴飲汗出宜。芩連知母連翹杏。茹貝旋姜蔞石斛藿。

硃砂以鎮之。則神氣可以遠復。涼水以滋之。則邪熱可以急除。此補心之陰。而陽亦通行也。至于熱利初起。裏急後重者宜之。以滑可去著也。積聚水蓄。義同乎此。故兼治之。是方也。益氣而不助邪。逐邪而不傷氣。不負益元之名。宜與白虎、生脈、三方鼎足可也。

按葉氏醫案云。「暑氣內侵。頭熱目瞑。吸短神迷。正氣虛而邪氣痺。清補兩難者。與益元散。用嫩竹葉心、煎湯。涼用冲服。常飲菉豆清湯。」是古人治暑。多以清淡冲和之品。滌其熱而養其氣。不以苦寒之味。偏于剋伐胃腸爲能事也。

第十六節　暑熱夾痰證治

暑熱病。脉弦滑而數。脘悶便秘。合目汗出。口渴不飢。宜知母、黃芩、蔞肉、杏仁、連蕎、貝母、旋覆花、竹茹、黃連、石斛、之類。

(說明)按腸胃受暑熱。氣機不宣。水穀之汁。停聚脘中。煎熬成痰。痰熱相搏不解。氣機更滯。是以脘悶便秘。渴而不饑也。脈滑而數。痰熱確據。弦則胃氣受困。失其和緩之象矣。合目汗出。勿誤爲脫。倘誤予補劑。則關格之禍立至。宜

濕温初用古歡方
豉、甘、蘭、藿、厚、陳、苓。

急從宣解。以豁痰清熱為主。故用芩、連、知、斛。清其久蘊之積熱。蔞、貝、旋、茹。豁其膠韌之頑痰。杏仁、連翹。利氣滌腸。使氣機通達。痰熱易解。諸證乃瘳。

第十七節　濕温證治

濕熱病。始惡寒。後但熱、不惡寒。汗出、倦怠。頭重、胸痞。渴不喜飲。舌白或黃者。古歡室濕温初起方主之。

(說明)薛生白曰。此條乃濕熱病之提綱也。濕熱病。屬太陰陽明經者居多。中氣實則病在陽明。中氣虛則病在太陰病。病在二經之表者。多兼少陽三焦。病在二經之裏者。每兼厥陰風木。以少陽厥陰。同司相火。陽明太陰。濕熱內鬱。鬱甚則少火皆成壯火。而表裏上下充斥肆逆。故是證最易耳聾。乾嘔。發痙、發厥。而提綱不言及者。因以上諸症。皆濕熱病兼見之變局。而非濕熱病必見之變局也。始惡寒者。陽為濕遏而惡寒。終非若寒傷于表之惡寒。後但熱不惡寒。則鬱而成熱。反惡熱矣。熱盛陽明則汗出。濕蔽清陽則胸痞。濕邪內盛則舌白。濕熱交

中環大道中耀明印務局承印

蒸則舌黃。熱則液不升而口渴。濕則飲內留而不引飲。然所云表者。乃太陰陽明之表。而非太陽之表。太陰之表、四肢也。陽明也。陽明之表。肌肉也。胸中也。故胸痞爲濕熱必有之證。四肢倦怠。肌肉煩疼。亦必並見。其所以不干太陽者。以太陽爲寒水之經。主一身之表。風寒必自表入。故屬太陽。濕熱之邪。從表傷者。十之一二。由口鼻入者。十之八九。陽明爲水穀之海。太陰爲濕土之臟。故多陽明太陰受病。膜原者。(卽三焦之一部分)外通肌肉。內近胃腑。卽三焦之門戶。實一身之半表裏也。邪由上受。直趨中道。故病多歸膜原。要之濕熱之病。不獨與傷寒不同。且與温病大異。温病乃少陰太陽同病。濕熱乃陽明太陰同病也。而提綱中不言及脉者。以濕熱之證。脉無定體。或洪或緩。或伏或細。各隨見證。不拘一格。故難以一定之脉。拘定後人眼目也。

按讀薛氏此論。則知濕温一病。屬諸消化器疾患。他部器官。雖有此病。而消化系中。爲濕温必犯之地矣。胸痞者。濕熱必有之證也。蓋濕熱犯胃。消化不良。水穀停聚不化。脘悶、食管脹大。壅塞胸中。不得不痞也。濕滯胃腸。鬱熱相蒸。則發熱汗多。然他病有汗。毛竅開通。多覺惡寒。濕温之汗。由鬱熱內蒸。熱

濕溫初用古歡方。蘭藿豉甘陳滑苓蒼。銀麯淡竹苓通草。清熱和中解穢臧

勢外達。內外皆熱。故不惡寒。反惡熱也。胃中水濕。從食管上泛于口。結於舌。故有舌上苔白。可望而知之病機。渴不引飲。可問而知之病情。

古歡室濕溫初起方

淡豆豉三錢、　飛滑石四錢、　茯苓皮三錢、　陳皮錢半、　佩蘭葉二錢、

蒼朮皮七分、　淡竹葉三錢　藿香葉錢半、　甘草四分、　連　麯二錢、

銀　花三錢、　通　草一錢、

（煎服法）水煎。溫服。惡寒無汗者。加杏仁三錢。

（方解）此爲濕溫初起最平善之方也。方中藿香佩蘭用葉。蒼朮、茯苓、用皮。取其氣薄性輕。透濕除陳。而不耗及津液。銀麯、竹葉、滑石、通草。味淡性平。解毒利竅。而不伐及陽氣。其餘陳皮、草、豉。疏滯和中。開鬱除穢。初起用此。邪去而正不傷矣。較吳鞠所用三仁湯。究爲平穩。

第十八節　濕熱險病證治

濕熱病。倦怠肢痠。胸悶、腹脹。頤腫咽痛。口渴身黃。小便赤。大便閉。或發疵、

中環大道中雄明印務局承印

甘露菖蒲貝木通
翹荷白蔻藿香同
芩茵滑石射干合
氣分濕温解毒宗

疹、瘡瘍。舌苔淡白。或厚膩。或乾黃者。甘露消毒丹主之。

（說明）此爲氣分濕熱。蔓延內外之重證也。其邪初起。障害腸胃。腑氣不宣。故大便閉。而小便赤。胸悶腹滿。熱毒上冲。則頭腫咽痛。濕流關節。則倦怠肢痠。濕熱交蒸。胃液耗而口渴。濕熱相鬱。脾血壞而身黃。且氣分既爲邪傷。無以統運血液之流行。則脈管充血。肌肉膹聚。癍疹瘡瘍。皆可立見矣。王孟英云。但看病人舌苔淡白。或厚膩。或乾黃者。悉以甘露消毒丹立效。

甘露消毒丹方

滑石十五两　茵陳十一两　黄芩十两　菖蒲六两　貝母　木通各五两　藿香

射干　連翹　薄荷　白蔻仁各四两

（製服法）各藥晒燥。生研細末。勿見火。每服三錢。開水調服。日二次。或以神麯糊丸。如彈子大。開水化服。亦可。

（方解）按此方爲治氣分濕温之要方也。藿、蔻、菖蒲。芳燥之品。以透熱中之濕。連翹芩茵。苦降之品。以劫濕中之熱。其餘諸藥。辛涼平淡。宣腸胃而利膀胱。使氣機通達。邪從溺解。不用大汗之品以耗氣劫液。過寒之品。以冰伏濕邪。

清芳宣上葉五般
藿薄枇杷鮮荷蘭
蘆根配合冬瓜子
脘悶知飢不食營

是濕温中正治之方也。王孟英謂併主吐瀉、瘧利淋濁。及水土不服諸證。可知此方之用極廣。

第十九節　濕温餘病證治

濕熱症。數日後。大勢已解。餘邪蒙繞上焦。脘中微悶。知機不食。宜藿香葉、鮮荷葉、枇杷葉、配蘭葉、蘆根、冬瓜仁、等味。

（說明）薛生白曰。此濕熱已解。餘邪蒙蔽清陽。胃氣不舒。宜用極輕清之品。以宣上焦陽氣。若投味重之劑。是與病情不相涉矣。

按濕熱病。治愈八九之後。餘邪尚有逗留，而胃氣僅形新復。故知饑而脘悶不食。此時過用重劑。反傷元氣。變病滋生。惟用諸葉輕清芳香之品。宣利氣機。去其餘邪。醒其胃氣。則可痊愈。若加入蓮梗一味。功效更神。

第二十節　溼熱變痺證治

濕聚熱蒸。蘊于經絡。寒戰熱熾。骨骱煩疼。舌色灰滯。面色痿黃。病變濕痺。宣痺

宣痺杏薏與梔仁
滑石蚕砂醋夏衍
防已連翹赤小豆
羌黃止痛溼温珍

湯主之。

（說明）按此爲濕熱久欝。變成痺證也。吳鞠通曰。舌灰面黃。知爲濕中生熱。寒戰熱熾。知爲病在經絡。骨骱疼痛。知爲痺證。若泛用治濕之藥。而不知循經入絡。則罔效矣。

宣痺湯

防己五錢　杏仁五錢　滑石五錢　連翹三錢　梔子三錢　薏苡五錢

半夏醋製三錢　晚蠶砂三錢　赤小荳皮三錢。

（煎服法）水八杯。煑取三杯。分溫三服。痛甚者。加薑黃三錢。海桐皮三錢。

（方解）吳鞠通曰。防己急走經絡之濕。杏仁開肺氣之先。連翹清氣分之濕熱。赤小荳清血分之濕熱。滑石利竅。而清熱中之濕。山梔肅肺。而瀉濕中之熱。薏苡淡滲。而主攣痺。半夏辛平。而主寒熱。晚蠶砂化濁道中清氣。痛甚加羌黃桐皮者。所以宣絡而止痛也。

第二十一節　溼熱夾食證治

加減藿香正氣散
杏仁厚樸腹皮賛
麴麦陳苓與茵蔯
濕温食滯脘腹膨

濕熱證。脘連腹脹。大便不爽。一加減正氣散主之。

（說明）按此爲外感濕熱。內停食滯。氣機不運。升降失司之證。濕熱病三字。指發熱、胸痞、倦怠、等證而言。

一加減正氣散方

藿香梗二錢　厚樸二錢　杏仁二錢　茯苓皮二錢　陳皮一錢　神麴一錢五分　麥芽一錢五分　茵陳二錢　大腹皮一錢

（煎服法）用水五杯。煑取二杯。去滓温服。

（方解）吳鞠通曰。正氣散本苦辛温兼甘法。今加減之。乃苦辛微寒法也。去原方之紫蘇白芷。無須發表也。去桔梗。此症中焦爲扼要。不必提上焦也。祇以藿香化濁。厚樸、陳皮、茯苓、大腹皮。瀉濕熱滿。加杏仁利肺氣與大腸之氣。神麴麥芽。升降脾胃之氣。茵陳宣溼鬱而動生發之氣。藿香但用梗。取其走中不走外也。茯苓但用皮。以諸皮皆涼。瀉溼熱獨勝也。

第二十二節　溼熱兼風證治

薏仁竹葉最清平、
滑石茯苓通草呈
豆蔻連翹當湿热
白疹又兼汗利蒸

溼鬱經脉。身熱、身痛。汗多、自利。胸腹白疹。薏苡竹葉湯主之。

（說明）吳鞠通曰。前條（二十條）但痺在經脈。此則藏府亦有邪矣。故又立一法。汗多則表陽開。身痛則表邪欝。表陽開。而邪不解。其爲風溼無疑。蓋汗之解者。寒邪也。風爲陽邪。尚不能以汗解。況溼爲重濁之陰邪。故雖有汗。亦不解也。學者於有汗不解之證。當識其非風則溼。或爲風溼相搏也。自利者。小便必短。白疹者。風溼鬱於經絡毛竅。此溼停熱鬱之證。故主以辛涼解肌表之熱。辛淡滲在裡之溼。俾表邪從氣化而散。裏邪從小便而驅。雙解表裡之妙法也。

薏苡竹葉湯方

生薏苡五錢　滑石五錢　通草錢半　茯苓塊五錢　淡竹葉三錢
白蔻仁五分　連翹三錢

（煎服法）用水冷服。

（方解）按此爲溼熱兼風之病。以薏苡竹葉爲君。清淡性涼。能將風溼熱雜合之邪。一齊消解。汗多表虛。不採辛散之藥以傷表氣。祗佐甘淡微苦微溫之藥。流動氣機。滲化溼邪。使汗止病解。諸證旋瘳也。

黄芩滑石湯通草
大腹二苓白蔻保
湿鬱熱蒸汗不解
舌黄脈緩此方好

第二十三節　濕熱蘊伏證治

溼熱病。脉緩身痛。舌淡黃而滑。渴不多飲。或竟不渴。汗出熱解。繼而復熱者。黃芩滑石湯、主之。

（說明）吳鞠通曰。脈緩身痛。有似中風。但脉不浮。舌滑不渴飲。則非中風矣。若係中風。汗出則身痛解。而熱不作矣。今繼而復熱者。乃溼熱相蒸之汗。溼屬陰邪。其氣流連。不能因汗而退。故繼而復熱。

按此為溼熱蘊伏。久而難解之病。然熱病之脈。本必躁數。今反緩者。以熱為溼鬱。滯而不達。故應諸脉象。緩慢不振矣。其溼既滯熱。經絡之氣。壅結不宣。是以身痛。熱蒸其溼。是以汗多身熱。此等脉證。醫不細察。誤作寒濕。其治必謬。且濕熱蘊伏。往往汗多熱解。身體乍涼。而濕邪不去。再鬱生熱。則又病根不除。繼而復熱也。吳氏云。此病發表攻裡。俱不可施。誤認傷寒。必變壞證。又云。徒清熱則濕不去。徒驅濕則熱愈熾。故以黃芩、滑石、茯苓皮。清濕中之熱。蔻仁、猪苓。宣濕邪之正。再加腹皮通草。共成宣氣利水之功。氣化則濕

中環大道中耀明印務局承印

化。小便利則火府通。而熱自除矣。

黃芩滑石湯方

黃芩三錢　滑石三錢　茯苓皮三錢　大腹皮二錢　白蔻仁二錢

通草一錢　猪苓二錢

（煎服法）用水六杯。煑取三杯。温服。

（方解）此方不用藿香厚樸。以其性悍而速。不能盪掃蘊伏之溼熱。故轉用蔻仁、腹皮。味輕性緩。徐展氣機。則溼邪可化。再以黃芩、滑石。苦冷之性。深入氣分。以清溼中伏熱。又用二苓通草。滲利膀胱。使邪從水道而出。不致停聚其中。變生他患。洵治溼熱蘊伏之善方也。

第二十四節　瘟疫證治

温毒證。咽痛喉腫。耳前後腫。頰腫。面正赤。或喉不痛、但外腫。甚則耳聾者。普濟消毒散。去柴胡升麻主之。初起一二日者。再去芩連。三四日加之佳。

（說明）吳鞠通曰。温毒者。穢濁也。凡地氣之穢。未有不因少陽之氣。而自能上升者。春夏地氣發洩。故多有是證。秋冬地氣間有不藏之時。亦或有是證。人身之少陰素虛。不能上濟少陽。少陽升騰莫制。多成是證。小兒純陽火多。陰未充長。亦多有是證。咽痛者。經謂一陰一陽結。謂之喉痹。蓋少陰少陽之脉。皆循喉嚨。少陰主君火。少陽主相火。相搏爲災也。耳前後、及頰前。皆少陽經脉所過之地。所以俱腫。面赤者。火色也。甚則耳聾者。兩少陽之脉。皆入耳中。火有餘、則清竅閉也。治法總不能出李東垣普濟消毒飲之外。其方之妙。妙在以涼膈散爲主。而加化清氣之馬勃、殭蠶、銀花。得輕可去實之妙。再加元參、牛蒡、板藍根。敗毒利氣。滋腎水以上制火邪。去柴胡、升麻者。以升騰飛越太過之病。不得再用升也。說者謂其引經。亦甚愚矣。凡藥不能直至本經者。方用引經藥作引。此方皆係輕藥。總走上焦。開天氣。肅肺氣。豈須用升柴直升經氣耶。去黃芩、黃連、者。芩連裡藥也。病初起。未至中焦。不得先用裡藥。以犯中焦也。

吳錫璜曰。此卽東醫所謂流行性耳下腺炎。西醫所謂傳染病血蛇症也。春夏之交。流行頗盛。耳下腺焮衝腫起。面貌奇異。兩頰外聳。初起時。惡寒戰慄。發熱

中環大道中耀明印務局承印

東垣普濟消毒飲
牛子芩連升柴蠶
甘桔元參薄荷翹
藍根馬勃荊蠶任

身熱。倦怠。食慾缺乏。起嘔吐。初則耳下微腫。繼則咀嚼開口。亦皆困難。耳下腫、漸次腫脹。延至頰部頸項。則面呈異狀。（故俗名大頭瘟、蝦蟆瘟、）此症西醫謂最危險者。不多見。東醫謂經十日、至十四日。可望全愈。但腫勢開廣。則愈期纏綿。若腦內欠血。素嗜酒。腦內微絲脉管。或迴血穴。爲血團閉塞。則發譫語。易致殞命。

普濟消毒飲去升柴芩連方

連翹一两　薄荷三錢　馬勃四錢　牛蒡子六錢　荆芥穗三錢　殭蠶五錢

元参一两　桔梗一两　板藍根五錢　甘草五錢

（製服法）右共爲粗末。每服六錢。重者八錢。鮮葦根湯煎。去渣服。約二時一服。重者一時許一服。

第二十五節　流連三焦提綱

凡氣分之邪。流連三焦。則胸脅滿悶。小便不利。當察其或熱或疫。兼濕夾痰。隨病議藥。以施治療。然以得戰汗轉瘧。乃爲佳境。

（說明）葉天士曰。氣病有不傳血分。而邪留三焦。亦如傷寒中少陽病也。彼則和解表裡之半。此則分消上下之勢。隨症變法。如近世之杏樸苓等類。或如温膽湯之走泄。冀開戰汗之門户。轉瘧之機括。

王孟英曰。葉氏所云分消上下之勢。以杏仁開上。厚樸宣中。茯苓導下。似指濕温。或其人素有痰飲而言。故温膽湯亦可用。若風温流連氣分。則宜展化氣以輕清。如梔芩蔞葦等味。至轉瘧之機括一言。原指氣機通達。病乃化瘧。則邪殺矣。從此迎而導之。病自漸愈。

按三焦爲半表裡之地。在六經則屬少陽。表裡之氣。由此而升降出入。水道亦由此而决瀆下趨。氣分之邪。逗留于此。則阻壓氣機之通達。其病必見胸脅滿悶。障碍水液之下趨。其病又見小便不利。然氣被壓、則鬱熱愈熾。水被阻、則停痰生濕。治療之法。當審其爲温爲濕。爲疫爲熱。或風、或痰、之病。然後以清涼之品。展氣滌熱。芳燥之品。利濕消痰。務使水行氣暢。邪得戰汗而解。或化瘧而輕。蓋時感之邪。其毒一輕。往往化瘧而愈也。（王孟英曰。感受風温濕温暑熱之氣者。重則爲時感。輕則爲時瘧。故邪氣一輕。往往化瘧也）。

中環大道中耀明印務局承印

第二十六節　上焦風熱證治

温熱病。煩熱渴飲。舌心乾。四邊色紅。中心或黃或白者。上焦氣熱爍津也。急用涼膈散。散其無形之熱。再看其後轉變。乃商治法。

（說明）章虛谷曰。其舌四邊紅而不絳。中見黃白而渴。知其熱不在血分。而在上焦氣分。當用涼膈散清之。勿用治血之藥。引入血分。反難解也。

按此爲風熱之邪。壅于上焦也。其下灼胃液。則渴喜飲水。舌心乾涸。若上薰心包。則發煩身熱。舌邊色紅。而察其舌尚有或黃或白之色。是病邪雖涉及心、胃。而病根實在上焦氣分。故葉氏用涼膈散。急散無形之熱。俾邪之流連氣分者。仍從上焦氣分而解。不至內陷心包。下傳胃府。變險惡之證也。

涼膈散方

連翹四兩　大黃酒浸　芒硝　甘草各二錢　黃芩　薄荷　梔子各一兩

（製服法）爲粗末。每服五錢。加竹葉七片。水一碗半。煎一碗。去滓。入生白蜜一匙。微煎温服。

涼膈硝黃梔子翹
黃芩甘草薄荷饒
竹葉蜜煎療膈熱
上中風熱此能調

(方解)徐徊溪曰。此瀉中上二焦之火。即調胃承氣湯。加疏風、清火、之品也。徐師愚曰。熱淫于內。治以鹹寒。佐以苦甘。故以連翹、黃芩、竹葉、薄荷、升散于上。大黃芒硝。推盪於中。使上升下行。而膈自清矣。余謂疫疹乃無形之熱。投以硝黃之猛烈。必致內潰。因去硝黃。加石膏、桔梗。使熱降清升。而疹自透。亦上升下行之義也。

按玉機云。輕者宜桔梗湯。其方即本方去硝黃加桔梗也。是以風溫熱疫。其邪祗在上焦。未結胃腸。二便不秘者。當宗玉機之法。重則如余氏之加石膏足矣。蓋治上不犯中下。方合葉氏散其無形之熱之旨。勿泥守古方。以貽後悔。

第二十七節　三焦溼熱證治

濕熱病。三焦均受。舌灰白苔。胸中痞悶。潮熱、嘔惡。煩渴、自利。汗出、溺短、者。杏仁滑石湯主之。

(說明)按內經曰。「上焦如霧。中焦如漚。下焦如瀆」蓋謂三焦爲化氣行水之道路也。三焦均受濕熱。則中焦不能消化其水。而水精之氣。無以歸于上焦而爲嘔惡。

杏仁滑石橘芩連
通草鬱金夏朴兪
嘔利渴煩胸中痞
三焦温熱治可兼

舌灰白。上焦不能氣化如霧。則津液不布。水質不下。而爲煩渴、胸痞、潮熱。下焦不能決水以歸膀胱。則自利溺短。病勢蔓延。蒸鬱爲汗。汗愈多而體愈疲。宜急於宣解。以免多生變病也。

杏仁滑石湯方

杏仁三錢　滑石三錢　黃芩二錢　橘紅一錢五分　黃連一錢　鬱金二錢

通草一錢　厚樸一錢　半夏三錢

（煎服法）水八杯。煑取三杯。分三次服。

（方解）吳鞠通曰。舌白胸痞。自利嘔惡。濕爲之也。潮熱、煩渴。汗出、溺短。熱爲之也。熱處濕中。濕蘊生熱。濕熱交混。非偏寒偏熱可治。故以杏滑石通草。先宣肺氣。由肺而達膀胱。以利其濕。厚樸苦温。而瀉濕滿。芩連清裡。而止濕熱之利。鬱金芳香走竅。而開閉結。橘半強胃。而宣濕化痰。以止嘔惡。俾三焦混處之邪。各得分解矣。

第二十八節　下焦溼熱證治

濕熱症。數日後。自利、溺赤。口渴。濕熱流于下焦。宜滑石、猪苓、澤瀉、茯苓、萆薢、通草、等味。

(說明)按所用諸藥。化氣滲濕。清熱利水。卽五苓散方法也。以其溺赤有熱。故不用白朮桂枝。以其濕熱相合。故加萆薢通草滑石。合二苓澤瀉。清水之源。潔水之流。使小便通利。濕熱從膀胱排洩而出。不滯留腸胃而爲渴利。

第二十九節　溼熱兼疫證治

濕温兼厲疫。病勢極險。初起寒戰。繼以壯熱。日晡益甚。頭痛身疼。舌上白苔如積粉。布滿無劑。其脉不浮不沉而數者。吳氏達原飲主之。

(說明)按始惡寒。繼發熱。爲濕温必有之證。然惡寒而至于戰。發熱又壯甚。則病勢猛烈。兼感疫毒。可斷然矣。喻嘉言曰。濕温一證。多藏厲疫在內。故春夏秋初之際。不可不防。此非尋常治濕温之方。可以救急扶危也。苔如積粉。穢濁既重。閉結亦深。有牢不可拔之勢。胸必極悶。漸變昏迷。或瞀亂叫痛。薛氏重用辛開，而用藥不及吳氏之穩妥對症。故特錄其方。以爲治是病之準則焉。

達原芍草黄芩知
草果樸榔疫瘧齊施
達攻穢濁半表裡
濕熱爲殃亦能醫

達原飲方

厚樸二錢　草果錢半　知母三錢　黄芩三錢　檳榔六錢　甘草錢半　白芍三錢

(煎服法)加生薑三片。水煎服。

(方解)按吳又可製此方。名達原飲。謂透達膜原之毒也。夫膜原卽膈膜。附近于胃。屬三焦之一部。人身半表裡之地也。少陽內主三焦。故膜原又屬少陽經界。濕温疫毒。陷于此地。既不能用下法。從裡而解。又不能用汗法。從表而出。厚樸、草果、檳榔。苦辛降泄。透半表之濕。知母、黄芩。苦寒刦削。清半裡之熱。然諸味皆猛烈之藥。恐傷血氣。故又以甘草、芍藥。和補氣血。以救其偏。則峻剩得以緩其性。病去而元氣可復也。

第三十節　變瘧證治

凡風温、濕温、伏暑、熱病。多化瘧疾。其狀熱多寒少。早晚發作。無一定候。當審別病因。以時感之藥清其源。不可概與柴胡、羌防等類。

(說明)吳錫璜曰。此所謂時瘧也。時瘧每偏于熱。不甚惡寒。用柴胡羌防等類。

必至熱邪披猖。甚則入營。

按葉氏治瘧。禁用柴胡。吳江徐氏。譏其離經畔道。謂瘧疾總由風暑入于少陽。在太陽陽明之間。雖有出路。故先聖所立小柴胡湯。專治此病。如天經地義。不可移易。後賢王孟英輩。力崇葉法。而極詆徐說之非。于是聚訟紛紛。莫衷一是。然其實則各具至理。未可偏非也。考金匱有瘧脉自弦之文。弦爲少陽病脉。故瘧疾除痺瘧、牝瘧、瘧母、等外。凡有往來寒熱病狀者。無不屬諸少陽受邪。少陽內主三焦。外主腠理。風溫、暑濕、熱毒、之內伏膜原。或留三焦。化而爲瘧。卽少陽經病。少陽治法。無吐下發汗。惟和解一門。最稱合法。仲景特立柴胡湯方。爲此經專方。徐氏力守成規。以治瘧疾。不失準繩。雖仲景治瘧。有發汗、吐、下、溫鍼、之訓。然因弦脉兼見遲緊浮數等象。是病在少陽。兼有他經之症、借治他經之方。以去少陽之邪。爲治瘧之變法。至其正治之法。究不出和解一門也。何以言之。內經云。十二經皆有瘧。然必伏于膜原。(屬少陽經)猶五臟六腑。皆令人咳。然必關于肺。若臟腑之邪。不傷其肺。則不作咳。諸經之病。不犯少陽。則不爲瘧。治瘧者。隨其邪之所在而攻之。則寒熱之病方已。故徐氏

中環大道中耀明印務局承印

又云。或有別證。則不用柴胡原方亦可。若純爲瘧疾。（指寒熱往來而言）而不用柴胡。則畔道矣。非深悉乎和解一門。爲治瘧無二法門者。不能爲此言也。雖然。柴胡湯固爲治瘧專方。然不可以統治時感之瘧。蓋病因不同。則方法雖不異。而藥物亦須別用也。葉按所治。皆屬時瘧。其用青蒿、知母、花粉、草果、半夏、厚樸、等類。苦辛幷用。温涼相濟。非柴胡湯藥。而實柴胡方法。是守古人之法。而不泥古人之跡。深得變通之道也。今人不明是理。見其不用柴胡。則幷柴胡方法而不師。此又不特背徐氏之言。抑亦未入葉氏之門也。

第三十一節　胸痞證治

温病數日。舌白頭脹。咳嗽發疹。心中懊憹。胸脘痞滿。不欲飲水者。氣不舒展。痰熱漸鬱也。宜梔仁、香豉、杏仁、黃芩、瓜蔞、枳實。開其痞氣。

（說明）此爲風熱之邪。流連胸中。抑鬱氣機。以致痰濕停聚。故不欲飲水也。急用梔豉湯法。去胸中無形之熱。使不與痰濕相搏。致變結胸痞積等重證。

第三十二節　胸痞證治

温熱二三日。心煩不安。痰涎壅盛。胸中痞塞。欲嘔者。瓜蒂散主之。虛者加參蘆。

（說明）此與上條皆論胸痞之證治。而有輕重之分。痰結與未結之別。重劑不可輕用。病重藥輕。又不能了事。故上條只用梔豉法。急透胸膈之熱。此因痰涎壅盛。已與熱邪搏結。必用瓜蒂散急吐之。恐成痙厥等險症也。

瓜蒂散方

甜瓜蒂一錢　赤小荳二錢　山梔子二錢

（煎服法）水二杯。煎取一杯。先服半杯。得吐。止後服。不吐。再服。虛者加參蘆一錢五分。

（方解）吳鞠通曰。瓜蒂梔子之苦寒。合赤小荳之甘酸。所謂酸苦涌泄爲陰。善吐熱病。亦在上者因而越之之方也。

第三十三節　溼熱結胸證治

濕熱病。脉洪滑。舌黃滑苔。渴欲飲凉。飲不解渴。得水則嘔。按之胸下痛。小便短。大便閉者。小陷胸湯加枳實主之。

（說明）吳鞠通曰。熱甚則渴。引水求救。濕鬱中焦。水不下行。反來上逆。則嘔。胃氣不降。則大便閉。

按傷寒傳裡。熱結於胸。仲景言之詳矣。溫熱之邪。自內而發。若不能從三焦外解。勢必內鬱。內鬱則與痰濕相結于胸中者。更易而多。胸爲氣機出入之地。結胸則氣不利。腸胃亦鬱而不宣。故飲入即嘔。二便不通也。然必以黃苔爲濕熱之據。滑則兼有濕痰也。至洪滑之脉。純爲氣實內結。非攻不解也。

小陷胸湯加枳實方

黃連二錢　栝蔞肉三錢　枳實三錢　半夏五錢

（煎服法）用清水。先煎蔞實。再納諸藥。煎成。溫服。

（方解）吳鞠通曰。此方以黃連栝蔞。清在裏之熱痰。半夏除水痰而強胃。加枳實者。取其苦辛通降。開幽門而引水下行也。

按仲景製小陷胸湯。是直瀉胸裡之實邪。濕熱內發。邪實結胸。最爲合用。吳鞠通因其大便閉。加入枳實。蓋傳導失職。下竅不通。則胸中積聚。更爲固結。而無宣洩之路矣。用枳實通便。可助小陷胸湯之開胸。此善用古方者。加一二味。

每奏奇效也。

第三十四節　痰熱結胸證治

熱傷氣分。寒熱如瘧。誤用滋補。胸中痞痛。嘰渴不食。自汗便泄。脉伏者。宜蔞仁、半夏、黄連、菖蒲、薤白、竹茹、旋覆花、貝母、杏仁、紫苑、枇杷、之類。

（說明）按温邪留連氣分。則寒熱如瘧。此時病在半表半裏。宜展其氣機。俾病達於表。得汗而解。誤用滋補之藥。窒塞氣機。清陽不司旋轉。而痰飲水液。又滯絡隧。則邪陷於胸。而爲痰熱結胸之症。痞滿硬痛。嘰渴不食矣。然自汗便泄。有似虚脱。但脉伏不出。則氣滯熱鬱。消化不良。實非虚脱真象。方從小陷胸湯。加滑利通降之品。瀉痞通痺。豁痰流氣。庶使上結得通。氣行脉出。汗泄自止也。

第三十五節　溼熱結腹證治

濕熱證。腹中脹痛。舌苔灰黄。宜用小承氣湯。加檳榔、青皮、元明粉、生首烏等。

輕而下之。

（說明）此證濕熱結於腹中。腹中膨脹。大便不通。按之則痛。或不按自痛。但察其舌苔灰黃。或老黃。或如沉香色。厚而有根者。其濕熱穢濁。積結已深。非下不解也。然葉天士云。傷寒邪熱入裡。刼爍津液。下之宜猛。此多濕邪內搏。下之宜輕。傷寒大便溏爲邪已盡。不可再下。濕熱病大便溏爲邪未盡。必大便硬。慎不可再攻。以糞燥爲無濕也。卽此論之。則濕溫與傷寒傳裡。其下法各有不同也。

小承氣湯加味方

厚樸三錢　枳實三錢　大黃六錢　檳榔三錢　青皮錢半　元明粉三錢
生首烏六錢

（煎服法）七味。用水煎。温服。以得下爲度。

（方解）按小承氣湯。爲緩下之方。再加青皮、檳榔、元明粉、首烏、等類。味苦而性疏降滑利。刼濕、瀉熱。爲瀉濕温病之良劑。然嗜阿片烟之人。其腸中素秘。大便難通。一染濕熱。裡結腹中。脹痛更甚。每非承氣湯猛下可愈。近有用三

温温扶積三稜莪
朴樸芩連梔子科
桃仁荊芥銀花炭
槐角檳榔痛腸瘡
脹

稜、莪述、槐角子、枳實、荊芥炭、檳榔、桃仁、銀花炭、黃芩、黃連、梔子、厚樸、等類下之。多見奇效。不可不知。

第三十六節　腸胃熱結證治

熱病。發痙、撮空。神昏、笑妄。舌苔乾黃起刺。或轉黑色。便閉腹脹。實熱結於腸胃。宜用承氣湯下之。

(說明)薛生白曰。撮空一證。昔賢謂非大虛。卽大實。虛則神明渙散。將有脫絕之虞。實則神明被逼。故多撩亂之象。今舌苔黃刺乾澀。大便閉而不通。其爲熱邪內結。陽明府熱顯然。徒事清熱泄邪。止能散絡中流走之熱。不能除腸胃蘊結之邪。故假承氣以通地道。然舌不乾黃起刺者。不可投也。

按熱結胃腸。其證最險。傷寒論陽明篇。言之詳矣。三承氣湯。各有妙用。溫熱病失於清解。順傳氣分。亦能內結胃腸之中。其治療之法。當宗仲景治例。分別擬方。此條末句。不指明用何承氣。是示人以分別證候。嚴加擇用也。故學者必先讀熱傷寒。然後可與言温病之大證。

中環大道中耀明印務局承印

第三十七節 腸胃熱結證治

温病。惡熱。面目俱赤。日晡益甚。下利稀水無糞者。調胃承氣湯主之。

（說明）按腸胃爲燥熱之區。熱入腸胃。則火邪盛。而津液被灼。有立竭之勢。是以惡熱。面目俱赤。日晡熱甚也。至下利一證。前人謂之熱結旁流。以熱結于中。傳導失職。水液被激。從旁溅出也。吳又可用大承氣湯。以爲主治。吳鞠通云。此非氣之不通。不可用枳樸。宜以調胃承氣湯。獨取芒硝入陰以解結熱。反以甘草緩芒硝急趨之性。使留中解結。不然。則結不下。而水獨行。徒使藥性傷人耳。

調胃承氣湯方

芒硝三錢　大黄四錢酒浸　甘草二錢

（煎服法）水煮。去滓。納芒硝。更上火。微煮令沸。少少温服之。

第三十八節 腸胃積熱證治

熱邪久積腸胃。唇、面、齒、齦皆黃。神昏。身不熱。自汗。脈浮虛。牙關緊閉。大便微溏。腹中按之卽痛。手足抽動者。大承氣湯下之。

（說明）此與上二節。皆論腸胃熱結之病。但上節熱狀顯然。一診卽知。此則熱象隱而不露。且有自汗脈虛。神昏不熱等。似虛之證。最足惑人。惟于齒齦黃色。腹中按痛、二證。可以診出熱病真諦。何以言之。蓋熱久傷胃。耗液動血。往往上結齒瓣。而齒齦必見明亮之黃色也。熱結腸中。氣血內滯。按其腹部。必有痛苦。或誘起手足抽動也。是以葉氏辨温。有驗齒之訣。而古人診病。又有按腹之術。非如是。不足以斷虛實真假之證耳。

大承氣湯方 吳鞠通温病條辨方

大黃六錢　芒硝三錢　厚樸三錢　枳實三錢

（煎服法）水八杯。先煮枳樸。後納大黃芒硝。煮取三杯。約二時許。得利。止後服。不知。再服一杯。再不知。再服。

（方解）按此從吳鞠通方本。厚樸分量。不如傷寒論原方之重用（按傷寒論原方厚樸倍大黃）者。以此爲積熱。可不甚猛攻急下也。

中環大道中耀明印務局承印

吳鞠通曰。此苦辛通降。鹹以入陰法。承氣者。承胃氣也。蓋胃之爲府。體陽而用陰。若在無病時。本自然下降。今爲邪氣蟠據于中。阻其下降之氣。胃雖欲下而不能。非藥力助之不可。故承氣湯通胃結。救胃陰。仍係承胃府本來下降之氣。非有一毫私智。穿鑿於其間也。故湯名承氣。學者若真能透徹此義。則施用承氣。自無弊竇。大黃蕩滌熱結。芒硝入陰軟堅。枳實開幽門之不通。厚樸瀉中宮之實滿。然非真正實熱閉痼。氣血俱結者。不可用也。

第三十九節　腸胃燥結證治

凡病、若發汗、吐下後。亡其津液。舌乾、口渴。大便秘結者。宜人參、生地、天冬、麥冬、梨肉、白蜜、等類。潤以通之。

（說明）按仲景有蜜煎通便一法。治津枯腸燥。蓋以燥病屬虛。煎劑推盪腸胃。不堪其擾。故改用外導。以去其病。卽此論之。則燥熱內結。胃腸不潤。而致津不上潮。口乾渴飲。傳導失司。大便秘結者。皆不可施以破氣攻積。瀉火止渴之蠻治。僥倖以收速效也。葉氏仿瓊玉膏法。用二冬、參、地、梨肉、白蜜。以潤其燥。吴氏因之。而立增液一方。皆取柔潤多脂之品。以引其液。而充其津。使腸胃通暢。諸病自瘳。洵治燥熱之善法也。

第四十節　氣病傳變診斷

凡風温、暑、濕、燥、熱、厲疫、諸病。數日後。邪不内結胸腹腸胃。而心煩惡熱。舌苔黄白。舌質絳色。脉弦數者。氣病傳營也。當從營病中。求其治法。

（説明）按氣分之邪。失于清解。既不下結腸胃。勢必内陷營中。營受熱迫。精神不安。故心煩惡熱。血爲熱侵。充聚營中。故舌質絳色。而舌苔尚有黄白者。則氣分之邪。固未盡也。此屬氣與營兼病。正病邪傳變之期。診斷者。當嚴爲區别。庶使治療不乖。

葉天士曰。别傳絳舌。中心黄白苔者。氣分之邪未盡。泄衛透營。兩和可也。

第四章　營病治療

第一節　證治提綱

營分受温。發熱夜甚。睡寐不安。煩躁舌絳。或斑點隱隱。脈數急者。當涼血透熱。轉出氣分而解。

（說明）靈樞營衛生會篇曰。「中焦受氣。泌糟粕。蒸津液。化其精微。上注肺脈。乃化爲血。獨行經隧。命曰營氣。」蓋營爲穀液之精。化血之物。而行于經隧中者也。經隧卽血管。故凡內外血管受病。卽爲邪入于營。營與血最爲貼近。營病較血病爲淺。然營一受病。血液難免池魚之殃。其見證發熱夜甚者。血管被熱薰蒸。陰分爲病。故夜甚於晝也。又血以養神。營熱蒸血。則血熱而神不安。故至於睡寐不寧。煩悶躁擾也。若夫絳舌發斑。與脈急數。則因血液藉脈管有秩序之縮張。以助其還流。今血管受熱。一縮一張。皆加急速。而血液之流行。因以亢進。脈管遂病充血。所以形之於舌則色絳。見之於膚則發斑。徵之於脈則急數也。學者知此。可以識營分之病。而施治療。

葉天士曰。「邪初入營。可透熱仍轉氣分而解。用犀角、元參、羚羊、等物」。

王孟英曰。「伏氣温病。自裡達表。從血分而達於氣分。起病之初。往往舌潤而無苔垢。但察其脈軟。或弦。或微、數。口未渴而心煩惡熱。卽宜投以清解營陰

清營竹葉元參地
紫草連翹麥冬鬱金是
連翹透熱加犀角
舌絳昏譫急宜治

清營竹葉元參地
紫草鬱金犀角是
養陰透熱翹麥冬
舌絳昏譫急須治

之藥。迨邪從氣分而化。苔始漸布。然後再清其氣可也。伏邪重者。初起卽舌絳咽乾。甚有肢冷脉伏之假象。亟宜大清陰分伏邪。繼必厚膩黃濁之苔漸生。觀此二論。則知營分之熱。無論其爲外感傳入。與伏邪內發。皆當以涼血透熱。轉達歸氣。方爲正治。

第二節　温熱證治

温病。舌絳而乾。夜煩無寐。時有譫語。目常開不閉。或喜閉不開者。宜清營透熱。用犀角、生地、元參、竹葉心、麥冬、連翹、紫草、鬱金、等味。

（說明）按此爲熱入營分。初陷心包之證。心包貼近心臟。熱傳至此。則邪舍已深。蔓延漸廣。勢必波及神經。發生神經障害之病。舌絳而乾者。營熱則脉管焦枯。舌部組織。見不潤之形也。至語言、瞻視。皆神經之所主宰。神經受熱毒薰蒸。則語無倫次。故頻發譫妄之言。視覺疲倦。故欲睡不睡。目常開不閉。或喜閉不開也。生地、麥冬。滋陰化熱。犀角、紫草。解毒清營。合竹葉心、連翹、鬱金、達邪出于氣分之外。而病自除矣。

中環大道中耀明印務局承印

第三節　風温證治

風温初起。誤用辛温發汗。而汗不出者。必發瘢疹。發疹者。銀翹散去豆豉。加細生地、丹皮、大青葉、倍元參主之。

連翹二錢　銀花二錢　苦桔梗一錢二分　薄荷八分　牛蒡子一錢二分
竹葉二錢　甘草一錢　荆芥穗一錢　元參四錢　生地黄四錢
大青葉六分　丹皮一錢五分

（煎服法）水煎。温服。

第四節　風温夾痰證治

冬温引動痰火。脉數舌赤。胸悶、耳聾。小溲不利者。宜生地、竹葉心、元參、石菖蒲、胆星、丹參、等味。養陰通絡。

（說明）按陰虧體質。其血素熱。熱甚多痰。値春陽大發之時。風温引動痰熱。往往發見絡脉閉塞。竅道不利。而爲舌赤、胸悶。耳聾溺閉、等證。葉氏用生地、元参、丹参、竹葉。所以養陰化熱。菖蒲、膽星。透絡除痰。使竅道一通。而諸證愈矣。

第五章　心病證治

第一節　證治提綱

營熱内陷心包。神昏譫語。舌蹇肢厥者。急以解毒通神。開其内閉。

（說明）古書以心爲君主之官。不能受邪。受邪則死。惟包絡代心行令。稱臣使之官。所謂心病者。實包絡受之耳。心主營。營熱最易内陷心包。此時非區區清營透熱。可以救危回生。葉氏曰。須用牛黄丸、至寶丹、之類。以開其閉。恐其昏厥爲痙也。

吳錫璜曰。邪陷心包。卽西醫所謂神經中樞。被細菌侵害之證也。此症輕者。頭痛不安。意識溷濁。重者、或昏譫。或昏痙不知人。舌絳者。用牛黄丸、神犀丹、多愈。舌淡晦者。雖神氣半明半昧。每每變生不測。不可不知。

萬氏牛黄清心丸
温邪内陷包絡
芩連梔子硃砂鬱金
蒸餅糊丸痧痘痊
再加冰麝珠雄黄
犀角安宫力更專

第二節　温熱證治

熱病八九日。煩渴舌燥。譫語。當用竹葉心、鮮生地、連翹心、元參、犀角、菖蒲。滋陰清熱。兼進牛黃丸。利竅通神。

（說明）熱病八九日。發熱不退。煩渴舌燥。陰液之虧可知。陰虧則熱陷神躁。故發譫語。然尚未至于昏昧。是營雖極熱。絡脉初開。此時以滋陰清熱。透營分之邪。兼用利竅通神之法。杜其昏厥變痙。庶不至殆。

牛黃清心丸方

牛黃二分五厘　硃砂一錢五分　黃連五錢　黃芩三錢　梔子三錢　鬱金二錢

（製服法）爲細末。蒸餅爲糊丸。如黍米大。每服七八丸。

（方解）王晉三曰。此丸古有數方。其義各別。若治温邪内陷包絡。神昏者。惟萬氏此方最妙。蓋温熱入於心包絡。邪在裡矣。草木之香。僅能達表。不能透裏。必藉牛黃幽香物性。乃能内透包絡。與神明相合。然尤在佐使之品。配合咸宜。萬氏用芩連山梔以瀉火。鬱金以通心氣。辰砂以鎮心神。合之牛黃。相使之妙。

三仁湯
杏仁 蔻仁 苡仁
滑石 通草 竹葉
半夏 厚朴

是丸調入犀角、羚羊角、金汁、甘草、人中黃、連翹、薄荷、等湯劑中。頗建奇功。

第三節 濕温證治

濕熱內陷心包。神昏譫語。夜重早輕。其舌甚赤。瘢疹隱見者。宜犀角、元參、銀花、連翹、石菖蒲、煎成。和入金汁一杯。研入安宮牛黃丸一丸。

（說明）按濕熱薰蒸。釀成穢惡之毒氣。內陷心包。神明受其蒙蔽。則清竅不利。是以神昏、譫語。脉絡受其刺激。則血行充塞。是以瘢疹隱見。病勢至此。已入危險時期。治療稍緩。痙厥之變。可立至矣。然葉氏云。「熱邪閉結膻中。非膏、連、芩、梔。直降腸胃。隔靴搔癢者。所可盪掃。」故必以芳香逐穢。甘涼化熱之品。搜毒破結。利竅通經。則內閉可開。元神得甦。瘢疹亦透。而病轉愈矣。

安宮牛黃丸

牛黃 鬱金 犀角 黃連 硃砂各一两 梅片二錢半 麝香二錢五分
珍珠五錢 山梔一两 雄黃一两 金薄一两 黃芩一两

瀉火解毒
開竅逐穢

（製服法）右爲細末。煉老蜜爲丸。每丸一錢。金薄爲衣。蠟護。

（方解）吳鞠通曰。此芳香化穢濁而利諸竅。鹹寒保腎水而安心體。苦寒通心府而瀉心用之方也。牛黃得日月之精。通心之神。犀角主治百毒。惡鬼、瘴氣。珍珠得太陰之精、而通神明。合犀角補水救火。鬱金草之香。梅片木之香。雄黃石之香。麝香乃精血之香。合四香以爲用。使閉錮之邪熱蘊毒。深在包絡之分者。一齊從內透出。而邪穢自消。神明可復也。黃連瀉心火。梔子瀉心與三焦之火。黃芩瀉胆腑之火。使邪火與諸香一齊俱散也。硃砂補心體。瀉心用。合金薄墜痰而鎮固。再合珍珠、犀角。爲督戰之主帥也。

按芩連梔子煎服。直瀉腸胃。固與包絡之病不相關切。惟研末和入諸香藥中。則能劫蘊伏之積熱。使從香竄之藥。向外透解。

第四節　風温証治

風温病。身熱、煩悶。昏瞶、不知人。不語。如尸厥。脉數者。當用犀角、連翹、焦遠志、鮮石菖蒲、麥冬、貝母、至寶丹、等味。泄熱通絡。

（説明）吳錫璜曰。此爲毒入延髓。化熱之證。用金石通靈。及芳香提神諸品。愈者極多。倘熱閉不開。神昏不醒。一二日即斃。

按此爲熱極生風。風火相搧之病。其所以昏迷不語。形狀如尸者。以風熱之勢。如烟如霧。蒙蔽元神。阻塞脉絡。以致運動感覺。皆失其靈故耳。陳氏採用喻嘉言芳香辛散之法。以開内閉。透風熱。誠得此病之善治。後人每以燥藥助熱譏之。抑知元神受困。病勢最危。設非速投香竄。焉能立甦。且所用方藥。多能解毒消熱。安腦提神。區區燥藥。又何有助熱之患哉。議藥不議方。其立論未免失諸偏僻。

至寶丹

犀角一両　硃砂一両飛研　琥珀一両　玳瑁一両　牛黄五錢

麝香一錢研　雄黄一両研飛　龍腦一両研　安息香一両五錢（爲末酒研。飛淨一両。熬膏。用水安息尤妙。）金薄　銀薄各五十片。研細爲衣。

（製服法）先將犀角、玳瑁、爲細末。入餘藥。研匀。將安息香膏。重湯煑。凝成後。入諸藥中。和搗成劑。丸如梧子大。蠟護。臨服剖用。人參湯化下三丸、至五丸。

（方解）王晉三曰。此治心臟神昏。從表透裏之方也。黃、犀、玳、珀。以有靈之物。內通心竅。硃、雄、二薄。以重墜之品。安鎮心神。佐以腦、麝、安息。搜剔幽隱諸竅。故熱入心包絡。舌絳、神昏者。以此丹入寒涼藥中用之。能祛陰起陽。立展神明。有非他藥之可及。

徐靈胎曰。安神定魄。必備之方。真神丹也。

按此方提神安腦。搜剔風熱之邪。宣利諸竅。治温病內閉外脫者最宜。

第五節　暑熱證治

温暑直入心包絡中。神昏肢厥。舌蹇語濇者。紫雪丹主之。

（說明）傷寒論曰。「陰陽不相順接者。便爲厥。厥者、手足逆冷。」夫陽爲氣。陰爲血。陰陽不相順接。卽氣血不能調和偕行。温病至此。多因挾有暑邪。深伏營中。血熱偏盛。不能與氣血相和諧故耳。至舌蹇語澀。亦因營熱所致。蓋營熱則血亦熱。熱血流及舌下。舌根被灼。往往枯硬。因是舌之轉捩。失其靈機。此所以證見舌蹇語澀也。神昏、肢厥。舌蹇、語澀。西醫概謂神經中樞受毒。然用清解營熱之法治之。多見奇效。

紫雪丹　從本事方去黃金

滑石一斤　石膏一斤　寒水石一斤　磁石二斤（以上並搗碎。水煮。去滓。入後藥。）羚羊角五両　木香五両　犀角五両　沉香五両　丁香一錢　升麻一斤　元参一斤　炙甘草半斤（以上八味。並搗剉。入前藥汁中。煎去滓。入後藥。）朴硝　硝石各二斤（提淨。入前藥汁中。微火煎。不住手將柳木攪。候汁欲凝。再加入後二味。）辰砂二両。研細。麝香一両二錢。研細。入前藥。拌匀。右合成。退火氣。冷水調下一二錢。

（方解）徐靈胎曰。邪火毒火。穿經入臟。無藥可治。此能消解。其效如神。吳鞠通曰。諸石利水火而通下竅。磁石、元參。補陰氣而濟君火。犀角、羚羊。瀉火邪。甘草和諸藥而敗毒。諸藥皆降。獨用一味升麻。蓋欲降先升也。諸香化穢濁。或開上竅。或開下竅。使神明不致坐困於濁邪。而終不克復其明也。丹砂色赤。補心而通心。内含汞而補心體。為坐鎮之用。諸藥用氣。硝獨用質者。以

中環大道中耀明印務局承印

其水鹵結成。性酸而易消。瀉火而散結也。

按以上三方。皆治熱毒內閉。舌絳、神昏、之主方也。三方皆以芳香通神。質重鎮怯爲君。然牛黃丸、佐入大苦大寒。所以透濕熱之蘊。至寶丹、薈萃諸種靈異。所以搜風熱之邪。紫雪丹、多用金石清寒之品。所以消暑火之毒。臨床治病。斟酌用之。俱可救危亡於旋踵。

第六節　瘟疫證治

温疫病。初起即舌赤、口乾。神昏躁者。葉氏神犀角丹主之。

（說明）按温疫之毒。病勢劇烈。傳變極速。故初起即陷營分。耗液傷神。證見神情昏躁。舌赤、口乾。若不速治。則立傷精血。險狀叠生。如痙厥昏狂。譫語發瘢。舌絳變紫變黑。或舌形圓硬。往往同時並發。甚至一二日而斃。王孟英診治此症。始終皆用此丹。救活無算。誠治温疫之良準也。

神犀丹

犀角磨汁　石菖蒲　黃芩各六两　生地（冷水洗淨。浸透搗絞汁。）銀花各一斤

（如有鮮者。搗汁尤良。）糞清　連翹各十两　板藍根九两　（如無。以飛青黛代之。）香豉八两　元参七两　花粉　紫草各四两。

（製服法）各藥生晒。切忌生炒。研細末。以犀角、地黄汁、糞清、和搗爲丸。切勿加蜜。如難丸。可加入人中黄四两研入。

（方解）此爲解毒養陰。辟穢寧神之方也。方中以犀角爲君。佐黄芩、紫草、藍根、糞清。解灼血之熱毒。血熱則陰涸。故又以生地、元参、花粉。大生精液。然熱疫薰蒸。元神蒙蔽。必得銀、翹、菖、豉。清芳宣穢。然後濁邪方透。元神乃甦。此與紫雪、牛黄、至寶、三方之用辛香走竄。金石鎮墜不同。彼方性悍而猛。不免有耗神劫陰之弊。此則藥性純和。去邪而不傷正。熱疫得此。真良劑也。

第七節　温熱夾痰証治

春温上受。痰潮昏譫。舌絳、苔黄。面赤、微痙者。宜竺黄、銀花、竹葉、連翹、竹瀝、之屬。豁痰清熱。

（説明）按冬不藏精。春必病温。是以春温一症。多因陰虛所致。陰虛熱熾。痰涎壅盛。包絡受其閉塞。而爲神昏譫語。舌絳、苔黃。面赤、微痙者。用藥最忌辛燥。凡半夏、南星、菖蒲、鬱金、橘桔、等類。雖能透痰宣竅。皆不合用。蓋恐劫液動火也。又忌滋膩。凡二地、二冬、麻仁、之屬。雖能養陰清熱。亦不合用。蓋恐凝痰滯熱也。葉氏以竺黃、竹瀝。甘潤性滑。豁痰通絡。連翹、竹葉。輕清微苦。解熱宣竅。使痰去而陰不傷。熱解而絡不痺。洵治春溫夾痰。閉塞包絡之善方也。

第八節　伏熱夾水證治

伏熱傷飲。心下痞悶。四肢厥冷。上過肘膝。二便不行。脈伏自汗者。與六一散一兩。淡鹽湯攪之。澄去渣。調下紫雪丹一錢。散水透熱。

(說明)按酷暑之時。過飲冷水。往往發生熱伏心包。水停胸膈之病。心爲行血之藏。胸爲氣機出入之樞。亦助血脈還流。熱夾水飲。停伏於此。則障害血脈之循還。無以達於外而溫四末。是以脈伏肢冷。心下痞悶。便秘溺閉矣。自汗肢厥。有似陽虛氣脫。然二便不通。脈伏不出。則汗因熱蒸。厥爲熱伏。固無疑義。王

神虚精奪　熱陷不解

氏以淡鹽湯攪六一散。通其水飲之冰伏。調下紫雪丹。透其熱毒之深燔。使肢冷轉温。胸悶得舒。則血行氣暢。而脉出汗止。二便流通。病自徐愈。治法洵極精妙。可爲萬世法程矣。

第九節　伏熱壞病證治

伏熱雜治。旬日後。熱不退。妄語、不眠。耳聾、口渴。面白、唇紅。肌瘦。頻汗出。脉細數。宜用洋參、甘草、小麥、黄連、麥冬、石斛、丹參、蓮子心、竹葉、之類。心悸者。加紅棗、紫石英。

(説明)此爲心經伏熱。治不如法。致變久熱不解。神虚精奪之壞病也。蓋神虚不健。又爲熱邪激刺。則必煩躁不安。故症見夜不能眠。言語妄出也。經曰。精脱者耳聾。其熱陷于内。則唇紅口渴。蒸汗頻出。神氣衰微。則肌瘦、面白。至脉象細數者。尤爲液竭熱甚之特徵。病勢至此。補則錮邪。攻則傷正。固非慓悍滑利之藥。急於去病者。可收速愈之功也。惟仿甘麥大棗湯法。加洋參以養神氣。石斛、麥冬。以生津液。蓮心、竹葉、黄連、丹參。以解伏火。方緩而力專。能

中環大道中耀明印務局承印

收漸效之益。乃爲壞病善法。

第十節　温熱壞病證治

温病汗下後。熱不退。脉虛大。或結代。心動悸。舌强神昏者。爲壞病。加減復脉湯主之。

(説明)按誤用汗下。推消腸胃。以致津液受傷。無以奉心化血。則血虛火旺。亢陽無制。是以久熱不退也。脈變虛大。或結代。及心動悸者。血液被耗。心臟無血以自養。亂其收縮擴張之序。誘起血行障害故耳。血行既生障害。則舌本失其滋潤。必致舌强。神經失其營養。必致神昏。此時若用清解之法。冀退其熱。則熱不退而血更傷。病不除矣。惟以大劑養陰。使血液充足。則亢熱有所承制。其病方能易解。

加減復脉湯方

甘草六錢炙　乾地黄六錢　白芍六錢　麥冬五錢　阿膠三錢　麻仁六錢

(煎服法)右六味。水煎、温服。

復脉湯中加減方。阿膠冬地麻仁尝。芍草滋陰兼養血。神昏舌涸服之良。再加龜鱉生牡蠣。三甲命名可潛陽。

傷寒脉結代心動悸炙甘草湯主之（太陽篇）

炙甘草湯方
炙草 生姜 桂枝 麦冬
麻仁 大枣 人参 阿胶 生地

（方解）此方卽仲景炙甘草湯。去羌、桂、參、棗。加芍藥也。以其病因于温。故去羌桂之辛熱助火。陰血雖傷。邪氣未除。故又去參棗之純補錮熱。加芍藥以配甘草者。苦甘合化。有人參之氣味。無人參之滯壅。足以滋陰血。退邪熱也。其餘麥冬、地黄。麻仁、阿膠。甘涼多液。皆所以裕血之源。復脉之虚。故是方也。用以補陰、則不滯熱。用以清熱、則不耗血。洵爲治温熱傷陰。壞症之主方。心虚者宜之。肝腎陰虚者亦宜之。

第十一節　病勢傳變

温熱病。舌色深絳。夜有譫語。如見鬼狀。瘢、疹、或赤、或紫、或黑。或失血者。邪傳血分也。當從血病中求其治法

（説明）按營熱内陷心包。治不如法。必傳及血。以心主血。心病其血必不免也。若病已及血。較營爲深。見症必重。傷寒論曰「劇則譫語。如見鬼狀。此爲熱入血室。」夫譫語、見鬼。本爲神明之亂。然神之所以亂。實由血熱所致。蓋血以養神。血熱波及神經。神經中樞。受熱毒之焚灼。則常性驟失。語無倫次。視不精

中環大道中耀明印務局承印

明。而妄言妄見。故譫語見鬼也。其所以發於夜者。以夜爲精神休息之期。神欲休息。而反受邪擾。故病發於此時也。又葉氏云。「入血就恐耗血動血」。蓋血熱沸騰。勢必妄溢。其從陽絡出者。爲吐血、衄血。其從陰絡出者。爲溺血、下血。卽幸而不耗血於體外。亦必充血於脉中。脉中充血。每發瘫疹。舌色深絳。觀此。則病已傳血。可審病情。參證候。而知所以施治。不可守營熱方治。以爲得法也。

第六章　血病治療

第一節　證治提綱

温病舌質深絳。或紫晦。或黑。神昏譫語。狂躁不得寐。脉象急疾。或沈伏者。熱傷血也。當凉血、散血。

（説明）按中焦受氣。取汁化赤。是爲血。血輪初受熱毒衝激。流行迅速。躋擁脉管之内。則赤色發露於舌。而見深絳。繼更受熱毒燃燒。如焚木成炭。赤血變黑。舌色亦因之由絳變黑。若夫紫者。黑赤相合之色也。舌之或紫。乃未焚之血。與已焚之血。混雜而流於血管之中。故有是色。至神昏、譫語、不寐。有由於營病者。而血病亦多致之。惟狂躁二證。則純屬血分受熱。蓋血熱則神必不安。飛越而爲狂。妄動而爲躁也。且熱動其血。脈必急疾。熱滯其血。脈必沈伏。此可見血病雜生。則以上諸證。在所必有。但見一二證便是。診家宜留意焉。

葉氏云。「邪入於血。就恐耗血、動血。直須涼血、散血。」蓋涼血所以清灼陰之熱。散血所以通內痹之邪。否則血被灼而致焦。邪因痹而爲瘀。險症迭生矣。葉氏特提出主治之定法。以爲後學之準繩也。

第二節　温熱證治

熱邪深伏血分。證見夜熱早涼。熱退、無汗。脈數、左盛。能食、形瘦者。青蒿鱉甲湯主之。

（說明）按此爲伏熱燔灼血分。或外感失治。邪傳於血之病。幸病勢尚緩。邪雖深入。仍無危險之證。然治不如法。往往淹纏日久。終必變壞也。辨別之要。在能

青蒿鱉甲佐丹皮
生地花粉知母宜
邪熱伏厥陰傷血分
早涼夜熱無汗施

食形瘦四字。盖能食則熱不在腸胃。形瘦則熱已入血絡。絡熱血痺。不能運載滋養物料。以營養器官、百骸。故肌肉枯縮。形體消瘦矣。宜以清熱搜絡之劑。使陰分伏熱。透出陽分。其邪乃解。

青蒿鱉甲湯方

青蒿三錢　鱉甲五錢　細生地四錢　知母二錢　丹皮三錢

（煎服法）右用水五杯。煮取二杯。溫服。一方加花粉

（方解）吳鞠通曰。邪氣深伏血分。混處血絡之中。不能純用養陰。又非壯火。更不得任用苦燥。故以鱉甲蠕動之物。入肝經至陰之分。既能養陰。又能入絡搜邪。以青蒿芳香透絡。從少陽領邪而出。細生地清陰絡血熱。丹皮瀉血中伏火。知母佐鱉甲青蒿。而成搜剔之功。再此方有先入後出之妙。青蒿不能直入陰分。有鱉甲領之入也。鱉甲不能獨出陽分。有青蒿領之而出也。

第三節　温熱陰病

温熱病。壯熱、煩、渴。舌焦紅、或縮。發斑、疹。胸痞。自利。神昏、痙厥者。宜

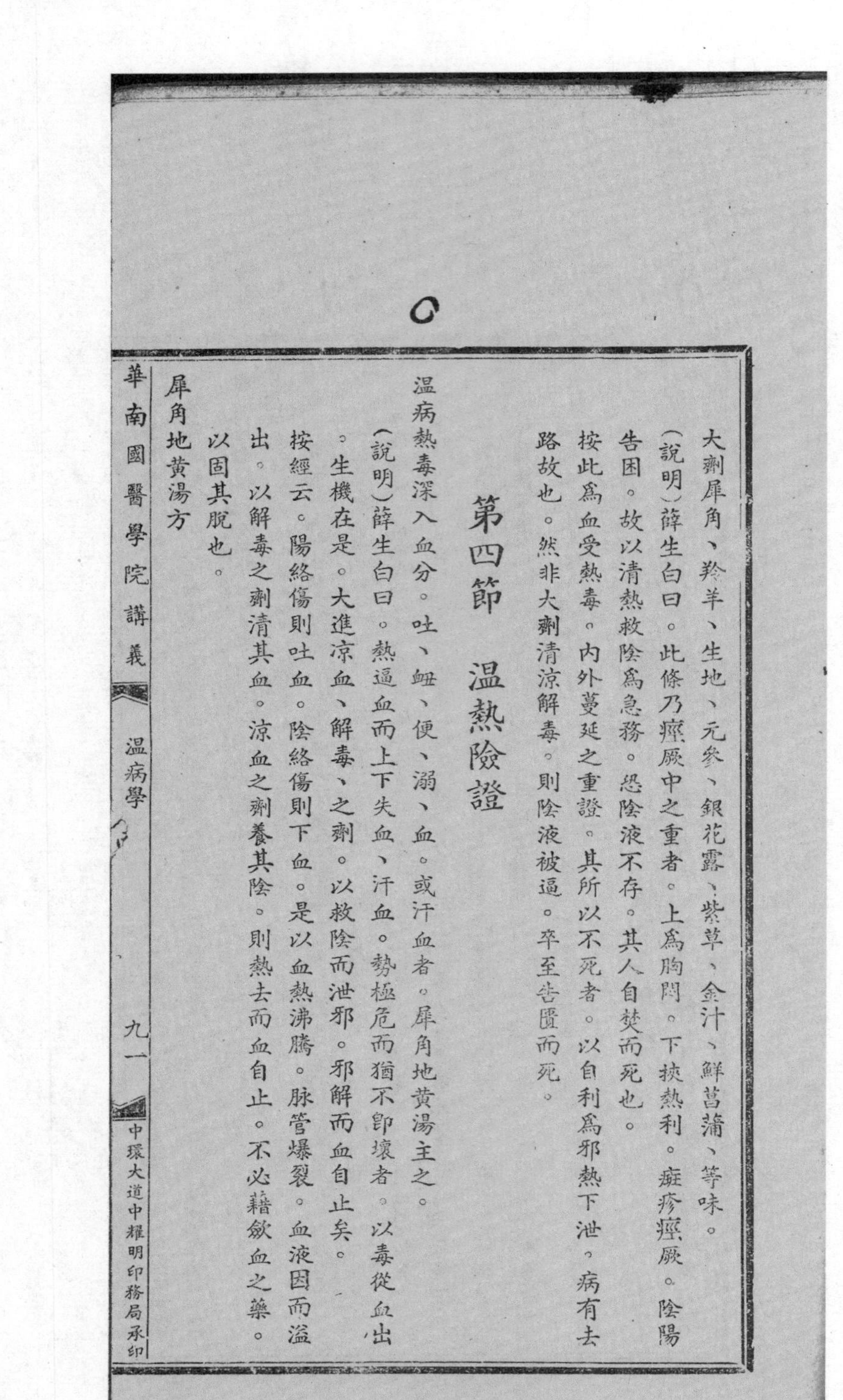

大劑犀角、羚羊、生地、元參、銀花露、紫草、金汁、鮮菖蒲、等味。

(説明)薛生白曰。此條乃痙厥中之重者。上爲胸悶。下挾熱利。斑疹痙厥。陰陽告困。故以清熱救陰爲急務。恐陰液不存。其人自焚而死也。

按此爲血受熱毒。內外蔓延之重證。其所以不死者。以自利爲邪熱下泄。病有去路故也。然非大劑清涼解毒。則陰液被逼。卒至告匱而死。

第四節　温熱險證

温病熱毒深入血分。吐、衄、便、溺、血。或汗血者。犀角地黃湯主之。

(説明)薛生白曰。熱逼血而上下失血、汗血。勢極危而猶不卽壞者。以毒從血出。生機在是。大進涼血、解毒、之劑。以救陰而泄邪。邪解而血自止矣。

按經云。陽絡傷則吐血。陰絡傷則下血。是以血熱沸騰。脉管爆裂。血液因而溢出。以解毒之劑清其血。涼血之劑養其陰。則熱去而血自止。不必藉斂血之藥。以固其脫也。

犀角地黃湯方

中環大道中耀明印務局承印

犀角地黄芍藥丹 血升内熱火邪干 疹痢陽毒急須治 或佐芩連須伐肝

附 脫病 O

犀角三錢（磨） 生地黄一两 白芍三錢 丹皮三錢

（煎服法）右四味。先用三物。水煎去滓。入生犀角汁熱服。

（方解）按方名犀角地黄。以此二味爲君也。其用意在滋陰清火。蓋血熱妄溢。陰血已虚。經云。陰不足者補之以味。故重用地黄。大生陰液。救已失之血。犀角解毒瀉火。清逼血之熱。又佐丹皮搜伏毒。芍藥安營血。不用一味苦燥刦液之品。以傷其陰。洵治温病失血之善方矣。

第五節 温熱壞病

伏熱誤用温散。旬日不解。神昏、譫妄。肢搐、耳聾。舌黑、唇焦。囊縮、溺滴。胸部發疵。其脉細數而促者。宜大劑洋参、元参、生地、天冬、麥冬、知母、黄柏、梔子、石斛、白芍、甘草、木通、銀花、犀角、菖蒲、等類。

（說明）按此爲陰虧熱熾。精血將涸之病。視上節證候。尤爲危險。蓋心腎肝三經。皆受重病故也。西醫以神昏、譫妄。肢搐、耳聾。概屬於神經障害之病。然神經之障害。皆心肝腎病之所爲。蓋心主血。而神經須藉血養。血熱、血虚。神不得養。反受血熱之薰蒸。則蒙昧不明。感覺言語。皆失常態。故昏譫迭生。此論神昏譫語之病。中西無二致也。又肝風因熱甚而生。而風火刺激其運動神經。筋肉因起不規則之運動。而爲肢搐之症。西醫謂肢搐爲神經受病。中醫謂爲肝風之患。其實一理也。至於耳屬腎。而腎生髓。髓生腦。腦髓司神經。腎熱精傷。腦髓枯竭。神經之感動不靈。則聽覺失聰。耳聾無聞。中醫謂腎病者耳聾。又與西說相吻合矣。若夫舌黑、唇焦。囊縮、溺滴。皆由熱毒焚灼。精血枯槁。無以上滋其唇舌。下潤其溺管、陰囊所致。至胸部發癍。其脈細數而促者。則又陰虛血熱。脈管充血所生之病象也。凡以上證候。非甘涼大劑。滌熱滋陰。則精血不復。無以救九死一生。方中木通、菖蒲。通利關節血脈。使精血之熱。有所透泄。誠善於用藥者矣。

第六節　温熱壞病

伏熱病。誤用辛燥。頻咯痰血。神昏、耳聾。譫語、便溏。大渴不飢。溲少無寐。舌質絳色。苔黑無津。脉細數者。宜洋參、生地、天冬、麥冬、冬青子、旱蓮草、

中環大道中耀明印務局承印

龜板、竹茹、貝母、銀花、葳蕤、百合等藥。冲入藕汁、梨汁。

（說明）按此爲真陰素虧。血受熱灼之壞病。其便溏不食。是腸胃血液已涸。不能納食化水。勿誤認挾有濕滯。而畏進滋膩也。宜大劑滋陰養血之品。加入藕汁、梨汁。以止其血。竹茹、貝母。以消血中之瘀滯。使絡脈流通。血不妄動。則真陰內固。諸病漸瘳。昧者不察。以其昏瞀、譫語、舌絳。謬進透竅、解毒。欲清血熱。通神明。不知真陰衰竭。愈清解而熱勢愈甚。愈透竅而元神尤傷。病終不愈。非善治也哉。

第七節　溫熱壞病

熱邪深伏。厥甚、發痙。舌乾、齒黑。脉沈細數促。心悸動。甚則心中痛者。三甲復脉湯主之

（說明）按此爲腎臟內虧。精血衰竭。而伏熱生風之壞證也。經云。腎主骨。齒爲骨之餘。故腎陰不足。齒必不潤。而爲焦黑。又云。舌爲心之苗。腎水不足。以上滋於心。則心躁而舌必乾。且血液不足。心失所養。火邪妄動。爲悸、爲痛。肝

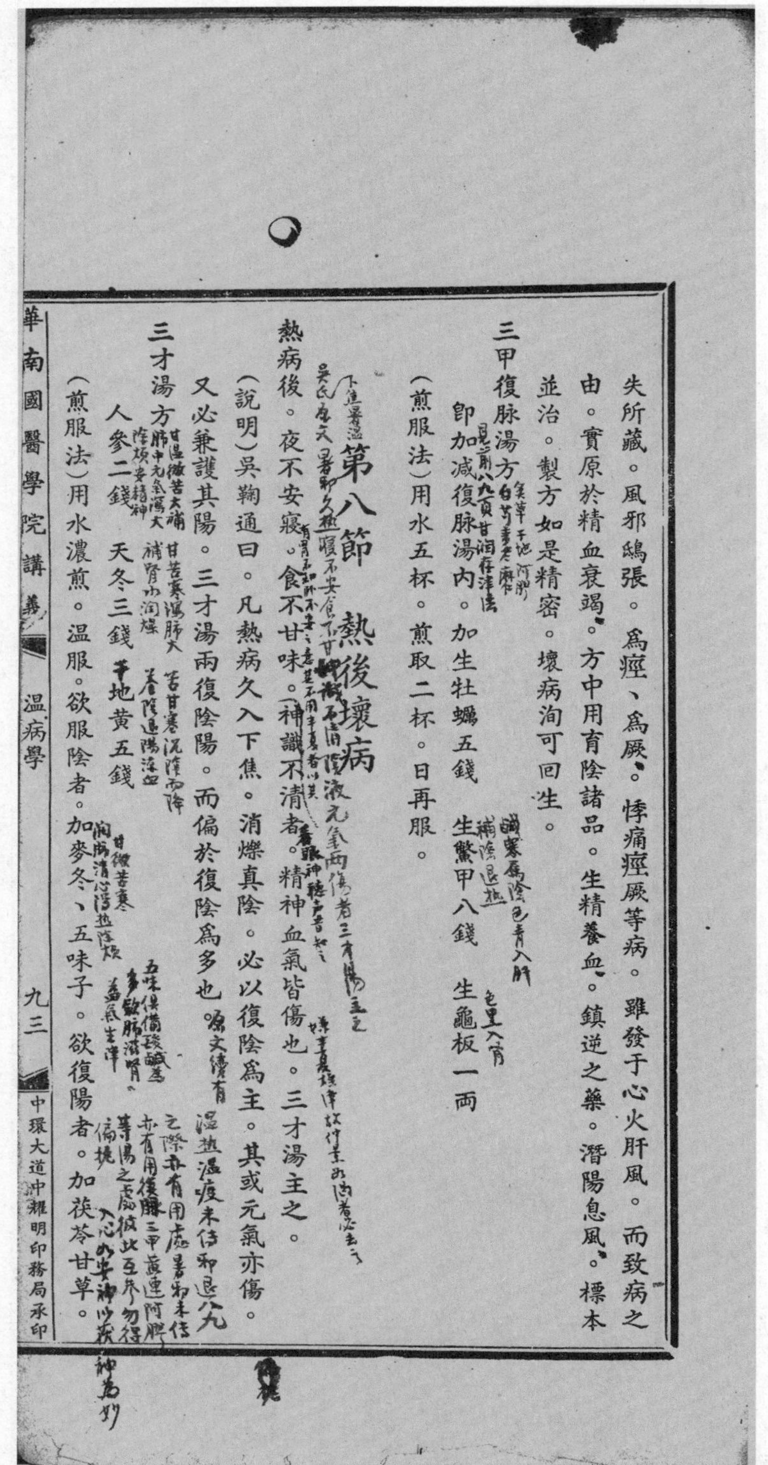
失所藏。風邪鴟張。爲痙、爲厥。悸痛痙厥等病。雖發于心火肝風。而致病之由。實原於精血衰竭。方中用育陰諸品。生精養血。鎮逆之藥。潛陽息風。標本並治。製方如是精密。壞病洵可回生。

三甲復脉湯方

卽加減復脉湯內。加生牡蠣五錢　生鱉甲八錢　生龜板一両

（煎服法）用水五杯。煎取二杯。日再服。

第八節　熱後壞病

熱病後。夜不安寢。食不甘味。神識不清者。精神血氣皆傷也。三才湯主之。

（說明）吳鞠通曰。凡熱病久入下焦。消爍真陰。必以復陰爲主。其或元氣亦傷。又必兼護其陽。三才湯兩復陰陽。而偏於復陰爲多也。

三才湯方

人參二錢　天冬三錢　乾地黄五錢

（煎服法）用水濃煎。温服。欲服陰者。加麥冬、五味子。欲復陽者。加茯苓甘草。

華南國醫學院講義　温病學　九三

中環大道中親明印務局承印

（方解）按温熱大病之後。往往氣血受傷。精神衰弱。以致視覺聽覺。皆失其靈。是以神識不清。至於夜不安寢者。精血内竭。不能養神。而神氣虛散不斂也。經曰。脾和而後知五味。故脾氣内虛。則飲食不甘。方中人參一味。强壯精神。補氣生血。天冬、地黄。滋養血液。洵爲温病善後補養之妙方。若加麥冬、五味。是兼採孫真人生脉飲法。神氣之虛脱者宜之。加甘草茯苓。甘淡化濕。精液之不化氣者宜之。

第九節 温熱夾瘀證治

温病。脉芤、或濇。胸、腹、脅、脛、四肢。有痛不可按而濡者。爲有瘀也。宜於清熱方中。加紅花、桃仁、歸尾、赤芍、元胡、之類。以消其瘀。

（說明）此爲經絡瘀熱。障碍血液之流通。是以痛有定處。着而不移也。其所以不可按而濡者。以血雖瘀。而氣未滯。故痛之部位。不耐按摩。而觸之反覺濡軟耳。至芤濇二脉。是血行障碍之特徵。有瘀確據。粗工不察。往往誤爲陽症陰脉。妄施温補。變症殊多。不知此症此脉。一經消瘀清熱。則脉象必轉條暢。而疼痛

亦止也。芳注

第十節　溫熱夾瘀證治

溫病、舌色紫晦。捫之濕。胸中窒。或痛者。瘀熱相搏也。當於清熱方中。加入散血之品。如琥珀、丹參、桃仁、丹皮、等類。

上條脈乾濇 此條無乾脈 此条不言脈而脈当必滑數

（說明）溫病舌紫。晦暗不明。若捫之已乾。則真陰枯竭。其病多死。若捫之濕潤。是精血尚潮於舌。能濡潤其纖質。其所以晦暗。實因有瘀所至。凡素有瘀傷宿血。在胸膈中者。熱一傳血。往往瘀熱相搏。而見此舌也。至胸中窒。或痛、一證。卽陶氏所云。血結胸者是。治之之法。宜於清血藥中。加入散血之品。使熱不與瘀伍。阻遏正氣。而變如狂、發狂、之險症。

如犀角地黃湯 桃仁承氣湯之類 芳注

第十一節　溫熱夾痰證治

（本條壞病）

感溫寒熱。誤服溫散。證變壯熱、狂煩。目赤、譫語。甚則欲刎欲縊。其脈洪滑而數。舌苔乾黃尖絳。脘悶腹脹拒按。畏明口渴。氣逆痰多者。與桃仁承氣湯。加犀角、石羔、知母、花粉、竹瀝、菊花、等類。攻其瘀熱。

（說明）按瘀熱在裡。多發寒熱。若不從舌色脈象。細爲診斷。妄用温散。以增其熱。則熱炎于上。瘀滯于中。必至正氣被遏而不宣。神魂受迫而飛越。變見上述諸種險證矣。但舌有乾苔。口渴、痰多氣逆。則不特血分瘀熱。卽氣分亦極熱而津傷也。方中知母、石羔、清其氣。桃仁承氣攻其瘀。而以犀角解血分之毒。花粉、竹瀝、菊花、等。通絡生津。與血氣兩燔。瘀熱相搏之病。符其治矣。

桃仁承氣湯方（從吳氏温病條辨錄出、非傷寒論方、）

大黃五錢　芒硝二錢　桃仁三錢　當歸三錢　芍藥三錢　丹皮三錢。

（煎服法）右水煎。温服。以得大便下。止服。

（方解）按此卽仲景桃仁承氣湯。去桂枝甘草。加當歸、芍藥、丹皮、也。傷寒隨經。瘀熱在裡。故用桂、甘、二味。温通脈絡。佐硝黃之盪滌腸胃。化瘀從大便而出。温病必因陰虛。雖有瘀熱。亦不能以辛甘性温之藥。劫其血、而助其火。故用歸、芍、丹皮。養血通絡之品。佐硝黃以逐瘀熱。使陰虛之體。不因盪滌之味。而傷其血。遵古法而變通之。立方洵善矣。

同是溫熱夾瘀，但第十二節一症只大便閉，而十三節症則大便黑而易者，何也？蓋前條小便自利，則大腸必[illegible]乾澀，故閉而不通；後條不欲咽水，可知其氣被熱蒸騰，而可濡潤，故大便黑而易也。 又

第十二節　温熱夾瘀證治

温病數日。少腹堅滿。小便自利。夜熱晝涼。大便閉[illegible]。脈沈實者。蓄血也。桃仁承氣湯主之。

（說明）吳鞠通曰。少腹堅滿。法當小便不利。今反自利。則非膀胱氣閉可知。夜熱者。陰熱也。晝涼者。邪氣隱伏陰分也。大便閉者。血分結也。故以桃仁承氣湯。通血分之閉結。

桃仁承氣湯方（見上）苦辛鹹寒法、大黃芒硝桃仁当归白芍丹皮　易註

第十三節　温熱夾瘀證治

温病、時欲漱口。不欲嚥。大便黑而易者。有瘀血也。犀角地黃湯主之。

（說明）吳鞠通曰。邪在血分。不欲飲水。熱邪燥液口乾。又欲求救于水。故但欲嗽口。不欲嚥也。瘀血溢于腸間。血色久瘀則黑。血性柔潤。故大便黑而易也。犀角味鹹。入下焦血分以清熱。地黃去積聚而補陰。白芍去惡血。生新血。丹皮

温

十二節十三節二條治法稍變一則為邪多蓄血而設重在攻邪以瀉為補一則為陰虧蓄血而設補中有瀉

瀉血中伏火。此蓄血自得下行。故用此輕劑以調之也。

犀角地黃湯方(見上)甘鹹微苦法、犀角 干地黃 白芍 丹皮

第十四節　熱入血室證治

婦女温病。經水適來。脉數、耳聾。乾嘔煩渴。十數日不解。邪陷發痙者。竹葉玉女煎主之。另注目

(說明)按煩渴乾嘔。氣分極熱也。氣分之熱邪。乘經水適來。直陷血分。灼其陰液。以至陰虛、耳聾。血枯、發痙。故用辛涼甘寒之品。兩清氣血。兼滋陰液。方能對病治療。

竹葉玉女煎方

生石羔六錢　乾地黃四錢　麥冬四錢　知母二錢　牛膝二錢　竹葉三錢

(煎服法)右用水八杯。先煮石羔地黃。得五杯。再入餘四味。煮成二杯。先服一杯。候六時覆之。病解停後服。不解再服。

(方解)此清解氣血兩燔之重劑。凡温病舌絳。而尚有黃白苔者。毒雖傳于血分。

而氣分之邪未盡解者。可仿此用藥。

第十五節　熱入血室證治

熱病、經水適至。十餘日不解。舌痿、飲冷。心煩熱。神氣忽清忽亂。脈右長左沈者。瘀熱在裡也。加減桃仁承氣湯主之。

（說明）吳鞠通曰。前條十數日不解。用玉女煎。以氣分之邪尚多。故氣血兩解。此條以脈左沈。不與右之長同。而神氣忽清忽亂。定爲蓄血。故以逐血分之瘀熱爲急務也。

邵新甫曰　考熱入血室。仲景有五法。第一條。主小柴胡湯。因寒熱而用。雖經水適斷。急提少陽之邪。勿令下陷爲要。第二條。傷寒發熱。經水適來。已見晝明夜劇。譫語見鬼。恐人誤認陽明實證。故有無犯胃氣。及上二焦之戒。第三條。中風發熱。經水適來。七八日。脈遲身涼。胸脅滿。如結胸狀。譫語者。顯無表證。全露熱入血室之候。自當刺期門。使人知針力比藥力尤捷。第四條。陽明病。下血譫語。但頭汗出。亦有熱入血室。亦刺期門。汗出而愈。第五條。明其

另注

即上第十二節方去芒硝歸芍而易以生地澤蘭人中白也

一證。而有別因爲害。如痰潮上脘。昏冒不知。當先化其痰。後除其熱。仲景教人。當知變通。故不厭推廣其義。乃今人一遇是症。不辨熱入之輕重。血室之盈虧。遽以小柴胡湯。貽害必多。要之熱甚而血瘀者。與桃仁承氣。及山甲歸尾之屬。血舍空而熱者。用犀角、地黃。加丹皮木通之屬。表邪未盡。而表證仍兼者。不防借溫通爲使。血結胸有桂枝紅花湯。參入海蛤桃仁之治。昏狂甚者。進牛黃丸。調入清氣化結之煎。再觀葉氏按中。有兩解血氣燔蒸之玉女煎。熱甚傷陰。有育陰養氣之復脉法。又有護陰滌熱之緩攻法。先聖後賢。其治條分縷析。學者審證定方。慎毋拘乎柴胡一法也。

加減桃仁承氣湯方（從溫病條辨錄出）

大黃三錢製　桃仁三錢炒　細生地六錢　丹皮四錢　澤蘭二錢　人中白二錢

（煎服法）水八杯。煮取三杯。冲入人中白。先服一杯。候六時。得下黑血。下後神清渴減。止後服。不知、漸進。

第十六節　溫熱夾痰證治

温病、目睛赤。微發熱。舌尖絳。苔白而乾。其脉右關弦。寸滑、尺細、者。陰虛熱熾。搏液成痰也。宜元參、石斛、梔子、竹茹。竹葉、旋覆花、蛤殼、貝母、枇杷葉、蘭葉、蓮心、之類。養陰清熱。通絡豁痰。

（說明）按此病發熱雖微。而睛赤、舌絳。其熱實血分。未達於表。舌苔雖白。而乾燥不潤。其液實被煎灼。形成枯痰。痰滯肺氣。右降不行。熱傷肝血。左升不達。脉象遂見左關弦、寸滑、尺細、也。治療之法。温燥固屬大忌。卽用滋膩之品。雖能養陰。亦防滯氣。氣不展則熱伏愈錮。若用清利之品。固可消痰。又恐傷陰。陰一傷則熱勢彌盛。故議藥非易言也。惟王孟英以元參、石斛、養陰血。梔子、竹葉、蓮心、清鬱熱。覆花、茹、貝、蛤亮、解結化痰。有滋而不滯。宣而不滲之功。乃能治陰虛痰熱之複雜大病。尤妙在枇杷、之清降。蘭葉、之開鬱。使肝肺氣順。升降不悖。諸病方易化解。

第十七節　温熱夾痰險病

温病。舌絳、面青。神昏、痙厥。耳聾、譫語。喘嗽不得眠。脉弦、滑、者。陰虛

味甘辛微温

石英分白紫二種白入肺紫入肝心性味俱同而紫即能直入血分治療婦人子户因於風寒內乘男子寒热咳嗽驚悸不安今本節用之治舌绛面青神昏喘咳不眠等症专用紫者為合也

茯苓甘酸鹹温滋腎潤燥

金汁因入土三年得土氣最厚故入胃存大解热毒

西瓜味甘色赤能引心胞之热下入膀胱而出解心包胃热止消渴

血熱。夾有痰滯也。宜犀角、羚羊、元參、沙參、知母、花粉、石羔、之類爲君。佐入茯苓、石英、鼈甲、金鈴、旋覆花、貝母、竹瀝、治之。

（說明）此爲陰精素虧。痰火內閉、之險症。「經云。藏于精者。春不病温」。是以精虧之體。一感温邪。其熱必熾。熱熾往往血虛風動。心神受其擾害。而爲舌絳面青。昏譫、痙厥、耳聾、等症。又熱熾則液涸血燥。肺絡凝痰。而爲喘嗽不得眠之病。血與液皆枯。神與氣皆傷。其病所以不死者。以脉象弦中帶滑。陰分雖虧。生機未絕也。用石羔、知母、犀、羚。清熱、息風。元參、沙參、地黄、花粉。救陰生液。更佐茯苓、石英、鼈甲、寧神以鎮逆。金鈴、旋覆、貝母、竹瀝、通絡以鎦飲。藥味雖多。而方非複雜。症候雖繁。而方能兼醫。如此。乃可起九死一生之險病。

第十八節　温熱夾鬱證治

温熱病。口大渴。胸悶欲絕。乾嘔不止。脈細數。舌光如鏡者。胃液受劫。膽火上沖。宜西瓜汁、金汁、鮮生地汁、甘蔗汁。磨服鬱金、木香、香附、烏藥、等

辛温香竄治[illegible]

功[illegible]附[illegible]同為一[illegible]香苦温入[illegible]滯宜於[illegible]積香付辛[illegible]入肝胆[illegible]

（說明）薛生白曰。舌光無苔。津枯而非濁壅。反胸悶欲絕者。肝胆之氣上逆也。故以諸汁滋胃液。辛香散逆氣。

王孟英曰。凡治陰虛氣滯者。可以仿此用藥。

按此爲陰液已虧。肝氣鬱滯之病。夫液虧必血燥。氣鬱必生熱。熱勢上衝。則胸悶乾嘔。血燥不榮。則舌光如鏡。其所以口大渴。脉細數者。陰液虧極。邪火鬱抑也。然此時用藥。徒用養血滋陰。以溉其枯。則陰未得滋。而氣道更滯。故必用諸香行氣之品。先通其氣。使氣不鬱滯。邪火得散。隨以諸汁流質之品。滋而不滯者。以生血液。則陰虛氣鬱之病。乃可藥到病瘳。不用煎者。取其氣之全。善通鬱滯故也。

第十九節　温熱夾鬱證治

熱傳血分。右脅板痛。呼吸不利。臥着不安。脉左濇、右弦者。素有鬱傷也。予當用方中。加入金鈴子。延胡索、桃仁、歸鬚、鬱金、降香、等類。宣通脉絡。

（說明）熱傳血分。清熱養陰。此爲正法。藥到則病除矣。若夾有氣鬱之病。而不加舒鬱之藥。則雖清其熱。而熱卒不透。雖養其陰。而氣反壅滯。故凡温熱病中。兼見背痛。呼吸不利。臥着不安者。嘗加開鬱通絡之品。使血氣不鬱滯。其熱毒乃能鬆解。陰血之營養。方不致碍。條中所加諸藥。即金鈴子散法也。苦寒破滯。辛香通絡。血熱夾鬱之病。加此確有殊功。

第二十節　濕温證治

濕熱數日。身熱不解。神慢耳聾。苔黑便瀉。胸痞腹脹。溲少妄言。其脈細數而濇者。先與犀角、銀花、元參、連翹、菖蒲、鬱金、黃連。解毒清神。若神氣已清。再與黃芩、連翹、厚樸、石斛、梔子、銀花、通草、蘭葉、冬瓜皮。化其濕熱。

（說明）按此爲熱伏血中。濕滯其氣之重病也。夫血熱則神傷。感覺遲鈍。是以神慢耳聾。氣滯則水穀聚而不宣。是以泄瀉食少。胸腹痞脹。至苔黑妄言者。熱毒狓猖。濕濁停聚之徵也。脈細數而濇者。濕熱鬱滯。而氣血不利也。此時若見瀉滲濕。則濕未去而陰更傷。伏熱愈熾矣。惟先與犀連元參菖鬱銀翹。解毒透竅。甦其精神。俾血分之毒。從氣而解。再用清滌腸胃之藥。去其濕熱。則諸證愈矣。

宣清導濁茯猪苓
皂角蚕砂寒石呈
下焦湿热久鬱结
二便難通脹能平

第二十一節　濕熱證治

濕熱久羈。三焦瀰漫。神昏竅阻。少腹硬滿。大便不下。宣清導濁湯主之。

（說明）吳鞠通曰。此濕熱久欝。結于下焦。氣血閉塞不通之象。故用苦辛淡法。以宣導之。

按此病濕熱久稽。與血氣混爲一家。非獨氣分受病也。故能蒙閉精神。瘀塞少腹。屬壞症。用藥宜以除邪不傷正之品。方稱合用。

宣清導濁湯方

猪苓五錢　茯苓五錢　寒水石六錢　晚蠶砂四錢　皂角子三錢

（煎服法）用水五杯。煑取二杯。去滓。温服。大便通快爲度。

（方解）吳鞠通曰。猪苓能升能降。苦泄滯。淡滲濕。合甘少淡多之茯苓。以滲濕利氣。寒水石色白性寒。由肺直達肛門。宣濕清熱。蓋膀胱主氣化。肺開氣化之源。肺藏魄。肛門曰魄門。肺與大腸相表裡之義也。晚蠶化濁中之清氣。大凡肉體未有死而不腐者。蠶則殭而不腐。得清氣之純粹者也。故其糞不臭不變色。得

謝利恒云
中医治鼠疫之書有廣東雲芝園之鼠疫彙編光緒廿七年刻之福州凡分八篇一探原二避疫三病情四辨脈五提綱六治法七医按八驗方然予向諸寓在福州之医家則謂其治法亦未必竟有把握不知究竟若何要之此病今日中西皆無完善之法凡有方論皆存之以備參考可也

此病多發於春分之後夏至之前故曰瘟疫又以有鬼癘之氣又曰癘疫又以衆人所患相同又曰天行時疫

蠶之純清。雖走濁道。而清氣獨全。既能下走少腹之濁部。又能化濁濕而使之歸清。以己之正。正人之不正也。用晚者。本年再生之蠶。取其生化最速也。皂莢辛鹹性燥。入肺與大腸。金能退暑。燥能除濕。辛能通上下關竅。子能直達下焦。通大便之虛閉。合之前藥。俾鬱結之濕邪。由大便而一齊解散矣。二苓、寒石。化無形之氣。蠶砂、皂角。逐有形之濕也。

第二十二節　瘟疫證治

瘟疫病。初起微寒。繼即發熱。頭痛、口渴。身體痠痺。頸、項、脅、腿。結核如瘰者。解毒活血湯主之。

（說明）按此即世俗所謂鼠疫症也。蓋疫毒初發。鼠即受之。鼠死而毒傳於人。由口鼻或毛竅直入。達於血管。壅血不行。經絡瘀塞。故結核如瘰癧。多見於頸、項、兩脅、及大腿、之間。而頭、面、手、足、腹、背、等處。亦或有之。然有未熱先核者。有已熱乃核者。有熱而不核者。初起體雖不安。猶可支持。毒尚淺也。若熱甚。大汗大渴。疲倦不勝。核腫愈大。則毒氣充斥。而病重矣。更有毒

解毒活血翹桃紅
當歸樸葛赤芍同
柴胡甘草與生地
霍亂抽筋瘦核宗

從血管。內攻心包。則昏、譫、痙、厥。下擾胃腸。則吐瀉脹痛。逼血妄行。爲吐爲衄。皆危候也。自始至終。俱以解毒活血湯主之。因證加藥。無不愈者。

解毒活血湯方　（王勳臣醫林改錯方。去枳殼。加厚樸。加重連翹之分量。減輕柴胡。）

連翹五錢　柴胡二錢　葛根二錢　生地五錢　當歸錢半　赤芍三錢　桃仁八錢
紅花五錢　厚樸一錢　甘草二錢

（煎服法）用水二碗半。煎至一碗（八分滿）服。病重者。加重分量。追服。日夜二服。或三服。

因症加藥

熱甚。結核腫大、而多者。加西藏紅花。
譫語、神昏。加犀角。
牙關緊閉。四肢抽搐。加羚羊角。
嘔吐、或不納藥。加生竹茹。
下利。兼食老黃瓜粥。
腹中脹痛。大便不通。合大承氣湯。

中環大道中耀明印務局承印

熱甚。煩渴。合白虎湯。
吐衄咯血者。合犀角地黃湯。
發癍疹者。合化癍湯。

（方解）此方重用連翹。透解瘟毒。而佐以柴葛之升散。疏通經絡。又用桃仁紅花散瘀消核。而輔以赤芍歸地。活血通經。厚樸色赤。入血以破血中之滯氣。甘草甘平。調和諸藥。爲節制之師。配合成方。則瘟毒壅塞。血瘀結核者。可收消解之功矣。然熱盛核大而多。則毒重血凝。瘀結亦甚。原方尚屬力輕。惟加西藏紅花。方有解毒散瘀之捷效。神昏譫語已見。則毒攻心包。絡閉神迷。惟加犀角。方有開閉甦神之速功。至若瘟毒走竄經絡。焚灼神經。以至筋肉起不隨意之收縮。則牙關緊閉。四肢抽搐。惟羚羊角一味。最洩經絡之熱毒。善鎮神經之痙攣。而緊閉可開。抽搐可定矣。嘔吐、不納藥者。毒攻胃府。必加生竹茹以通胃絡。洩瀉過多者。毒陷大腸。食黃瓜皮粥。以清毒止利。餘如癍、疹、吐、衄、煩渴、便秘、等証。是又熱毒內攻。灼津逼血。燥結傷陰。當與清解、或攻下、之方並用。方能收解毒活血之效也。

吴氏云
温毒咽痛喉腫耳前耳後腫
頰腫面正赤或喉不痛但外
腫甚則耳聾俗名大头温
蝦蟆温者普濟消毒飲去柴
胡升麻主之初起一二日再去
芩連三四日加之佳、
去柴胡升麻者以升騰飛
越太过之病不当再
用升也說者謂其引經亦
甚愚矣凡藥不能直至本
經者方用引經藥作引此
方喈係輕藥癒走上焦豈
須用升柴直升經氣耶
連翹薄荷馬勃牛子芥穗
殭蚕元参银花蓝根桔梗甘草

第二十三節　瘟疫證治

瘟疫病。發熱、眩暈。疲倦至甚。頭重、心翳。咽喉疼痛。面色青黃或白者。升麻鱉甲湯主之。

（說明）按今之所謂疫症。卽金匱之陰陽毒也。毒氣充斥　走竄經絡。上攻腦髓。以致氣血閉塞。精神受傷。故大發熱。而又大眩暈。與大疲倦也。至心翳喉痛。面色青黃。則爲毒壅血滯。應有之證。自甲午以後。此病死人。數十萬計。多由時醫不識。誤作大熱病。與大涼劑。入腹、則下利、而死。殊不知此病之大熱。非涼藥可解。其大疲倦。及大眩暈。又非溫藥可補。惟以升麻鱉甲湯。去蜀椒雄黃。散毒活血。使毒從經絡外洩。其病方愈。世說升不過七。而不明言七分、七錢。抑七兩、七斤。致後人惑于此說。而不敢用。以訛傳訛之謬也。考本經云。升麻氣味甘平。微苦微寒。無毒。主解百毒。辟瘟疫。邪氣入口皆吐出。治中惡腹痛。時氣毒癘。咽痛口瘡。是升麻爲散毒之特效藥。瘟疫之病。可用一兩。症重二兩三兩。而鱉甲、則四五錢。當歸二三錢。甘草一二錢。足矣。倘熱毒入心

吴氏之症藥不宜用
但此症藥不同故宜也

中環大道中耀明印務局承印

升麻鱉甲去椒雄
歸草通經散毒功
陰陽二毒分別治
發斑咽痛是傳崇

、則譫語。可加犀角二三錢。並食赤小荳粥以護心。熱毒入腎。則下利莫救矣。不可不知。

升麻鱉甲湯去蜀椒雄黃方（金匱原方）

升麻　當歸　甘草各二兩　鼈甲手指大一片炙

（煎服法）右四味。以水四升。煑取一升。頓服之。老小再服取汗。

（方解）按升麻能散、能升、能吐。爲解毒之主。鱉甲攻堅、破結。搜剔潛伏之邪。當歸活血養血。宣通經脉。甘草調和各藥。以爲駕馭。使毒從外解。而血脉流通。病自愈矣。

第七章　脾病證治

第一節　證治提綱

熱久傷脾。左脅下痛。面、目、及皮膚、色黄。身體困倦不支。口淡不喜食。或腹中脹痛。泄瀉者。當採滲濕、清熱。養血、運脾、等法。以爲治療。

（說明）經云。「脾統血。」夫統者。如將之統兵。有調度節制之權。近世生理學言。「脾臟有平滑筋纖維。能脹大。或縮小。脹大之時。容納多量之血液。使向他器官進行之血量。非常減少。縮小之時。不許小量之血液竄入。使向他器官進行之血量。非常增多。是脾臟一脹一縮。以蓄洩其血。而調節體內之血量云云。」此與內經脾統血之理。若合符節。熱病傷脾。其統血之天職。則血病日劇。各臟府器官。失于營養。故外則有面、目、及皮膚、痿黄之病症。內則有困倦、口淡、不喜食、之病情。至毒傷脾臟。脾質變硬。則左脅下痛。往往有之。經又云。「脾主濕。」蓋以脾主爲胃行其津液。脾受熱病。津液不行。聚于腸胃。而成爲濕。濕與熱合。脹滿、泄瀉、腹痛、等證。相繼而起。葉氏所謂「濕聚太陰爲滿。寒濕錯雜爲痛。氣壅爲脹者。」是矣。夫脾臟熱病。既壞其血。又必兼濕。則治療之法。於清熱方中。不可不加養血、滲濕、之藥也。吳錫璜云。「溫病、熱疫。至十餘日。此病最常有。熱瘧脾體變壞。此症尤多。照中醫治法。須運脾胃。而佐以利濕。利濕之藥。如茵陳、砂仁、黄柏、澤瀉、海金砂、木通、之類。佐以清熱藥中。熱減者。桂枝湯加茵陳、滑石、亦妙。西醫則用鐵酒、信石水、鷄那霜、了[illegible]、之類。爲最通行。竊意此病須以滲濕、之藥爲主。以補血、之藥爲佐。兼用温運、以養血中之熱力。熱病後。元氣已復者。用温胃藥。加入針砂、茵陳、地鱉、元明粉、之屬。久服無不奏效。

第二節　濕温證治

濕熱傷脾。四肢困倦。精神減少。身熱氣高。心煩。溺黄。口渴。自汗。脉虛者。東垣用清暑益氣湯主之。

（說明）薛生白曰。熱渴、自汗。而脉虛、神倦。便是中氣受傷。而非陽明鬱熱。清暑益氣。乃東垣所製。方中藥味頗多。學者當于臨症時。斟酌去取可也。

王孟英曰。此脉、此症。自宜清暑益氣湯以爲治。但東垣之方。雖有清暑之名。而無清暑之實。故臨症時。須斟酌去取也。

按薛生白曰。「太陰內傷。濕飲停聚。客邪再至。內外相引。故病濕温。」夫太陰在臟爲脾。太陰內傷。卽脾臟受傷。脾傷不能運胃家之水穀。則水穀聚而生濕。內濕鬱熱。病爲濕温。此種病因。皆由脾虛而致。凡饑、飽、勞、逸、過度之

清暑益氣参草芪
當歸麦味青陳皮
麯柏葛根蒼白术
[illegible]濕虛弱[illegible][illegible][illegible]
升麻澤瀉棗羌宜

人。往往多罹斯疾。其證候則倦怠、自汗、脉虛。屬脾氣之不足。煩熱、氣高、溺黄、口渴。屬濕温之爲病。虛性濕温。非徒滲濕、清熱、之常法。可以治愈。故用東垣清暑益氣之法。温運脾陽。而兼用清滲。方能與病相切也。然東垣用藥雜亂。其方命名清暑。而無一藥是治暑邪。今觀方中諸藥。皆是治濕温者。故採入濕温例中。以爲治脾虛、濕熱、之準則。

清暑益氣湯方 此方虛者得宜實者禁用汗不出而但熱者禁用

人參一錢 黄芪一錢 白朮一錢五分 陳皮一錢 神麯一錢 澤瀉一錢

蒼朮一錢五分 黄柏一錢 升麻三分 麥冬二錢 炙草一錢 葛根三分

當歸七分 青皮一錢 北味子八分

(煎服法)加生羌二片。大棗二枚。去核。水煎温服。

(方解)尤拙吾曰。元氣本虛。而又傷於暑濕。以致四肢倦怠。精神短少。懶于動作。胸高、氣短。不思飲食。脉浮緩而遲者。可用此方。若體實脉盛。或雖虛而不甚。及津涸煩渴多火者。則不可混投也。

吳鶴臯曰。暑令行於夏。至長夏則兼濕令矣(按吳氏言暑兼濕。卽是濕熱)。此方

中環大道中耀明印務局承印

兼而治之。炎暑則表氣易泄。兼濕則中氣不固。黃芪所以實表。白朮、神麯、甘草。所以調中。酷暑橫流。肺金受病。人參、五味、麥冬。所以補肺、斂肺。經所謂扶其所不勝也。火盛則水衰。故以黃柏、澤瀉。滋其化源。津亡則口渴。故以當歸乾葛。生其胃液。清氣不升。升麻可升。濁氣不降。二皮可理。蒼朮之用。爲兼長夏之濕也。

第三節 溼温兼風證治

濕邪內着。脾氣不和。腹脹不飢。便溏。四肢痠痺者。用厚樸、茯苓皮、大腹皮、防己、陳皮、澤瀉、苡仁、桂枝木等類。疏其內滯。

（說明）按夏季濕熱傷脾。水穀不運。著而成濕。濕滯生風。故腹膨、不飢、便溏、諸證中。兼見四肢痠痺也。用厚樸、腹皮、桂木、陳皮、疏利中土。茯苓、澤瀉、苡仁、防己、宣清導濁。則熱挾風濕之病解。而諸症同瘳矣。

第四節 濕温變證

溼熱挾風腹脹臨
肢痺食少溏難禁
樸苓防己桂枝木
薏苡腹陳澤瀉斟

濕温忌發汗汗之則
神昏耳聾今不見此
變是必汗之而汗不出
致鬱於肌膚之間爲黄

仲景陽明篇
茵陳蒿湯 茵陳蒿 梔子 大黄
麻黄連軺赤小豆湯 麻黄 連軺 赤小豆 杏仁 甘草 梓白皮 生姜 大棗
梔子柏皮湯 梔子 甘草 黄柏

金匱黄疸篇
大黄硝石湯 大黄 硝石 黄柏 梔子
茵陳五苓散 茵陳蒿末 五苓散
硝石礬石散 硝石 礬石 等分 大麥粥和服
梔子大黄湯 梔子 大黄 枳實 豆豉
猪膏髮煎 猪膏半斤 亂髮三枚雞子大
二味合油髮消藥成病從小便出

素積勞倦。再感濕温。誤用發表。身面俱黄。不飢溺赤。連翹、赤豆、飲。煎送保和丸三錢、主之。

(說明)積勞傷脾。肢體倦怠。是爲勞倦。勞倦而再感濕温。脾氣更不健運。邪實正虛。誤用表散。以散正氣。故至濕熱內困。蘊釀成疸。不飢溺赤也。夫黄疸之病。仲景已有專論。治法班班可考。然夏秋濕熱所變者。吳氏鞠通。用連翹、赤豆飲。行濕清熱。一送保和丸。温運脾陽。初起往往獲愈。久病重證。當宗仲景方法。變通爲治可也。

連翹赤豆飲方法

連翹二錢　梔子一錢　通草一錢　赤小豆二錢　花粉一錢　香豉一錢

(煎服法)水煎。温服。

保和丸方

山渣二両　神麯一両　茯苓一両　陳皮一両　萊菔子五錢　連翹五錢

半夏一両薑製　黄連五錢　麥芽一両

(製法)右爲末。水丸。或糊丸。

中環大道中耀明印務局承印

暑風洞泄熱胃腸
大渴津乾脾陰傷
沙參石斛銀花竹
瓜薏苡仁滑草詳

（方解）此方治脾胃濕熱氣阻。及水穀滯而不化。

第五節　暑風證治

暑風行于脾胃。發熱、洞洩。大渴、溲少。涕淚俱無者。用沙參、薏苡、扁豆、銀花、石斛、滑石、甘草、竹葉、冬瓜皮。澄地漿水煎服

（說明）此爲暑風内逼脾胃。泄瀉、亡津、之病。然非健脾利水之藥。可冀止瀉存津。蓋健脾愈錮其熱。而滲利反傷其陰也。惟以清養之品。如沙參、石斛、銀花、甘草、養津止渴。薏苡、扁豆、滑石、竹葉、冬瓜皮。清暑退熱。合而用之。又能增加水液。導歸膀胱。俾小便清長。津升瀉止。而清竅皆潤。諸證盡瘳也。王孟英此方。實仿仲景猪苓湯法。然猪苓一湯。胃燥者、禁用。（傷寒論汗多而渴者。不可與猪苓湯。以汗多胃中燥。猪苓湯復利其小便故也。）此方無滲利亡津之弊。故暑傷脾胃之陰者。最爲合宜。

第八章　肝病證治

第一節　證治提綱

肝經伏熱。灼液生風。風火相搧。痙、厥、麻、痺、驚、狂。或消渴。嘔惡。吐蚘、者。宜用清火、息風。養陰、潛陽。以爲主治。

（說明）肝爲厥陰之臟。內寄風火。熱病至此。往往陰虛陽亢。風火交扇。痙、厥、者。筋肉失陰液之營養。風入而益其勁。熱深而致肢冷、神迷也。金匱中風篇云。「邪在于絡。肌膚不仁。邪在于經。卽重不勝。」是麻痺之病。屬于風傷經絡。至若風火之邪。內干胃府。消灼津液。則消渴、嘔惡。甚或吐蚘。上犯心臟。逼劫神明。則驚駭發狂。諸種病症。雖屬心胃筋脈。而致病之原。實由肝經受邪。是以正治之方。宜用降火息風。去邪以安正。方免陽脫、陰竭、之虞。或用養陰、潛陽。助正以却邪。乃獲熱解風息而愈。

第二節　風温證治

温熱不解。劫液動風。手足瘈瘲者。雷氏却熱、息風、方主之。

卻熱息風用羚羊
鈎藤甘菊冬地動
液乾瘛瘲將發痙
涼血滋陰熱堪攘

卻熱息風方

大麥冬五錢　細生地四錢　甘菊花一錢　羚羊角二錢　鈎藤五錢

（煎服法）先煎羚羊一炷香。再入諸藥煎。

（說明）雷少逸曰。凡温熱之病。動肝風者。惟此法最宜。首用麥冬、細生地、清其熱以滋津液。菊花羚羊。定其風而寧抽搐。佐鈎藤者。取其舒筋之用也。

第三節　風温險病證治

熱邪深入厥陰。脉沈數。舌乾、齒黑。手指但覺蠕動。急防痙厥。二甲復脉湯主之。（吳氏原文下焦）

（說明）按痙厥爲肝病壞症。熱邪深伏。陰液受傷。而至舌乾、齒黑者。當于未痙之先。急用育陰息風。降火鎮逆。其病乃免于危。上工治未病。卽此意也。

二甲復脉湯方（復脉育陰。介屬潛陽。使陰陽交紐。庶厥可不作）

卽加減復脉湯內加　生牡蠣五錢　生鼈甲八錢（上六味　炙草　干地　白芍　麦冬　阿膠　麻仁）

第四節　風温壞病証治

温病痙厥、神昏。舌短、煩躁。先與牛黄丸、紫雪、輩。開竅搜邪。再進三甲復脉湯。潛陽存陰。

(説明)按痙厥爲風火鴟張之病。神昏、舌短、煩躁。則邪陷心包也。若以西醫學説言之。則皆屬神經擾害之病。故諸症往往同發。然當分別虛實。以施治療。吳鞠通曰。上焦邪盛。以清邪爲主。清邪之後。必繼以存陰。下焦陰虛。以存陰爲主。存陰之先。若邪尚有餘。必先于搜邪。臨症細參。勿倒亂也。

牛黄丸 紫雪丹 三甲復脉湯(俱見前)

第五節　風温壞病證治

熱邪久羈。吸爍真陰。或因誤表。或因妄攻。神倦、瘈瘲。脉氣虛弱。舌絳苔少。時時欲脱者。大定風珠主之。

(説明)吳鞠通曰。此邪氣已去八九。真陰僅存一二之治也。觀脉虛苔少可知。故以大隊濃濁。填陰塞隙。介屬潛陽鎮定。以鷄子黄一味。從足太陰下安足三陰。上濟手三陰。使上下交合。陰得安其位。斯陽可立根基。俾陰陽有眷屬一家之義

既厥且噦脉細而勁小定風珠主之

鷄子黃　阿膠　龜板

淡菜　童便

。庶可不致絶脫歟。

大定風珠湯方　即三甲復脉加五味子鷄子黃

生白芍六錢　阿膠三錢　生龜板四錢　乾地黃六錢　麻仁二錢　五味子二錢

生牡蠣四錢　麥冬六錢　炙甘草四錢　鷄子黃二枚　鼈甲四錢

（煎服法）水八杯。煮取三杯。去滓。再入鷄子黃。攪令相得。分三次服。喘加人參。自汗加龍骨、人參、小麥。悸者、加茯神、人參、小麥。

第六節　風熱壞病證治

温病。肢麻眩暈。音低神儯。足微冷。身微汗。胸微悶。面微紅。睛微赤。苔微黃。脉微弦、者。用人參、龍骨、牡蠣、菖蒲、黃連、紫石英、麥冬、小麥、竹葉、蓮子心、治之。

（說明）此病神氣虛怯。肝家邪熱。挾内風而上逆。故發諸種虛性風熱之脉症。然妄用透熱驅風之品。則氣脫神亡。危亡接踵矣。惟予人參、小麥、菖蒲、龍、牡、石英。鎮氣、養神。黃連、竹葉、蓮心。降火、清熱。麥冬多液。柔潤息風。

則病邪可去。神氣不至脫絕。諸症乃瘳也。

第七節　暑熱證治

暑邪深入。消渴、或麻痺者。連梅湯主之。

（說明）按金匱消渴篇。首言厥陰爲病。蓋以是病多由肝家風火犯胃。消爲津液所致。吳鞠通列消渴病于少陰經中。未臻完善。至麻痺之證。純屬肝經受邪。以肝主絡。暑傷肝陰。絡失所養。故麻痺也。二證俱可用連梅湯。酸甘養陰。酸苦泄熱。其病自愈。

連梅湯方

黃連二錢　烏梅三錢去核　麥冬三錢　生地三錢　阿膠二錢

（煎服法）水煎服。

第八節　濕熱證治

肝膽濕熱。脅痛、口苦。耳聾、或腫。筋痿。或陰癢、腫、濕。溺血、白濁、者。龍

中環大道中都明印務局承印

龍胆瀉肝通澤柴
車前生地草歸偕
梔芩一派苦寒品
瀉熱肝邪力可排

膽瀉肝湯主之。

（說明）按此爲濕熱病之變証也。考薛氏生白曰。「濕熱病在陽明太陰之裡者。每兼厥陰風木。以厥陰司相火。陽明、太陰。濕熱内鬱。鬱甚則少火皆成壯火。而表裡上下。充斥肆逆。故是症最易耳聾、痙、厥。爲濕熱之變局」。即此而論。則脾胃、受濕熱。其病往往波及于肝。膽附肝内。肝病又害及于膽。是以濕熱之變。肝膽同病者有之。脅痛、耳聾。肝氣鬱而不舒。口苦、則屬胆液熱盛之據。毒陷血分者。痙厥、抽搐。毒傷氣分者。筋痿、溺濁。陰癢、濕、腫。其證比濕熱正病。更爲重篤。宜早爲救治。方免危險。

龍膽瀉肝湯方

龍膽草酒炒　黃芩酒灼　梔仁酒炒　澤瀉各一錢　車前子　木通各五分

當歸二分酒洗　柴胡一錢　甘草　生地各三分

（煎服法）右十味。水煎服。

（方解）按凡治濕溫之方。類皆兼用芳燥之藥。惟此方概置不用。而以純苦之味。與甘滑之性。調劑成方。自樹一幟。肝膽濕熱。誠不可少也。夫濕溫病中。熱爲濕鬱者。芳香之品。可透溼以除其熱。若肝膽鬱熱。疏洩不行。因而至溼。又非芳燥之藥可療。故以龍胆、柴、芩、山梔、直瀉火熱。疏其鬱結。則肝膽氣舒。溼濁不致停滯。再以車前、通澤。利竅通經。甘草歸地。甘緩性潤。制其苦降之太過。俾邪從小便而去。津液不因滲刼而傷。病去體康矣。

第九節 溼熱險病

濕熱病。舌灰、消渴。心下板實。嘔惡、吐蚘。寒熱。下利血水。甚至聲音不出。上下格拒者。椒梅湯主之。

（說明）吳鞠通曰。此土敗木乘。正虛邪熾。最危之候。故以酸苦泄熱。輔正驅邪立法。據理製方。冀其轉關耳。

按吳氏此節。編入暑病門中。而不知乾薑、川椒。爲暑病忌用之藥。此因誤信暑必兼濕之語。致將濕熱之病。混言爲暑耳。茲特更正。免滋疑惑。

椒梅湯方

黃連一錢　黃芩二錢　乾薑二錢　白芍三錢　川椒三錢炒黑　烏梅三錢去核

隱君遺下滚痰方
礞石黄芩及大黄
少佐沉香為引導
頑痰怪症力能匡

人参二錢　枳實一錢五分　半夏二錢

（煎服法）水八杯。煮取三杯。分三服。

第十節　温熱夾痰險病

温熱病。神呆、目瞪。言語失倫。誤用鎮補。馴至善饑、善怒。詈罵如狂。右脉洪滑者。予犀角、石膏、菖蒲、胆星、竹瀝、知母、合礞石滚痰丸。

（說明）此爲肝經陽盛。痰火犯腦。如狂之症。西醫概稱爲神經之病。然肝脉夾胃貫腦。循咽喉。上目系。與督脉會于巔頂。巔頂之內。卽腦之神經中樞。腦爲肝家痰火所薰蒸。至神經作用。失其常規。而見此症。是病所雖在于腦系神經。而病原實出于肝經痰火。右脉洪大者。是痰火之確據也。善饑善怒。則肝氣上逆使然。用犀角、膏、知、清其熱。竹瀝、星、菖、豁其痰。而以滚痰丸峻下之。治實熱重病。勿主姑息。以貽後悔。

礞石滚痰丸方

金礞石一两（焰硝煅過埋地七日）　黄芩　大黄酒蒸　各八两　沉香五錢忌火

（製服法）右四味。爲細末。水丸。如川椒、大。量人大小用。

（方解）此下實熱結痰之峻劑。虛寒禁用。

第九章　腎病證治

第一節　證治提綱

腎經受熱。火炎陰虧。耳聾、咽喉痛。腰痛、胻痠。或兩足腫者。宜瀉火滋陰。

（說明）經云。「腎者主水。受五藏六府之精而藏之」。言腎之功用。能藏精以養生。化水以濾溺也。熱病傷腎。陰精不藏。火炎莫制。則耳聾、腰痛。胻痠。咽喉痛、等證。皆可發生。西醫以聾痛痠。爲感覺、與運動、異常之病狀。屬該部神經受病之障害使然。故不名曰腎病。然神經司於腦。腦爲髓海。髓生於精。腎病精虧。而腦髓神經。乃病枯熱。是中醫於此等症狀。直名腎病者。方爲探本之論也。而兩足腫一證。我國醫學。謂腎病不主水。水溢於下。與西醫斷爲腎藏炎。其病理正同也。古人治腎熱。主用知柏八味復脈等湯。蓋以腎爲陰中之至陰。熱病至此。非真陰衰竭。則亢陽莫制。瀉火以救其燔。滋陰以溉其枯耳。

第二節　温熱証治

温病六七日。壯火少減。陰火内熾。耳聾者。宜加減復脉湯。

(說明)經云。「腎開竅於耳。精脫者耳聾」。温病六七日後。陰精往往衰竭。吳鞠通云。宜復脉湯復其精。誤用柴胡湯必死。

加減復脉湯方(見上)

第三節　温熱夾水証治

温病後。發水腫。脉躁疾者。宜加減復脉湯。加冬瓜皮、澤瀉、薏苡、之屬。

(說明)吳瑞甫曰。此熱後水腫。審其脉數。或躁疾。或弦勁。由于碍及心臟及腎臟而變。用此方甚效。余試驗屢矣。而醫者多不知。良可浩歎。

按熱後傷腎。精液不足。無以奉心、化血。則血液稀少。而發全身貧血。毛細管(即孫絡)壁。因失血液之營養而變性。遂至泄出多量水液。浸潤組織。吸收管不能爲多量之吸收。則發水腫。此等水腫。全屬血虛所致。西醫名曰稀血性之水腫。宜以大劑養精、滋血、之藥。使毛細管得有營養。再加利水而不傷陰之品。泄

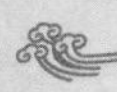

其水液之潴留。則腫病乃消。吳氏用復脉湯。加冬瓜皮、澤瀉、薏苡。可謂得此病之善治。昧者不察。一見水腫。妄行滲利。反傷精血。血愈虛、而腫尤甚。無不速斃。良可惜也。

第四節　温熱兼燥證治

温病。下利咽痛。胸滿心煩者。猪膚湯主之。

（説明）張潞玉曰。下利咽痛。胸滿心煩。少陰（腎經）之伏邪。雖發陰經。實爲熱症。熱邪充斥。上中下間。無所不到。寒下之藥。不可用矣。立猪膚湯。以潤少陰之燥。救陰精之竭。）

猪膚湯方

猪膚一斤。（王孟英曰。以猪皮去其肉肥。刮如紙薄。杭人能造。名曰肉酢（醋酢二音）可以充饌。）

（煎服法）水一斗。煑五升。去滓。加蜜一升。白粉五合。（即米粉）熬香。和令相得。温分六服。

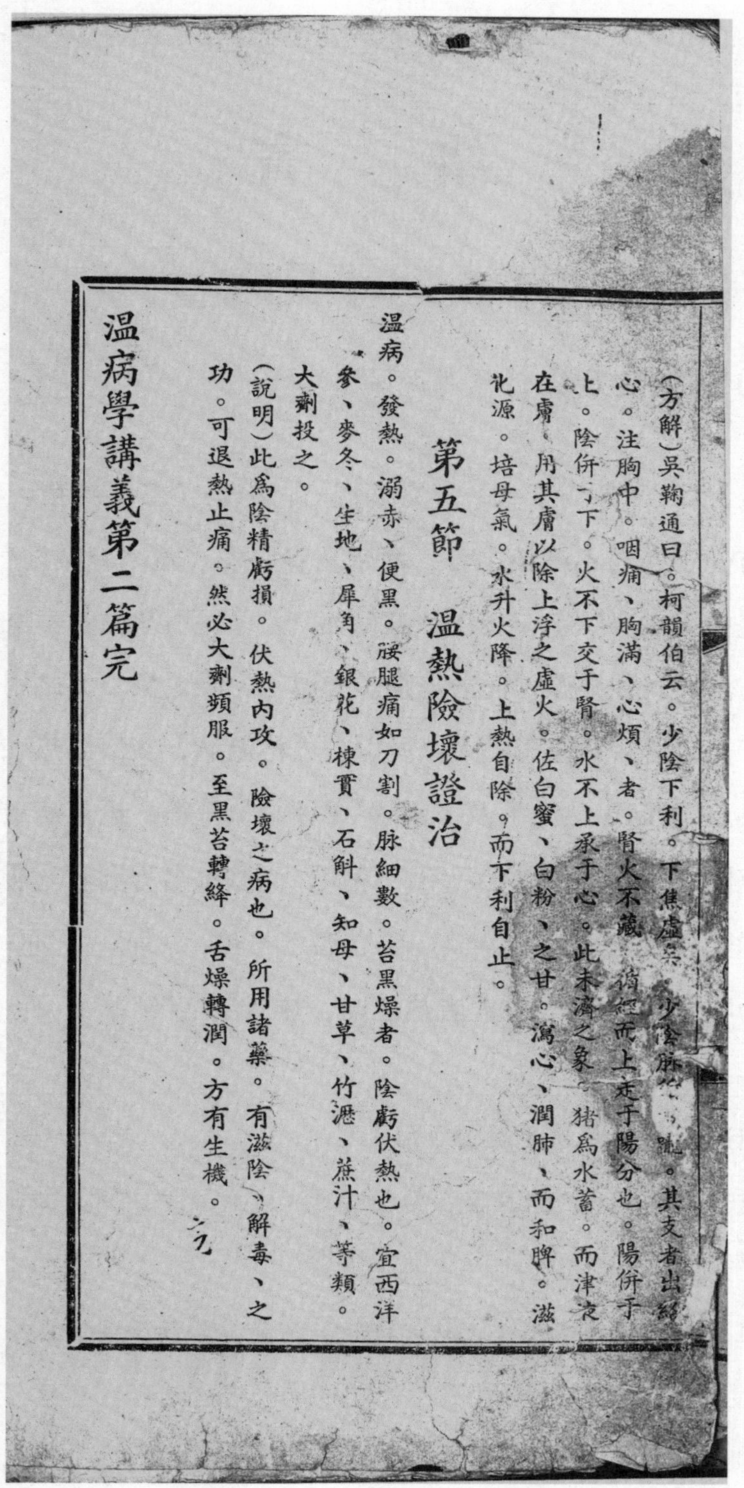

（方解）吳鞠通曰。柯韻伯云。少陰下利。下焦虛矣。少陰脈循喉嚨。其支者出絡心。注胸中。咽痛、胸滿、心煩、者。腎火不藏。循經而上走于陽分也。陽併于上。陰併于下。火不下交于腎。水不上承于心。此未濟之象。猪爲水畜。而津液在膚。用其膚以除上浮之虛火。佐白蜜、白粉、之甘。瀉心、潤肺、而和脾。滋化源。培母氣。水升火降。上熱自除。而下利自止。

第五節　温熱險壞證治

温病。發熱。溺赤、便黑。腰腿痛如刀割。脈細數。苔黑燥者。陰虧伏熱也。宜西洋參、麥冬、生地、犀角、銀花、楝實、石斛、知母、甘草、竹瀝、蔗汁、等類。大劑投之。

（說明）此爲陰精虧損。伏熱內攻。險壞之病也。所用諸藥。有滋陰、解毒、之功。可退熱止痛。然必大劑頻服。至黑苔轉絳。舌燥轉潤。方有生機。

温病學講義第二篇完

绪　言

（一）温病之定义（原版1页前）

《内经》曰："冬伤于寒，春必病温。"又曰："冬不藏精，春必病温。"夫温病虽有伤于寒与不藏精之分，而皆至春必发。盖因春暖之气而为病也。后人以六气中无"温"字，遂混"瘟"为"温"，不知瘟者疠疫也，感天地之杂气，与温病同种异源，证治自别。夫温者，暖之象，火之用也。而其究极，必归于热，然后乃至于杀人。所以古人称温病，多曰温热。近日西医学名为轻重热。《素问·热论》及《刺热》《评热》等篇，论热病最详。温病要不能越其范围，而别生变化，乃不曰热病，而必定名为温者。所以溯病之所由始，即示人以杜渐防微之意欤。要之温之与热，二而一，亦一而二者也，吾不能不为明了之判别曰："温者热之渐，热者温之极。"

刘赤选旁注（原版1页前页眉）

"瘟"即战时疫、饥馑疫，传染最速，发作最重，用药必大剂频投乃可挽救。

"温"转热病传染较慢，初起极轻，用药宜轻清平淡为本。

（二）温病之历史（原版1页前）

《素问·热病论》曰："凡病伤寒而成温者，先夏至日者为病温。"温病见于简籍，此为最古。仲景《伤寒论》曰："发热而渴，不恶寒者，为病温。"寥寥数语，有论无方，考长沙悯宗族死亡过半，乃著《伤寒论》，三百九十七法，百一十三方。《伤寒》治法，不厌求详，独于《温病》，不著方法。而《千金》一书，卷凡三十，方余五千，《外台秘要》四十卷，方乃六千有奇，其中论温病者，不及百分之一，方药辛燥，尤不适于近世治疗温病之用。自汉而晋而唐，医风卓绝今古，相皆不措意于温病如是，岂非温病为当时绝无仅有之证耶？宋时《局方》颟顸，固无精确之发明，即私家撰述。亦罕有详言温病者。迨河间刘氏崛兴，著《素问玄机原病式》，立论主火，丹溪朱氏继起，崇尚补阴。金元之际，实开治温先河。温病殆出而为当世厉矣。第治法未纯，酿成疠疫。震泽吴氏（吴又可），起而著《瘟疫论》，补偏救弊，风靡一时，然究非治温正法也。沿及清代，吴门叶氏（叶天士）香岩出，以善治温病震一时，章虚谷所称为识温病之源，而明其变化者也，同时洄溪徐氏，于叶氏多所心折，谓清代头顶朱缨，口含烟草，故其时热病最多。厥后如清河吴氏（吴鞠通），海宁王氏（王孟英），皆邃于叶氏之学，而以能治温病称。大抵学术之变迁沿革，必随自然之趋势，以适合其环境所需要，乃足以创造学说，而卓然自成一家，医学何独不然？明清以迄于今，研究温病学者日多，其方法亦日以精密，则此五百余年中，为温病最盛之时代，断然而无疑也。彼泥古之士，执伤寒成法，以治今病，动辄得咎，比比皆然。观此，益恍然于其故矣。

刘赤选旁注（原版1页后页眉）

大承气汤加芍药，每味四两，连食两剂可愈瘟疫。

肺心肝肾伏热内发，亦有头痛。

脾热病，头重欲呕，湿热肚痛以樗柳治之甚合。

四肢有热全身无者，亦为燥屎之据，闭者气虚，结者津枯。

（三）温病之性质（原版2页前）

前言温为火之用，则火即其体也，火性炎上而就燥。《素问·刺热篇》言五脏热病，头痛者四，头重欲呕者一，病势上升，已可概见。至于病甚气逆，则无不予之死期，且病温剧甚者，必为阴精枯燥之人。《金匮·真言论》曰："精者身之本也，故藏于精者，春不病温。"谓无燥之可就也。非然者，土膏下竭，野草焦枯，遗火一星，燎原立发，可畏也已。夫寒之体为水，水弱而性缓；温之体为火，火烈而性急。伤寒多猝感，病自外来，温病多伏邪，病从内发。自外来者，由阳入阴，其行以渐，自内发者，直升横迸，其变无方。故温病伤人，视伤寒为尤速，则其性之暴烈使然也。

（四）温病之传变（原版2页前）

《伤寒》一书，首言六经，盖以六经为百病传变之道路，不明六经，则不知伤寒之传变。前人云：伤寒钤（贯）百病，其实六经钤百病耳。温热者，伤寒之类也，其传变固不能出六经之范围，然与伤寒大异，何则？伤寒从外入，自阳传阴；温热多内发，从里达表。黄元御曰："风寒传阳明则热，传阴经则寒。"是邪随经气之化，而变其病。温病则始终皆热，即间有外感温邪，由口鼻皮毛袭入者，始病在表，与伤寒同，然化热最速，又与伤寒之留恋日久，然后入里化热者异也。或谓伤寒传足六经，温热传手六经，不知伤寒不尽无手经病，温热亦不尽无足经病，岂能画手足经为二道，令伤寒温病，必分道而驰耶？然则温病之发也，必见六经形证，而不循六经之序而递传。如昏蒙谵妄、溏泻黏垢、喉胀肢掣、齿焦舌缩、瘢疹吐衄等证，无不可以同时并见。其势充斥内外，混合阴阳，无可划分，安得仍泥六经法治之！吴鞠通著《温病条辨》，强分三焦，以板法限活病，施诸实用，尤未见其可也。夫温病之发也，紊乱而迅速，必驭之以简且括者，而后审证不惑于多岐。兹篇立法，以卫气营血为经（叶氏宗法），而气以统卫，血以统营，气分统三阳，血分统三阴，必求其简而又简，至病之杂出旁见者，仍以六经纬之，庶几执简驭繁，兼包兼举尔。

刘赤选旁注（原版2页前至3页前页眉）

凡下利绿水为实证急泻之。

热病失血以犀角地黄汤主之。

"炎上性"，用降泄药不可发散，故葛根、柴胡之类戒用，以黄芩、菊花、连翘为合。王孟英曰："温病以下行为顺。"

"就燥性"，宜养津液，滋阴药如花粉、芦根、冬瓜皮、蔗水、雪梨、元参、生地、麦冬之类，或用黄芩、芍药、甘草等。

"急性传变"，用清解泄热大剂药，或于大小便汗解之。

瘢现于皮肤平滑，疹现于皮肤则突起。

瘢疹吐衄为三阴病。

三阳之病皆归气，三阴之病皆归血。

温病一起即宜清里。

伤寒有变证及变病，温病有变证无变病。

秦艺士：六淫病外加一食滞。

昏蒙谵妄为少阴心病，溏泻黏垢为太阴脾病，

喉胀肢掣为厥阴肝病，齿焦舌缩为少阴肾病。

（五）温病之种类及其兼夹（原版2页后）

治单纯者易，错杂者难治，凡病皆然，而温病为尤甚。温病发生，多在春生夏长之时，病气随时令之发皇。已夹有逢勃不可遏抑之势，益以气候复杂，晴雨无时，故温病之有混杂，及其兼夹，视冬寒较多，治亦较难。此吴氏条辨，所以将温病列为九种混杂病名。而戴麟郊又倡“五兼十夹”之说也。夫温病主也，其所兼夹，及所混杂者，客也。无论所兼何邪，所杂何病，皆以温统之，则纲举目张，有条不紊。逮吴氏之温热、冬温、温虐，本同一病，无容强分。而瘟疫、温毒，同属疠疫之气。暑温即病暑，亦为温热之类，兹篇汰其重复，分温病为风温、瘟疫、温热、暑病、湿温、燥热，则其混杂之种类，朗若列眉矣。至戴氏五兼，六气中仅有风、寒、暑，而不及湿、燥、火。火为温之体，姑置勿论。如湿、如燥，独非温病可兼感之气乎。舍此不兼，而兼虐兼痢，诚不解其用意之所在矣。其言十夹，曰痰水、

曰食、曰郁、曰血、曰肾虚、（曰脾虚）、曰亡血、曰疝气、曰心胃痛、曰哮喘。前四项为水谷气血之病，人所常有，诚可著为夹病之定例；后六项则病不常有，强凑成十，反嫌挂漏矣。此不容沿讹袭谬，而不加去取者也。夫兼者、兼感特异之气也，故五气必取其全。夹者夹带其他之病也，故十病当择其要。曰风、曰寒、曰暑、曰燥、曰湿，是谓五兼。曰痰、曰食、曰郁、曰瘀、是为四夹。五兼易其二，十夹去其六，是非有意求异于古人也。期有裨其实用而已。

刘赤选旁注（原版3页前页眉）

寒证汗多为亡阳，热证汗多为亡阴，指汗出如油而言。

宿病不与本病互相为虐者，先治新，后治故，不必著入夹病定例。

口干不渴为血病。

小腹离开二寸属少腹。

第一篇　诊断概论

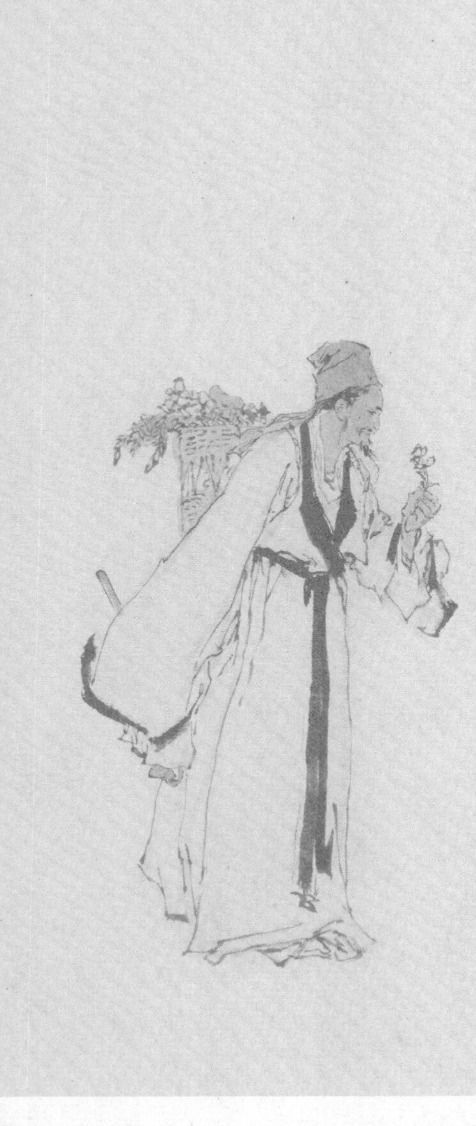

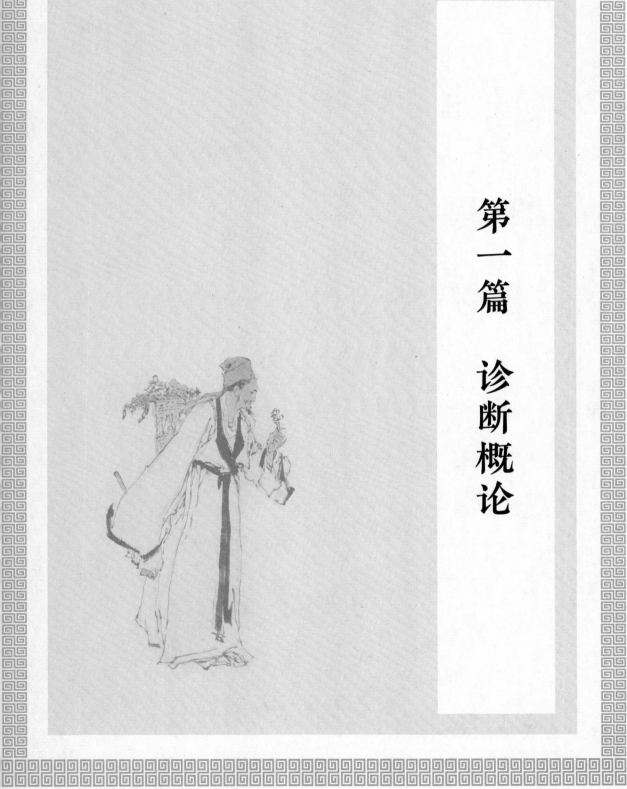

第一章 温病之原因

§ 原版3页后 §

温热之病，其总因不外阴虚。盖阴精虚竭，则阳火内亢，一至春令，气机开泄，蕴伏之邪，乘机而发为热，外感之气，或侵袭而成为温。故经曰："冬不藏精，春必病温。"然析而论之，其因有三。

一曰伏气（原版3页后）

伏气者，寒气潜伏体内，不即为病，与人身内火蕴酿，乘春阳发动，气机升泄之时，化热而出，发为温病也。《素问·生气通天论》曰："冬伤于寒，春必病温。"是矣。其所伤之寒邪轻，郁伏浅，或其人素少内火，则往往随春升之气，缓缓渐散于外，而不为病；即病，亦不甚剧。

若寒邪深，郁伏日久乃发，或为外邪激刺而发，或为饮食嗜欲逗引而发，则其发也，多致内外皆热，势成燎原，不可向迩，此则温病之甚者也。

近日西洋医说，谓病之潜伏时，不过十四日，无"冬伤于寒，至春乃病"之理，殊不知内伏之邪，必假道毛窍腠理，乃能宣泄于外。若冬令严寒，阳气内敛，则毛窍收引，腠理密固，邪虽欲出，势不能达，无从发病。必至春令融和、东风解冻、蛰虫有声之时，阳气舒张，伏气遂得外泄而为温病。则《素问》所言，岂谰语哉？

刘赤选旁注（原版 3 页后至 4 页前页眉）

温病下蓄瘀验方，（并煎水）赤芍[illegible]、（冲）血珀[illegible]。

“病”：体内各器官组织受碍害，不能维持其生活工作谓之病。

“因”：障害各器官生活工作之事物谓之因。

“阴”：涕、泗、精、津、汗、血、液，七般灵物皆属阴，然精为阴之本。

伏气温热初起由里达表，病在气分，口苦咽干、发热烦渴，古人用黄芩汤直清里热。若热伏血分，从阴出阳，初起舌赤、发热、神情昏燥，古人用犀角地黄汤解毒救阴。王孟英云：“伏邪重者，不能一清而解，如抽蕉然，层出不穷。”往往热退之后，又复发热，用犀角地黄汤十余帖始愈。

二曰外感（原版 4 页前）

外感者，感触外围温暖之气而为病也。《六元纪大论》曰：“辰戌之岁，初之气，民厉温病。卯酉之岁，二之气，厉大至，民善暴死；终之气，其病温。寅申之岁，初之气，温病乃起。丑未之岁，二之气，温厉大行，远近咸若。子午之岁，五之气，其病温。”此言运气之关系。每岁病温，有早暮微盛不等，则病之因于外感，信而有征也。

春夏之交，热虽未盛，而令主生长，性善发越，人触之则成温病，阳热蕴蓄欲发者，其病尤速。《素问·热论》曰：“凡病伤寒而成温者，先夏至日为病温。”此以气候之关系，而知其病之因于外感也。

“伤寒从毛窍入，温病从口鼻入”，二语世多宗之，不知二者虽皆互有，究以从毛窍入者为多，何则？温病治法，以得汗为先，若非入从毛窍，汗之奚为？以此治法之关系，而知其病之因于外感也。

外感不限于温之一气也，凡风、寒、暑、湿、燥五气，皆称外感。一有所感，皆足以触发内伏之阳热，而为温病。故温病之外感，以兼他气者为尤多。

刘赤选旁注（原版4页前至4页后页眉）

外感温病初伤在表，肺先受邪，必见头痛、恶寒、发热或咳嗽，舌未有苔，或薄苔，其病最轻，辛凉清解，银翘、桑菊之类可愈。唯外感多兼他气，病原复杂，诊治稍烦。

三曰内伤（原版4页后）

人身阳气主外，阴精主内。内伤者，阴精伤也，主内之阴精既伤，则阳失所恋，无地潜藏，热病乃作。善夫《素问·金匮真言论》曰："夫精者，身之本也，故藏于精者，春不病温。"意谓精为身之本，阳热潜藏其中，得所涵濡，虽值春令升发之时，亦不浮越于外而病温。此即"阴平阳秘，精神乃治"之义也。温病与内伤之关系，直抉奥窔，无余蕴矣。

温属火类，精属水类；温为阳热，精为阴寒。水精旺者，火邪不生；阴精足者，阳热自降。理固然矣，况夫气生于精，精足则气足，气足则卫外之力强，冬寒且不得而伤之。何有于伏气？何有于外感？故前言温热之病，其总因不外阴虚者，其理如此。

刘赤选旁注（原版4页后页眉）

内伤温病阴虚火亢，初起即耳聋、舌干、神慢、脉弱，古人以加减复脉汤大剂极阴清热。

第二章　温病之证候

§ 原版5页前 §

病之浅深轻重，皆有证候，表见于外，可诊而知，温病尤然，其证分卫、气、营、血、五脏，列为条例，其目凡九。

说明：卫气营血，《内经》言之綦详，后人滑口读去，辄以卫为气之别名，营为血之别名，混同为一。认证遂多舛错，兹特分别言之。《灵枢·营卫生会篇》曰："人受气于谷，谷入于胃，以传于肺，五脏六腑，皆以受气，其清者为营，浊者为卫。"《本脏篇》曰："卫气者，所以温分肉，充皮肤，肥腠理，司开阖者也。"《邪客篇》曰："卫气者，出其悍气之慓疾，而先行于四末、分肉、皮肤之间，而不休者也。"据此以观，则卫为后天水谷之浊气，游行于肌腠肤表，以捍卫全体，为人身外层、屏藩，故名曰卫，与气同属于气体之物，但当厘然不容混淆者也。气即阳气，其始为肾中一点元阳，故又名元气，两肾之间，（命门）有气息息萌动者是也。此气徐徐上达，藉后天水谷之培养，遂成磅礴之势，积贮于胸中，循喉咙，司呼吸，则名宗气，内养脏腑，外灌百骸，无处不到。因其出入往来，支配脏腑经络，阴阳表里之关系，划分为三阴三阳之气，是气也，为人身生活之主体，与卫截然不同者也。

《灵枢·卫气篇》曰："经气之行于其经者为营气。"《邪客篇》曰："营气者，泌其津液，注之于脉，化以为血，以营四末，内注五脏六腑。"《营气篇》曰："营气之道，内谷为宝，谷入于胃，乃传之肺，流溢于中，布散于外，精专者，行于经隧，常营无已，终而复始，是谓天地之纪。"夫曰经、曰脉、曰经隧者，为营与血藏聚之管，其泌焉、注焉、流溢而布散焉，则为谷精之液，已化者为血，未化者为营，此营之与血，虽同属液体，又当厘然而不容混为二物者也。

《灵枢·决气篇》曰："中焦受气，取汁变化而赤是谓血。"西医以血输血液血清，组合而为血。

准上以观，则卫气营血，了如指掌。病在卫，外见何证；病在气，外见何证；病在营、在血，外见何证，辨认真确，诊断庶不紊乱。

刘赤选旁注（原版4页后至5页后页眉）

喘，出气多，入气少，吸不归根。

短气，出气少，入气多。

喘则动肩而脉浮，短气则脉沉，凡喘要降，短气要升。

叶氏曰："轻则为咳，重则为喘。"

温病之泛发者，以卫气营血别其浅深轻重。"卫"，水蒸气。"气"，元气，又名大气，分为三阴三阳，以支配全身。"营"，水谷之液能化血者。"血"、血液，血轮合为血。

局部温病，分五脏以别其浅深轻重。肺病——卫气同伤；心病——营血同病；脾病——伤血或兼气；肝病——必伤血；肾病——必伤精血。

一曰卫病证候（原版6页前）

卫气游行于皮肤肌肉腠理之间，而司开阖者也，若外邪伤之，则卫气为其所遏，不得宣泄，即郁于皮肉腠理之中，而发为热。《素问·调经论》

曰："元府不通，卫气不得泄越，故外热。"则发热为邪在卫分之一征，此可扪而知之者也。西医论发热，谓由微生体之作用于身体内，增进蛋白质之分解，以是发生体温，恒较常态为多，况因传染之感作，及体温之升腾，呼吸脉搏，俱各增加，故亦发生体温。此说与中医学理，正相吻合。盖邪气作用，致卫气内郁，积聚成热，热气分解体内物质，最为迅速，则发身热。又内热驱迫，则气机被其鼓动，血液亢进，呼吸脉搏，无不加速，亦致发热也。

外邪犯卫，卫气必鼓其勇，而与之争，争而胜焉，则逐邪外出，汗泄气舒，郁解而热亦退。若邪正相持，胜负未决，则必恶寒，恶寒者，卫为邪踞，气不得而温固之也。《素问·调经论》曰："上焦不通，则寒气独留于外，故寒慄。"是恶寒为邪在卫之一征也，此可问而知之者也。西医论恶寒，谓发热之初期，体温增进，而皮肤之血管收缩，水蒸气之发散，同时减少，以抑制温之放散，两者相助为虐，遂使体温升腾。若此时皮肤之血管收缩过度，且甚加剧，则患者顿觉恶寒，兼起不随意之筋运动，及门牙等，则为战慄。此说与中说相通，盖卫气被外邪所郁，不得达出皮肤之外，则皮肤中之血液，势必下沉，而致血管收缩，遂发恶寒也。西医注重形质之变态，中医讲求气机之异状，其说虽异，其理实通。

《素问·六节藏象论》曰："肺者气之本，其华在毛，其充在皮。"又肺主气，属卫，卫分有邪，多见肺病。如呼吸短促、咳嗽、面色浮赤等证，皆为肺受卫邪激刺所致，此又可望可闻而知之者也。

定则：

发热、恶寒，为卫受外邪必见之证候，其肺受激刺所生诸证，不必悉具。

刘赤选旁注（原版6页前至6页后页眉）

“发热”，卫病发轻热，在百度以下至多102度或间歇热。

邪入卫气，与邪争持则发热；邪入营血，与邪争持亦发热。卫气属阳，其热度恒比入营血为高。卫气阳则日剧，营血阴则夜剧。

“恶寒”，卫病之特征，卫主皮肤，皮肤受邪，其中之血管收缩则恶寒。

实热厥手甲紫，虚寒厥手甲白。

凡小兴胀病必实，左便痛为脾，右便痛为盲肠。

后人治寒湿发黄，以茵陈四逆汤用药，当以黄医黄，必小便黄，若红便者不治。

二曰气病证候（原版6页后）

卫邪初入气分，其入而未尽之时，仍有发热微恶寒，或舌苔薄白，及黄白相兼等证，此卫与气皆病也。若病全在气，卫邪已罢，则恶寒亦罢，不特不恶寒，且反恶热矣，大抵卫邪内袭，势极披猖，通身正气，必并力奔赴于外，以为堵御，阳气悉聚于外，愈集愈厚，故身热恶热。《灵枢·刺节真邪篇》曰：“阳气有余则外热，内热相搏，热于怀炭，外畏绵帛近。”此阳盛恶热之义也，则恶热为邪在气分之一征。

病在卫分，当伏邪未发，则溺色如故；若病在气，虽无伏邪，溺色亦黄。盖水蒸于火，即上腾而为气；气著于物，复下注而为水，则气受温邪燔灸，化为水而传入膀胱，其色安得不黄？《素问·经络论》曰：“热多则淖泽，淖泽则黄赤。”虽论阳络之色，而理实相通。

《灵枢·决气篇》曰：“上焦开发，宣五谷味，熏肤，充身，泽毛，若雾露之溉，是谓气。”夫从上焦开发五谷之味，宣布于内外，以成气之作用者，肺与胃而已，肺为气之橐籥，胃为气之炉鼎，温邪犯气，肺胃必先受影响，而肺胃有病，溺色即变。《灵枢·经脉篇》论肺曰："气盛有余于胃，则溺色黄，气之所盛，邪火为之也。"则溺黄为邪在气分之一征。

热邪入气，肺脏首当其冲，肺病则清肃之令不行，胃中湿热，郁而不宣，遂上熏于舌，而生黄苔。故《素问·刺热篇》论肺热病者曰："舌上黄。"则舌黄又为邪在气分之一征。

刘赤选旁注（原版6页后至7页后页眉）

"恶热"，气分受热之特征，气热则内外俱热燔，神气受蒸，故畏热。

"舌苔黄"，亦气热之特征，苔为津气之布结。气病则津气郁滞而有苔，苔黄为必热之据。

凡小儿恶寒必挟实大人而目倦。

"胎"，原有之薄白胎也，若病则变厚"苔"。

真苔胃有浊气，津液不行，气滞则生出之，若苔面光为无津气；黄苔必热，以胃中水分消失。

"溺黄"，膀胱受热灼，水分消失则溺黄，溺黄必短少臭秽，或溺时刺痛而涩。

定则一：

恶热，不恶寒，舌苔黄，溺色黄，为邪在气分必见之证候，其流连于三焦，或内结于胸、腹、胃、肠间，仍属诸气分之病者，当再辨之。

三焦。肺邪不解，若津液未伤，伏邪又不甚重者，未必遽尔入营，而逆传心包，则三焦适当其冲矣。三焦为相火之用，分布命门元气，主升降出入，游行上下，排决水道，总领五脏六腑、营卫经络、内外上下左右之气，按之六经，则属少阳，为半表半里之地，温邪流连于此，即见少阳脉证，故中沉两部，脉多细数而滑，证多寒热往来，治法与伤寒异，但邪未深入，多有值转枢之机，化虐而愈者，此温邪流连三焦之证候也。

刘赤选旁注（原版7页后至8页前页眉）

流连三焦必与正气相结，郁抑不解，有往来寒热之特征。

三焦在半表半里，属少阳经。气机升降出入之孔道也。

往来寒热而兼颈痛、汗出、口渴，五证齐全方为疟疾。

定则二：

往来寒热，为邪气流连三焦必有之证候。

胸腹。膻中为气海，气所出入汇合之中枢也，胸膈之间，即其部位，故温邪侵入气分，病在胸膈者，十居七八。若气为邪激，势欲上越者，多呕吐；气为邪壅，郁而不舒者，多懊侬；邪与痰湿凝结，阻遏正气，不得宣通者，多胀痛痞满。舌苔或黄或灰，或黄浊，或黄白相兼，此皆气病于胸部之证候。

脐以上为大腹，脾胃之属也，气病至此，已无表邪，证见胀满疼痛。舌多老黄色，甚则中有断纹，此气病在于腹部之证候也。

刘赤选旁注（原版8页前页眉）

伤寒往来寒热，舌苔白滑，脉弦细。

温热往来寒热，舌苔黄白而干，脉弦数而滑。

定则三：

呕吐、懊侬（胸热之特征以栀子）、胸痞、腹痛、胀满者，为邪气内结胸腹必有之证候。

胃肠。上言大腹已统括脾胃，但胃之上口，接连胸膈，名曰上焦，若胃中津液干燥者，温邪尤易传入，且胃为二肠上游，病邪下移，更为顺传之道，其关系视脾脏尤切，特提论焉。

面目俱赤，呼吸皆粗，舌苔老黄，甚则黑，有芒刺，口渴，恶热，谵语（此谵语为胃热上熏，非邪入心包可比），日晡益甚，此气之病于胃部者也。

大便闭，或燥结，或纯利稀水，名为热结旁流。小便闭涩，或刺痛，此气之病于二肠者也。

刘赤选旁注（原版8页前至8页后页眉）

邪入于胸中则气郁痰停，先见呕吐，继见懊侬。

呕吐是胸中之邪下干胃腑，水聚为痰而作呕吐。

懊侬是胸中之热内郁心包，神气不宣所致。

定则四：

面赤气粗，谵语潮热，大便秘结，或下利稀水，小便闭涩者，为邪气内结胃肠必有之证候。

刘赤选旁注（原版8页后页眉）

邪在胸中，未与有形之物相结，则痞已与痰水相结，则痞痛。

邪入胃则化燥火，或夹痰、食滞，有面赤、气粗、谵语之症。

“谵语”，声音雄实，语次伦次，属实证，无虚者。

胃热谵语不兼神昏。

“潮热”，热结大肠，肠有燥屎之据，属险证。

三曰营病证候（原版8页后）

营行脉中，脉即血管，赤血管由肺入心，回血管由心入肺，肺为营血之流行所必经，营与肺之密切如此，藉非肺气能拒邪，肺津能济火，则热邪在肺不解，多传营分。叶天士曰：“温邪犯肺，逆传心包。”心主血属营，即是理也。

热邪传营，舌质必见绛色（深红色），若气分之邪未罢，虽见营病，必

仍兼见黄白之苔，邪初传营，多有是象，此气与营皆病也。叶天士所谓“入营犹可透热转气”者，此其时矣。（舌绛）

叶天士曰：“营分受热，则血液受劫，心神不安，夜甚无寐，或瘢点隐隐。”

营行脉中，脉发源于心脏，邪热熏灼，心神即暗受激刺，而失其安定之常，况营为化血之液，营热未有不影响及血，故曰：“营血（分）受热，则血液受劫，心神不安。”（心神不安）

营属阴，日入阳尽而阴受气，营既受病，不能主宰夜行于阴之常度，故病至夜而加甚，病甚斯不能寐矣。（夜甚无寐）

血在脉中，如釜汤欲沸，受热迫劫，窜越于外浮之孙络，而露隐约难辨之瘢色小点，此非血病也，受营热所劫然也。（瘢点）

定则：

舌质绛色，心神不安，病夜甚，无寐，或瘢点隐隐，为邪在营分必见之证候。

刘赤选旁注（原版9页前页眉）

“舌绛”，红光色，营病之特征也，舌绛因血管充血。

“神不安”，烦躁梦呓之类，营热则血燥，神失所养，而热又扰之，所以不安。

“病夜甚”，营病发热，夜甚早减，或子午热甚，其他各病亦夜为重。

“瘢”，营热较血分尚轻，充血不甚，故只发瘢点，若隐若现而已，多见于前后心之间。

四曰血病证候（原版9页前）

《灵枢·血证篇》曰：“血者神气也。”则凡心神失常者，皆为血病之见端，如前列营病诸证，亦血分之间接病也。血与营本难分离，故其病无甚差别，特有浅深轻重不同，斯著于外者，有隐显之异耳。

营病仅心神不安，夜甚无寐而已，入血病即亢进。《伤寒论》曰："昼日明了，暮则谵语，如见鬼状者，此为热入血室。"血为阴类，阴邪旺于阴分，故昼日明了。言为心声，血不济火，心阳独亢，故谵语不休。如见鬼者，心神昏乱，妄见妄闻，又岂仅不安已哉？伤寒如是，温病亦然，此血病之熏蒸于内者也。（谵语、神昏、如见鬼状）

营病或瘢点隐隐而已，入血病又亢进，血受热灼，向外沸腾。从肌而越于表者曰瘢，瘢状粘连成片，其形大；从络而越于表者曰疹，疹状细碎成点，其形小，甚则色蓝，或黑，此血病之发现于外者也。（瘢疹）

温邪迫逼，血走清窍而出者，曰吐血，曰衄血；走浊窍者，曰便血，曰溺血。舌色深绛，此证由外感传入，先热后血者易辨；由伏邪内发，先血后热者难辨。第难辨者治较易（外出），易辨者治较难（入内），此血因热而泄于外者也（吐衄、便溺）。（吐衄、便溺血、舌色深绛）

邪入血分，舌绛或紫晦，蒸动营气上潮，多不喜饮，若火烁液枯，则时欲漱口，仍不欲咽，而大便又黑而易者，为有瘀血。

血病多夜热昼凉，邪伏于阴，必俟夜时阴旺，求援于外来之同气，始躁扰而发热。若与少腹坚满，或狂，同时并见，而小便又自利，知其不关于湿热壅闭者，此为蓄血，此血因热而瘀蓄于里者也。（昼静夜躁、少腹坚满、小便自利、或狂）

定则:

舌色深绛或紫晦，谵语、神昏，如见鬼状，瘢、疹、吐、衄、便、溺、血，不渴，大便黑而易，昼静夜躁，少腹坚满，而小便自利，或狂，皆为邪在血分必见之证候（但见一二证便是，不必悉具，余俱仿此）。

按：血证稍繁，营证较简，二者性质本相连贯，虽分部解释，辨认易明，究宜以血统营，临证时乃活泼，至卫之宜统于气，其理亦同。（另注）

刘赤选旁注（原版9页后至10页后页眉）

血病较营为深，亦较营为重。

“深绛”，老绛色，血病特征。充血之度达于极点则舌深绛。

“紫晦”，血热夹有瘀。

“昏谵”，神受血热所困则发昏谵。

“瘢”，有触目之色，无碍手之质，瘢色有红、紫、蓝、黑，瘢形有点状、线状（即瘢纹）、锦片。

古人论瘢，谓：红色热毒；紫色热甚；黑者极热，九死一生；蓝瘢不治。

叶氏论瘢，以发出神情清爽，为外解里和；若烦躁昏谵，则热毒内攻，为危。余师愚谓：发瘢松活者吉，紧闷者凶。

“疹”，点状颗粒，高耸，体滑，形圆如麻子，扪之碍指，血络受毒，发生充血所致。

“吐衄”，阳络（半身以上）伤血，从清道出为衄，从浊道出为吐。

“便溺”，阴络（半身以下）伤则便溺血。

“大便易而黑”，中焦血热夹瘀。

“少腹坚满”，小便利为下焦蓄瘀之证。

“狂”，狂有气分发狂，属胃热盛，狂时其身轻便；狂有血分发狂，属下焦蓄瘀，瘀热随冲任上攻冲心，元神被迫，狂时其身重坠。

五曰肺病证候（原版10页前）

肺为华盖，内覆脏腑，外应皮毛。邪从外感传入，首先犯肺。伏邪外泄，火性上炎，亦多逆升犯肺。肺受外邪拘束，或被内热熏蒸，每患咳嗽喘促等证。肺主气，病甚则肺叶萎瘪（瞥枯），不能行清肃敷布之令，使气直达鼻孔而出，必藉鼻孔努挣呼吸，而见扇动之状，名曰鼻孔扇。视寻常喘促，势加甚焉，此肺之病于气分者也。

温病灼肺，津液欲枯，若下焦血液又亏，不能上济，于是营血受逼，上走清窍而出，是谓吐血。甚则夹肺中脂液交迫而出，名曰吐白血。所谓白血者，脂液与血混合，经烈火煎熬，变成粉红之色，此肺之病于血分者。所谓化源垂绝，为最危险之肺病也。（肺之所以能主一身气化者，由于气嘘液润，故能呼吸便利，而司出入开阖之权。若气液枯竭，肺病至此，即不能主一身之气化，曰故化源绝。）更有邪热伏于肺脏，牵连肠胃而为病者。《素问·刺热篇》曰："肺热病者，先淅然厥，起毫毛，恶风寒，舌上黄，身热。"肺合皮毛，脏气热于内，则阴气浮于外，而恶风寒。（此恶风寒有时间歇，与外感无间歇者不同，且外感得汗即解，此得汗亦不解。）肺脉起于中焦，下络大肠，还循胃口，胃热上熏，故舌黄，身亦随之而热。又曰："热争则喘咳，痛走胸膺背，不得太息，头痛不堪，汗出而寒。"经谓肺之变动为咳，内热与外热相争于肺中，故喘咳；肺在胸中，而其俞在肩背，故痛走胸膺背，甚至不得太息也；手阳明之脉，上循于头，故头痛不堪，盖肺与之合也；汗出热减，故暂寒。经又曰："刺手太阴阳明出血，如豆大，立已。"（少商穴指外，商阳穴指内侧）可知肺热牵连胃肠，故当刺二经之络脉，以泄其热。（另注）

定则：

舌苔黄，咳喘（平证），甚则鼻孔扇（险证），吐白血，胸膺背痛（坏证），此皆邪在肺脏必见之证候。（余证则随病呈露，当随时合参，下仿此。）

刘赤选旁注（原版10页后至11页前页眉）

肺司气机之出，又为相傅之官，助心行血，病则见气逆及血滞之证据。

"咳"，肺病之特征，肺受邪气之刺激，奋起抵抗，用强烈呼气而排除之则为咳。

"喘"气上逆，出气多，入气少，凡喘脉多见浮类。

喘属险证。

"鼻扇"，温病鼻扇为肺家化源将绝最险之证，朝发夕死。

"吐白血"，宫粉色，系败津坏血与热毒混合之物，病而至吐白血，则邪重正虚，属坏证矣。

"膺胸背痛"，属顽证，系顽痰瘀热闭结肺络所致，脉必弦。

六曰心病证候（原版 10 页后）

《灵枢·邪客篇》曰："心者五脏六腑之大主也，精神之所舍也，其脏坚固，邪弗能容也，容之则心伤，心伤则神去，神去则死矣，故诸邪之在于心者，皆在于心之包络。"然则所谓心病者，直心包络病耳。夫邪在包络，而反名心病，其理何居？盖心为火脏，属少阴热气之化。邪气内传及于心经，则感其热而化热，热灼包络，是病所在于包络，而病源则属于心。故不曰包络病，而曰心病也。包络属厥阴，风火之化。若病见风热，方得名包络之病。温邪在肺，既不外解，又不顺传，则必逆传心包络。（即心病）邪在包络，则谵语神昏，舌绛舌蹇，种种皆逆传之险证。西医所谓神经中枢，被细菌侵害者是也。神昏谵语，有肠胃与心包之异。虽昏不识人，而唤之亦醒，虽言语错乱，而问之亦答，其神明未尽蔽者，此为阳明胃肠之证。当参考阳明其他之兼证。若瞢然罔觉，谵语滔滔，呼之不醒，问之不答，其神明已尽蔽者，此为热闭心包络证，当旁参心病其他之兼证。一主涤荡，一主开透，肠胃证决不可投心包络剂，心包病决不可投肠胃药，误治皆足以致死。舌蹇肢厥，有少阴心，与厥阴肝之异。舌为心苗，心主血液之循环，若热邪闭心包，血滞不行，无以濡养舌根，则舌蹇；血不达于四末，则肢厥，此少阴心病也。若厥阴肝病，则兼囊缩，以厥阴脉络阴器；且肝脏血而主筋，肝热则血不藏，而筋脉失养，以致拘急，是以舌蹇囊缩，此厥阴证与少阴之别也。热伏于心，其发也，有先兆焉。《素问·刺热篇》曰："心热病者，先不乐，数日乃热。"心在志为喜，志病故不乐，志病先著于外，数日后，热乃发于外，则热邪从心发出，其途径固显然可见也。又曰："热争则猝心痛，烦闷，善呕，头痛面赤，无汗。"内热外出，外热内入，内外交争，故曰热争。热争则震动脏真，故猝然心痛。心火炽故烦，心气郁故闷，心火逼胃则呕。头痛，面赤，火上升也。汗为心液，热邪伤液，故无汗也。此名外邪触发内邪，内外交争者，病象如此。

定则：

谵语、神昏，舌绛舌蹇，肢厥，为邪在心必见之证候。

刘赤选旁注（原版11页前至11页后页眉）

心主血而藏神，心病则见元神障害及血虚滞之症状。

"昏谵"，心病先见神昏，随发谵语，系神明受困及受热刺激所致，属阴病。

"舌蹇"，心病之特征，属阴坏病。热陷心中，气血亏损，不能营于舌下，则舌蹇；或痰风火阻遏舌根亦蹇。

"肢厥"，热闭心包，气血不能达于四肢则肢厥，此属阴证。

七曰脾病证候（原版11页后）

脾喜燥而恶湿，喜热而恶寒；温邪伤脾，证不多觏。如舌先灰滑后转黄燥，大便坚结，此温热郁伤脾阴，证本轻微，无大痛苦（初起未发）。若一经兼湿，或夹宿饮，即连带发生脾证（已发）。叶香岩所谓湿聚太阴为满，或寒湿错杂为痛，或气壅为胀者，是也。

湿热伤及脾阳，在中焦则胀满不运，在下焦则泄泻腹痛。由于温与湿合，酝酿而成秽浊，内阻脾气输运，故发生以上诸证。此与寒湿伤脾，在温病例外者不同也。

左胁下痛，两目白睛黄浊，面色及皮肤痿黄，困倦不支，心跳，口淡，不喜食，温病十余日，或温热疟后，多见此证。考西医学说，脾主蓄泄血管中往来余剩之血，以宽閒动脉，而保护脏腑。热病甚，则赤血球破坏，其分解物混入脾脏，脾受刺激，脾中容血之管扩张，组织增生，脾质变硬，或胀大，而成脾肿（左胁下痛，可为明证）。脾有积血，不能复司蓄泄，而血病日剧。于是痿黄倦怠，心跳恶食，诸证蜂起矣。我《内经》有脾统血之说，而面黄腹胀者，古人即称太阴证，谓足太阴脾经有病，不能输运，而司统血之权，故酿成是病。然则中西学说，理本相通，特立论详略少异耳，此即戴麟郊所谓夹脾虚者此也。脾与胃为表里，以膜相连，脾病必及于胃。《素问·刺热篇》曰："脾热病者，先头重，颊痛，烦心，颜青，欲呕，身热。"胃脉循颊车，上耳前，至额颅，热气上逆，故头重，颊痛；脾脉注心中，故心烦；脾胃受邪，饮食不纳，故气逆而欲呕；颜青者，病甚而露胜已之肝色；脾胃均主肌肉，故身热也。又曰："热争则腰痛，不可俯仰，腹满泄，两颔痛。"热邪内外交争，则腰痛不可俯仰。《灵枢·经筋篇》云："阳病者，腰反折，不能俯；阴病者，不能仰。"阳气主外，阳（阴）气主内，阳热攻于外，阴热发于内，阴阳相战，内外交争，故病至于此。腹者脾之郭，故满泄。胃之悍气上冲头，循牙车，下人迎，故颔下痛也。此明外内合病之剧证，其病象有如此者。

定则:

胀满，泄泻，腹痛，左胁下痛，目白睛黄浊，面色皮肤痿黄，困倦，不喜食，皆为邪在脾脏必见之证候。

刘赤选旁注（原版11页后至12页后页眉）

脾统血而主湿病，则见血量不调（即贫血或充血）之证及湿滞之证。

"胀满"，脾病不运，湿聚于腹则胀，湿聚胃肠则满，皆属里病，多险。

"泄"，泄出有声，属热邪下迫。

"泻"，泻出顺下，属湿邪内滞。

"左胁下痛"，脾脏瘀热壅结而致肿硬则痛，此属坏证。

"目黄"，湿热入血分，瘀塞经络则目白睛黄浊，为脾病之特征。

脑占全身血分五分之一，脾病失职影响于脑，故困倦，若以提神醒脑安神之药，亦均实效，必用白术理脾乃可愈。

泡紫菀、川贝、仙鹤草、丹参、生白芍、云苓、甘草、栝蒌仁，治肺结核良方，要戒口；调养善后，要服多剂，即叶氏之暑瘵病。

八曰肝病证候（原版12页后）

（潜藏，僭越，音暹，争占也）

肝脏内寄风火（厥阴少阳），性喜上升，必得肾水涵濡（水木相生，筋骨相濡），乃蛰伏而不动。寻常阴亏体质，每患呕吐、眩晕，风阳潜越之证，其性使然也。若温邪深入下焦，久羁不解，吸灼真阴，肝失所养，其病遂发。此时齿（肾）干舌黑（红水火二证），但觉病人手指蠕动，即当防其痉厥。

《金匮》曰："痉为病，胸满，口噤，卧不着席，足挛急，必龂齿。"此言痉之病状也。后人以抽掣搐搦为痉。庶（殊）不知抽掣搐搦，《伤寒论》名曰瘈疭，有时为痉证之渐耳。夫痉者，强直之谓也，病未至于四体拘急，焉得为痉？考痉病之源，西医则谓为脑病或脊髓病，而中医则属于肝，盖肝为藏血之脏，风火内寄，热病伤肝，血失所藏，风火又从而构扇，窜入经络（肝主络又主筋）筋肉之中，则发拘急之病也。

刘赤选跟注：

痉有轻重之分，轻则瞤惕瘛疭、手足战掉，重则鼻扇目直、头折臂反。

薛生白《湿热病篇》论痉厥曰："热盛于里，少火悉成壮火，火动则风生，而筋挛脉急（痉病）。风扇则火炽，而识乱神迷（厥逆）。"身中之气，随风火上炎，有升无降，常度尽失。由是而形若尸厥，正《内经》所谓"血之与气，并走于上，则为暴厥者"是也。外窜经脉则成痉，内侵膻中则为厥，痉厥并见，正气犹存一线，则气复返而生。胃津不克支持，则厥不回而死。据此而观，则痉厥之厥，其状为猝然不省人事也。若但厥不痉，则其厥者为四肢冷如冰，或四肢热如火，或有时而冷如冰，有时而热如火也。阴阳各造其偏，至达于极端时，皆足致厥，故厥有寒病热病之分，但温病乃阳盛而极造其偏者，有热厥而无寒厥。临证时，当以他证之寒热虚实辨别之。（痉厥）

刘赤选跟注：

大抵阳厥邪热转入转深，狂乱谵妄，必然神志昏愦，人事迷惑。阴厥便利不渴，身踡多卧，醒则人事了了、神志清明，此其大端也。若温病厥逆，无阴证，杂气伏郁，阳热内迫，格阴于外，气闭不能达于四肢，甚有通身冰凉，其脉多沉滑或沉伏或沉细欲绝或六脉俱闭，所谓体厥脉厥是也。

肝有火，热邪深入厥阴，两火焚灸，阴津枯竭，引水自救，多见消渴，肝主筋，而受液于肾，肾液告匮，筋经无所禀受，多见麻痹。（渴、麻痹）风木旋动，脏气失和，多见呕恶吐蛔，但呕恶吐蛔在《伤寒》多属脏寒，在《温病》则为脏热，见证同，而病因不同也。（呕吐）肝主疏泄，其脉又络阴器，肝善克脾，脾受克，则倦而喜卧，故肝热将发未发时，诸病必先见于外。《素问·刺热篇》曰："肝热病者，小便先黄，腹痛，多卧，身热。"（小便黄）谓身虽未热，但见诸病先发，即可预料伏邪之必发于外而身热也。经又曰："热争则狂言及惊，胁满痛，手足躁，不得安卧。"有外邪而不得外解

者，又可预料其必由外入内，与由内出外之伏热相遇交争，而增狂言等险恶之证也。温病最忌内外合病，故反复言之。（惊狂）

刘赤选跟注：

“渴”如伤寒发渴，或因热耗津液，或因汗下太过，当分六经以治。若温病一发即烦渴引饮，以郁热自内达外也。身热为热在表，引饮为热在里，温病必无身冷、不渴、小便不赤、脉不洪数者。

定则：

痉厥、麻痹、消渴、呕恶、吐蛔、小便黄、惊狂皆为邪在肝脏必见之证候。

刘赤选旁注（原版12页后至13页后页眉）

肝为藏血之脏，内寄风火，病则见风火相扇，血热不藏之症状。

“痉”，口噤目定，胸满背反脚挛急等状为痉。痉为肝病之特征，亦险坏之症状。风火走窜经络闭塞血脉，以致筋肉受灼而失柔养则发痉。

“厥”，猝然不省人事，手足逆冷为厥，属险坏之证。风火由经络内闭心包，迫乱神明则发厥，厥亦肝病之特征。

“麻”，麻木不仁。“痹”，痛着一处而不遂者。此二证皆因血虚，络脉空虚，风邪不泄之故，属顽证。

“消渴”，渴饮消水，愈饮愈渴，属重证。风火犯胃，灼涸津液，胃干如石所致。

“小便黄”，肝家伏热，未发时，小便先黄。

“惊狂”，此险证，肝家风火妄动，直犯心包，则发惊骇面青；风火上逆，气血俱郁于上，则发怒狂面红。

九曰肾病证候（原版13页后）

肾与心同属少阴经，心主火，火宜下交，肾主水，水宜上济（肾有作强之用，乃可上升）。（人身一小天地，天之有日，犹人之心火，地之有水，犹人之肾水，水气上济而为云，阳气下交而化雨，阴阳互用，即）水火交济（之理），是谓无病，若心阳亢于上（即天时亢旱），而不下交于阴，阴虚又不受阳纳（天气亢旱亦当然因水气上济之力薄弱），《伤寒论》所谓："心中烦，不得卧者。"（热扰于心则烦，扰于肾则燥，不得卧有躁之渐，但仍未至于躁，然已坐卧渐不宁矣。卧与寐有别，阳入与阴则寐，故但欲寐为阳邪入阴之候，切不可误以为与不得卧为对待之词。）温邪扰及中下焦，多有是证，真阴欲竭。壮火复炽，故心烦，不得卧，此证阴阳渐欲脱离，不相交互，去死不远矣。此肾与心交病者也。（水火不交济即是）

刘赤选旁注（原版13页后页眉）

肾为主水，藏精之脏，病则精不藏而见阴虚之证，或水不行而见水气停蓄之证。

（黄连阿胶汤方：连芩芍胶鸡子黄）

热邪传入下焦，多肝肾并病（水木相生，筋骨相附）；伏邪发自下焦，亦多肝肾并病。古人所谓乙癸同源者，以肝肾生生之源，两者皆仰给于阴精也（一主精一主血也），故吴鞠通曰："热邪深入，或在少阴，或在厥阴，均宜复脉。"（此言复脉为热邪劫阴之总司）（方：炙草、干地黄、白芍、麦冬、阿胶、麻仁）大抵肾主藏精，必阴精充足，始足以养肝，而亦须肝无热邪，不至吸烁肾精，肾脏方能自固，所以肝肾两脏，一脏受病，他脏因之，如痉厥、麻痹等证，肝病也；而其因由于肾精不能涵濡，耳聋、咽痛等证，肾病也；而其因由于肝邪之燔灸，吴氏治法，均主复脉，职是故也，此肾与肝交病出也（肝肾并病）肾脏火邪上炎，每患咽痛，《伤寒论》少阴证，言咽痛者三，言咽伤生疮，声不出者一，不仅为《伤寒》言之也（少阴病咽中伤生疮，不能言语，声不出者，苦酒汤主之，法夏、鸡子去黄，纳苦酒，旦壳内黄含）。考《灵枢·脉经篇》言："肾足少阴之脉，其直者从肾上贯肝膈，入肺中，循喉咙，夹舌本。"温邪性喜上炎，即循而上燔于咽，故多患咽痛。（咽痛另注）又温病六七日外，壮火少减，阴火内炽，每患耳聋，以耳为肾窍，肾精不能上济也。（又耳聋另注）《灵枢·决气篇》曰："精脱者，耳聋。"此证与少阳风火上扰者大殊，若误投小柴胡，立致痉厥，此皆病之见于上部者也，病久阴亏，穷必及肾。《内经》言肾为水脏，热病缠绵日久，肾失作强之用，蓄泄无权，多致两足浮肿。《素问·水热穴论》曰："肾者胃之关也，关门不利，故聚水而从其类，上下溢于皮肤，故为胕肿。"（足肿）胕肿不专指两足，但热病伤阴，阴伤未复，阳气无所附丽，即化为水，而聚于下，故其肿多在两足。西医谓肾为司溺之器，若肾虚不能化血中杂质，即见两足浮肿。夫血为阴液，血病则气无所附而为肿，义与中医相通。此证投以大剂复脉，肿即渐消，其为阴不维阳，更无疑义，此肾病之见于下部者也。

腰为肾之府，肾病必先腰痛，肾脉循内踝之后，上腨内，出腘内廉，其直行者从肾上贯肝膈，入肺，循喉咙，夹舌本，故肾病必先见胻痠，渴饮，然后身乃发热。《素问·刺热篇》曰："肾热者，先腰痛，胻痠，苦渴，数饮，身热。"身热者，内因之热，从内而外也。又曰："热争则项强而痛，胻寒且痠，足下热，不欲言，其逆则项痛员员澹澹然。"外热在太阳则项强痛，内热在肾，热极反寒，则胻寒且痠（热内闭则阻碍温气下行），足下热者，少阴脉斜趋足心也；不欲言者，少阴脉夹舌本也；两热交争，其气上逆，故项为员员澹澹之微痛也。（腰痛、胻痠）

刘赤选旁注（原版14页前至14页后页眉）

"耳聋"，阴虚耳聋，肾病之坏证。温病至此病虽幸而得愈，然聋则往往不复。

“咽喉痛”，阴虚火炎，灼于咽喉，属险证。

“腰痛”，腰为肾府，肾脏阴，虚火盛则热灼其腰而痛，实者宜黄柏、知母，虚者宜熟地、萸肉。

“两足肿”，肾病之特征，亦是坏证，肾病足肿有二：

（一）稀血性水肿，因精虚不奉心化血，脉管空虚，水入而为肿，古人用加减复脉汤再加冬瓜仁、薏苡、泽泻、车前之类治之。（二）水血性水肿，因肾不化水，水聚为肿，古人用牡蛎泽泻散治之。

刘赤选旁注（原版14页前页脚）

病人脉阴阳俱紧，反汗出者亡阳也，此属少阴，法当咽痛而复吐利。（1）少阴病，下利咽痛，胸满心烦，猪肤汤主之。（2）少阴病咽痛者，可与甘草汤，不差，与桔梗汤（甘桔）。（3）少阴病，咽中痛，半夏散及汤主之（半夏、桂枝、甘草）。

定则:

耳聋咽喉痛，腰痛，胻痠，两足肿皆为邪在肾脏必见之证候。

《金匮》曰：“五脏元真通畅，人即安和。”故必五脏之气窒而不通，郁而不畅，或寒邪偶然外束，或阴精不能上荣，乘五脏之偏实偏虚，乃酿成内热之病。然则五脏之热病，即五脏之伏气；五脏各有热病，即五脏各有伏气，彼独指为邪伏少阴，而不兼他脏者，一偏之论耳。

前所引《素问·刺热篇》，五脏皆有“热争”二字，热争云者，外淫之邪，内干于脏，与内因之热交争也，盖内因之热，从内出外；外因之热，从外入内，两热相遇，争局斯成，故所见诸证，皆含有冲动搏击之意，此内外之邪，合并为虐，其证候可按图而索者也。（另注）

第三章 温病之脉象

§ 原版 15 页前 §

《难经·五十八难》曰："温病之脉，行在诸经，不知其何经之动。"以郁热内炽，散行诸经，不能预测而知，必临病切脉，知在何经之动，乃随而治之。虽温病治法，多有舍脉从证者，然脉之真相，不可不辨，兹汇而别之，厥目有四。

一曰常脉（原版 15 页前）

温邪怫郁内伏，病发时，从内走外，脉象即应之而躁。《灵枢·论疾诊尺篇》曰："脉盛躁者，病温也。"

躁脉来去如电掣，而不相连续，李士材名之曰疾，张石顽因之，意与从容之缓脉为对待，其来也有顷而一掣，其去也亦有顷而一掣，虽一息不过四五至，而无上下回环，从容不迫之度，盖躁脉与数脉异，不在至数之增加，而在起止之迫促也。

躁有虚实二义，其主病悬殊。在虚劳久病，与代散同论，为其气不相接也，此躁之属虚，而应指无力者也。在新病、实病，为痰凝气郁，与结涩同论，大致是血液少而气躁热之象，此躁之属实，而应指有力者也。故诊尺篇不曰躁，而曰盛躁，明其应指有力，而主新病实病之温邪。

凡温病初发，脉多不浮不沉，中取动数而滑，动数者，即躁之象也。《脉诀》谓滑脉往来流利，如走盘珠，言其自尺而寸，自寸而尺，上下无碍也。李士材曰：仲景谓翕奄沉，名曰滑，盖翕浮也，奄忽也，谓忽焉而沉也，言其自肌肤而筋骨，自筋骨而肌肤，升降无阻也，滑脉之形如是，无论兼浮兼沉，皆为活泼有力之阳脉也，无疑。温病外发之先，其势跃跃欲动，向外之机，勃不可遏，故其脉应之。亦流利而滑焉。第病机虽向外，病气仍内伏，尚未能鼓其脉至于浮候，但于不浮不沉，肌肉分中取见之。故《诊尺篇》右曰："其脉盛而且滑者，病且出也。"夫且出云者，病将出而未遽出，温邪初发之候也，言盛而不言浮沉者，谓盛滑之脉，见于不浮不沉之分也。《内经》引而未发之旨，当于言外得之。

李东垣此事难知，谓伤寒以左为表、右为里，杂病以右为表、左为里，故温病之发，右手脉必盛于左手，左指关前一分之人迎，右指关前一分之气口，若人迎浮盛，或紧，是感冒风寒，非温病也。

《素问·阴阳应象大论》曰："左右者，阴阳之道路也。"阳从左升，阴自右降，而脉象亦应之。伤寒伤人身之阳，是从外遏其阳之出路，升者不利，故脉壅于人迎之部而左盛。温病伤人身之阴，是从内挠其阴之归路，降者不利，故脉壅于气口之部而又盛，郭元峯谓内伤之脉，气口紧盛；外感之脉，人迎紧盛，亦本此阴阳升降之理言之也。（另注）

定则：

凡不浮不沉，中取盛躁而滑，右手气口盛于左手人迎，是为温病之常脉。

二曰变脉（原版16页前）

伏邪发自阴分，而新邪恰感于阳分，其脉有左盛于右者，治法轻则先投葱豉汤，重则麻杏甘石汤，古人却以刺法泻其热，而出其汗，用法尤巧。《灵枢·刺热篇》曰："热病三日，而气口静，人迎躁者，取之诸阳，五十九刺，以泻其热，而出其汗。"夫热病三日，三阳为尽，三阴当受邪，若气口静而人迎躁者，是邪尚在阳分，而未传于阴也，故当取诸阳，为五十九刺，以泄其阳气，阳气通，则汗出，汗出则新邪亦随之而外出矣。故凡温病兼有风寒外感者，其外邪未解时，多见此左躁右静之变脉。

温病脉见躁滑，其气机向外奔赴，必兼见长象，若病人素患气郁而弱者，则脉象或露喘短。《灵枢·热病篇》曰："热病七日八日，脉口动喘而短者，急刺之，汗且自出，浅刺手大指间。"夫表阳之邪，七日来复，八日不解，是将作再经，而有传阴之虑矣。如脉口动喘而短者，邪尚在表，急取手太阴之少商穴，刺令汗出，邪自与汗共并而出矣。《素问》有喘脉，喘而短者，谓脉之喘动于寸口间，而不及于尺部，故知其可以汗解也。

动喘是脉名，不作活字看。仲景《辨脉篇》曰："阴阳相搏，名曰动，阳动则汗出，阴动则发热，形冷恶寒者，此三焦伤也。"盖阴阳相搏，只是推明动脉之根，由于阴阳不和而相争也。所以不和而相争者，阴阳不得其位也。阳抑于内，阴痼于外，故人每多先形冷恶寒，而后乃发热，而后乃汗出，因三焦之气，不能达于周身，故形冷恶寒也。阴动者，沉分动也。阳抑于内，积不能平，而有发动欲透出重阴之意也，阳气发动，故发热也，阳动者，浮分动也，是阳气渐达于外，而阴将退让，故汗出。汗者阴气之所泄也，如是则阳伸于外，阴复于内，故人病每汗出而解也。阴动阳出之时，误服寒凉，遏其阳气，则气息奄奄，口不能言，急则一日，缓则五六日而死。阳动胜阴之时，误服燥热，伤其阴液，则汗不得出，烦躁若狂；或汗出不止，而亡阳暴脱矣。说本潜初周氏，于动脉之理，最为的切。《辨脉篇》又曰："若数脉见于关上，上下无头尾，如大豆，厥厥动摇者，名曰动。"厥厥坚搏也，动脉数而坚搏如豆。但见本关之上，上下不相通，直如寸动则豆见于寸，关动则豆见于关，尺动则豆见于尺。三部俱动，则各有如豆之状，而不相贯，故曰无头尾。此言动脉之形象，最为明确。

喘脉者，自沉而浮，出多入少，来势逼迫，似至浮分即止，而不甚见其气之反吸也。此命门元根上脱，久病虚羸，失血、脱血、泄泻等病，忌之。

其兼数而实者，痰火湿热之病，应指震撼，实大有力。《内经》曰："赤脉之至也，喘而坚，有积气在中，时害于食，名曰心痹。"又曰："脉至如喘，名曰气厥，气厥者，不知与人言。"此皆喘脉之属于实者也。（另注）

短脉旧称不及本位，又谓不见于关中，特两头俯下，中间突起，其实仍自贯通。然经既云短，必实是脉体之短也。夫脉体何以短，盖脉之所以动者气也，气充满于脉管之中，则脉之首尾，齐起齐落，故其形见长。《灵枢·终始篇》曰："上下相应，而俱往来也，六经之脉，不结动也。"结动皆短之类。此即言尺寸首尾之齐起齐落也。若气虚不能充贯于脉中，则气来之头，鼓指有力；气过之尾，弱不应指，故其形似断非断，而见短也。经曰："短则气病。"于此益明。

统观动喘短三脉之本义如此，则所谓脉口动喘而短者，当为阳热郁极勃发。而病者素患气郁不舒，故其脉象搏击（动象）涌溢（喘象）而壅于寸部（短象）。浮与寸部皆主表，故曰汗且自出。肺主一身之表气，乃浅刺手太阴之少商穴（手次指内），而使之汗出，开肺痹以泄其热，而泻阳之有余也，然非气虚气郁者，罕见此象，故曰变脉。

王士雄曰："沉细之脉，亦有因热邪闭塞使然，若形证实者，下之可生，未可概以阴脉见而断其必死。"盖热邪壅遏，脉多细实迟涩，按证清解，脉象自显滑数。马元仪曰："三阳证亦有脉微弱不起者，以邪热抑遏，不得外达，清其热则脉自起，勿疑阳衰脉微。"二论均经验日久，确切不易之理解。

不只温邪焚灼阴液，脉多沉细涩；若阳气受邪火蚀耗，脉多微弱迟。以形证合参，庶免多歧之惑。

定则：

凡左寸人迎，盛于右寸气口，或动喘而短，或沉细而涩，或微弱而迟，皆为温病之变脉。临诊时，当合形证参之。（另注）

刘赤选旁注（原版17页后页眉）

实证热毒壅遏，血脉不能畅通（沉细涩）。虚证热毒樊灼，血液枯竭。

刘赤选旁注（原版18页前页眉）

“微”心力衰弱（阳虚）。“弱”消化机能衰败（中气虚）。“细”心血少（阴虚）。“涩”精血神气俱虚损。

三曰险脉（原版18页前）

凡温病脉洪长滑数，兼缓者易治，兼弦者难治。（元人名起宗兹有五运六气攒要）

弦从肝化，其状端直以长，若张弓弦，挺然指下。戴同父谓：“弦而软者，其病轻；弦而硬者，其病重。”张石顽谓为六贼之首，总由中气失权，土败木贼所致。温病脉象兼此，可知邪火燎原，风木又从而构扇，为痉为厥，祸不旋踵。

凡温病见沉涩小急之脉，四肢厥冷，通身如冰者危。

气为火蚀，不能举脉管升至浮部，故脉沉，沉之脉义易知也。涩与涩同，与滑相反，其势来往艰难。《脉诀》所谓脉如轻刀刮竹，参伍不调，主亡血伤精之候。温病得此，其为阴液耗于火邪，可以想见。

第涩有血燥，亦有气虚，故有虚涩，有实涩，有尺寸之涩，有浮沉之涩。自尺至寸，前进时屡踬，（至）此由血液耗竭，经隧不利也。自沉至浮，外鼓时迟难，此由元阳衰弱，动力不畅也。又无论尺寸浮沉，来势艰滞，但见应指有力，即由于实；应指无力，即由于虚。且脉之涩也，乃于他脉中，杂以数至之往来艰难耳，非每至必涩也。若每至必涩，则为濒死时之乱脉。

而非涩脉矣。故切脉时，须兼察其不涩之至。滑耶痰也，数耶热也，迟耶寒也，弦耶郁也，结耶血之凝也，微弱耶气之衰也。细小急疾耶火燥而液耗也。再察其正涩之至，应指有力无力，而虚实无不了然者矣。

小脉即细脉，与大脉相反，阴液为热所耗，而脉管缩小也。兼弦紧者，多见于浮部，此元阳不足，阴寒盛于内外也。寒湿在内，风冷乘外，一身尽疼，兼以下利，必见此脉。兼滑数者，多见于沉部，此热邪内郁，而正气不能升举畅达也。故时行病后，余热未清，胸膈不畅，即见此脉。若病势方炽时，而见此脉，是邪入三焦，气结而升降出入之机不利也。若热病稍久，而见细脉，则未有不兼弦涩者。若更加数急，则气血皆失其常矣。

急脉者，脉来迫疾，而不关于至数之加多者是也。《素问·生气通天论》曰："阴不胜其阳，则脉流薄疾，并乃狂。"薄者迫也，疾者躁也，并者阴阳并行于一道也，形大势盛，至于其极，血随气升，奔逸于经隧之中，而百脉皆张，此即前所论之躁脉也。

又温病凡两手脉闭绝，或一手脉闭绝者危。

脉闭绝者，乍不见脉，气闭也，其名为伏。寸关之脉既伏，则尺中之脉不可伏也；两手之脉既伏，则趺阳太溪之脉不可伏也（肾脚踭上侧）。既伏者无可诊，诊其不伏之处，涌盛上争，有踊跃之势者，伏脉也；若旋引旋收，辙乱旗靡，有反掣之意者，则为脱脉。故治伏脉只宜宣散，必无壅补，以其外阴内阳，阳伏于内，实有物焉，一时隐闭不见，而非虚也，故曰伏；若内阴外阳，而至于无脉，是阴阳离绝之候，即为脱脉。

上言诊其不伏之处，指病气已定，寸口脉气已伏之后言之，若将伏未伏时，诊之指下，仍是旋引旋收，渐渐退缩之象，此时闭脱机括，本尚未定，亦有闭极而至于脱者，必于万难分辨中，而强为之辨。则唯形细而弦，如丝发梗梗，有起有伏者，闭之象也；若形散而断，如麻子萦萦，无起伏之势者，脱之象也。临诊时，心灵手敏，庶乎得之？

又脉伏即脉厥，厥者逆也，由寸而关而尺，逆行而缩入尺后，故三部无脉时，当于尺后寻之。

定则：

凡脉兼弦，或涩小急，而肢体厥冷者，或两手闭绝而伏，或一手闭而伏者，皆为温病之险脉。

四曰败脉（原版19页后）

躁为温病之常脉，而亦有为温病之败脉，当合参所见证候，乃能断之，此温病所以有舍脉从证之说也。《灵枢·热病篇》曰："热病者，脉尚躁，而不得汗者，此阳极之脉也死，脉盛躁得汗静者生。"夫躁本温病常脉，乃至于不得汗，是阳邪亢盛于外，阴精耗竭于内，阴不胜阳，脉流薄疾，其脉之躁，已急疾而至于极，故曰："此阳脉之极也。"第躁之程度如何，本无标准，必征之于不得汗，乃为已造其极，而必至于死，否则不可以死断之，故又曰："其得汗而脉静者生也。"

吴鞠通谓脉躁无汗，阳盛之极，阳盛而至于极，阴无容留之地，故曰死。然用药开之得法，犹可生也。

脉躁而不得汗，固为死脉；已得汗而脉尚躁，亦为死脉。《热病篇》又曰：热病已得汗，而脉尚躁盛，此阴脉之极也死。（另注）其得汗而脉静者生，热病得汗，若邪从汗解，脉当缓而不躁盛矣，今脉尚躁盛，由阴精枯竭，不能托邪外出，故曰阴脉之极，谓阴经之脉，衰弱已极也。有阳无阴，恶得不死？

阴阳性极不同，而皆以躁脉当之，其故何也？盖前言脉躁盛而不得汗者，是阳邪壅闭于外，故阴液不得外达，则所谓不得汗者，由于脉之躁盛所致，故曰阳脉之极，谓阳脉亢盛之极也，此就本面言之也。此言已得汗而脉尚躁盛者，是邪热不随汗出，仍郁伏于中，与残阴相搏击，而发为躁盛之脉，此亦有余之阳脉也。即阳脉之有余，想见阴脉之不足，故曰阴脉之极，谓阴脉衰弱之极也，此推到对面言之也。要之躁盛之脉，或偏于阳亢，或偏于阴竭，皆有死征。（重按）

刘赤选旁注（原版20页前页眉）

躁脉是阳明大热病（肠热），汗出热不退为肠枯燥、炎性迫行不已，有肠穿之势，竹叶、石膏。躁而无汗，大热无宣泄之路，肠穴有腐烂之虞，宜白虎加人参。

吴鞠通谓汗后脉躁，阴虚之极，故主死。然虽不可刺，若能以甘药沃之，亦有生者。

吴氏于两死脉皆云可生，前谓用药开之，此谓用药沃之，开者开其外壅之阳，沃者沃其内竭之阴。比而观之，可悟躁脉之结果，各随见证而互异矣。故温病切脉，必与证合参。

人身之能与温热抵抗者，阴精而已，苟阴精不至枯竭，当温邪发动之时，自能从内推托，透达至表，使之与汗共并而出，既出断不复热，脉亦断不躁疾，所谓精胜而邪却也。若汗已复热，脉仍躁而不为汗衰者，则其所出之汗，非由热邪蒸发而出，即由躁药逼迫而出，此乃阴液外泄之汗，非达热出表之汗，汗愈出，则阴精愈伤，阴精愈伤，则阳热愈炽，于是阳伏于内，阴亡于外，阴阳交易其位，各失其所矣。《素问·评热论篇》："帝曰有病温者，汗出辄复热，而脉躁疾，不为汗衰，狂言不能食，病名为何？岐伯对曰：病名阴阳交，交者死也。"夫阴与阳相背驰，阳不恋阴，阴不引阳，脉亦躁疾而不稍衰，更见狂言不能食之证，益见阴阳离脱，去死益近。

盖脉者，资始于少阴，资生于阳明，胃为阳明中土，少阴心肾交纽之中枢也。肾精既绝，不能生化水谷之精，而胃气亦绝，于时阴阳无依，尚何从沿中土以下交于肾耶？此所以狂言而失志也。然推其致死之由，实由于汗出而阴竭，故王潜斋以为温病误认伤寒，妄发其汗，多有此证，合病证而参之，当知躁为死脉之故矣。

躁脉等有余之脉，固是死征；而微小等不足之脉，亦为死征，要在合参证候，乃能断定耳。《灵枢·热病篇》曰："热病七日八日，脉微小，病者溲血，口中干，一日半而死，脉代者，一日死。”张隐庵谓此证外热不解，内传少阴，而为死证。微小，少阴之脉也。溲血，病足少阴之水脏也。口干，病手少阴之君火也。一日半而死者，死于一二日之间，阴阳水火之气终也。吴鞠通谓邪气深入下焦，逼血从小便出，故溲血；肾精告竭，阴竭不得上潮，故口中干；脉至微小，不唯阴精竭，阳气亦从而竭矣，死象至明。

刘赤选旁注（原版21页前页眉）

张隐庵谓：死于一二日之间，阴阳水火之气终也。其义颇欠明晰，须知七日太阳，八日阳明，再一日半之时，乃三阳尽而再传阴之候，但此时阴液告竭，焉能再受热邪之压逼乎？故当其欲再内传之日，即邪陷阴亡而死。如兼见脉代者，则一脏之阴已失绝于内，故不及内传而气已不运而死早半日也。

况其病溲血是阴亡于下，口中干是阴亡于上，脉微小是阴亡于中，如此者焉得不死耶？

热病见溲血口干，证所常有，何遽断为死证？即脉微而小，或小而不微，仍未遽至于死；唯微小并见，真无可生之望。考仲景《辨脉篇》曰：“脉瞥瞥如羹上肥者，阳气微也。”瞥瞥经作潎潎，谓拍拍浮泛，薄散之极微，与显对谓其形不显，几至于无也。凡脉浮者属阴虚，以阴虚不能吸引阳气，故脉至于浮也。此曰：阳气微者，谓浮薄之极，不第阴虚，不能维阳，即浮出之阳，亦若有若无，几不能自存也。此脉微为阳衰之说也。

《辨脉篇》又曰：“脉萦萦如蜘蛛丝者，阳气衰也。”萦萦旋绕之意，谓脉之蠕动于指下也。蛛丝，丝之细极者。阳气，宋以前引者多作阴气，《脉经》亦作阴气。夫荣气者，阴气也。荣行脉中，荣盛则脉管充满而大，荣衰则脉管收缩而小，此脉小为阴竭之说也。

今曰脉微小，微与小兼见，是阴阳俱衰。补阳则阴愈竭，补阴则阳遂脱，攻邪而邪无可攻，补正而正无可补，虽欲生之，曷从而生之，故予之死期。此为温病言之，不独为温病言之也。

《伤寒论》曰："脉来动而中止，不能自还，因而复动，名曰代。"略止，即连来两至，谓之自还。盖本至虽稍停，而仍能自至也。不能自还者，中止一至，续续而仍复平动，并无急凑连来两至，直似平常动脉，少却一至，是本至不复能自至也。此为代脉之真相，盖一脏无气，而他脏代之，西医以为心房收缩间歇，其死较仅见微小尤加速，则更无论治之余地矣。

代只是止，然必须视其不止之至，败与不败，以定吉凶，故《脉经》曰："热病七八日，脉弱细，小便不利，加暴口燥，舌焦干黑，脉代者死。"于微细脉中，复见代脉，乃断为死候，未可专以代主死也。故周慎斋以为杂病伤寒老人，脉见歇止者，为将愈之兆。赵晴初补之曰：将愈见脉歇止，是和平脉中见歇止也。可知代非必死之脉，当以他脉参之。若他脉果有险象，不但忽止忽来，为气乱之常，必死。即不见止，而于他脉中忽见一二至，微弱无力，亦是将代先兆，而为必死之脉，此又不仅为温病言之也。

定则：

凡脉躁而不得汗，或已得汗而脉尚躁，或微脉、小脉并见，或微小等脉中，更见代脉，皆为温病必死之候。（败脉）

刘赤选旁注（原版22页前页眉）

温病见微小代脉是心肌发炎之症，宜复脉汤。（微小代）是心肌炎症。

第四章　温病之舌诊

§原版 22 页后§

刘赤选旁注（原版 22 页后）

舌法为古人所不详，仅《伤寒论》有舌白舌滑之说。元杜清碧《金镜录》①始推至三十六图后，又有所谓《观舌心法》②，则推至百三十七图，张诞先《伤寒舌鉴》就心法删之为图凡百二十，然究未免穿凿也。

时贤吴瑞甫，谓病之经络脏腑，营卫气血，表里阴阳，寒热虚实，毕见于舌，故辨证以舌为主，而以脉证兼参之，此诊温病要法也。

越医何廉臣，观列看舌十法，辨苔十法，察色八法，挈领提纲，他家无此精到，其验舌决生死法，以之定脏腑阴阳之虚实，神经扰害之征验，往往切中，盖自叶氏香岩而后，各有发明，乃中医经验最精之法也。

本章取材何氏，汇合诸法，别为舌本、舌苔两项，每项又分别形、色而详述之。末附决生死法，均于原书有所去取，变乱则无也。

① 《敖氏伤寒金镜录》系我国现存第一部验舌的专著，亦是世界最早舌诊专著。

② 申斗垣《观舌心法》。

舌本之形凡六（原版22页后）

一曰老嫩（原版22页后）

凡物理，实则其形坚敛，其色苍老；虚则其体浮胖，其色娇嫩。而温病之见于舌也，其形色亦然。故凡病属实者，其舌本必坚敛，而兼苍老之色；病属虚者，其舌本必浮胖，而兼娇嫩之色。

刘赤选旁注（原版22页后页眉）

覶，次序也（俗从尔）。

"老"，色沉（实）质坚。"嫩"，色浮质松（虚）。

二曰干润（原版23页前）

干者津乏而燥，润者津足而滑。凡病初起，舌本即干，中竭可知；久病而舌本尚润，液存可识。

又望之若干（似无津），扪之却润者（实有津，但津液因病或内耗或阻其化源，故不能如常之供应，故若干也），如属于湿热蒸浊者，其色必鲜绛（舌质）；若属于瘀血内蓄者，其色必紫暗（舌质）。又有望之若润（苔之色似润，乃湿浊之色，痰浊阻其津液其潮之路，故燥也），扪之却燥者，如属于气浊痰凝，其苔白厚；若属于气虚津伤，其苔白薄。

又凡阴（津）虚阳（火热）盛者，其舌必干；阳（火）虚阴（水）盛者，其舌必润；阴虚阳盛而火旺者，其舌必干而燥；阳虚阴盛而火衰者，其舌必润而湿。

三曰荣枯（原版23页前）

荣者有光彩，凡病皆吉；枯者无精神，凡病皆凶，此又不仅为温病言之也。

四曰胀瘪（瞥）（原版23页前）

胀者肿也，或水浸，或痰溢，或湿热上壅；瘪者瘦也，或心虚，或血枯，或内热消肉。

五曰软硬（原版23页前）

软者柔也，气液至滋；硬者强也（脉管硬），脉络失养。

六曰战痿（原版23页前）

战者颤掉不安，蠕蠕微动，皆舌脑筋战动使然。舌多红色，如深红赤红而战者，宜清降，三黄石膏汤等；紫红瘀红而战者，宜寒泻，白虎承气汤等；淡红而战者，宜峻补，十全大补汤等，此舌实火虚火皆有之，均里证，无表证，误治即坏，旧说指为汗多亡阳，或漏风所致，且不详辨，而概用温补，谬也。

痿者软而不动也，为舌脑筋麻痹所致。淡红而痿者，宜补气血，人参养营汤等；深红而痿者，宜凉血，犀角地黄汤（白芍、丹皮）等；赤色而痿者，宜泻心导赤等；紫红而痿者，宜清肝泻府，犀连承气汤等；鲜红灼红而痿者，宜滋阴降火，知柏地黄汤等；唯绛红而痿者，阴亏已极，无药可治，旧说只云红痿，而不分类，疏矣。

刘赤选旁注（原版23页前页眉）

辨干润以扪为主，扪之润乃真有津。

荣者有生气，枯者脏腑枯痿。胀者痰湿，瘪者消瘦津血枯。

三黄石膏：黄连、黄柏、黄芩、麻黄、淡豉、栀子、石膏。

定则:

病之虚实，以舌本老嫩决之（津之存亡，以舌本干润别之）。胀瘪可觇痰血之盈朒，软硬可验气液之存亡。战痿原于脑筋，即为肝风鸱张之兆（津[illegible]痉挛），属里证，更宜辨色，以定热之虚实，此以舌形诊温病之定法也。

刘赤选旁注（原版23页后页眉）

大黄黄连泻心：大黄、黄连。导赤散：地通竹草。

“朒衄”，缩衄不任事。

舌本之色凡五（原版23页后）

一曰红色（原版23页后）

全舌淡红，不浅不深，平人也，有所偏则为病。表里虚实热证，皆有红舌，唯寒证则无之。

刘赤选旁注（原版23页后页眉）

红舌无寒但艳红娇嫩，多是阳虚血少，不是热证。

如全舌无苔，色淡红者，气血虚（虚在无苔）；色深红者，气血热也；色赤红者，脏腑俱热也；色紫红瘀红者，脏腑热极也。

色鲜红无苔，无点无津（津出舌底），无液（液浮舌面）者，阴虚火炎也；色灼红，无苔无点，而干胶者，阴虚水涸也；色绛红，无苔无点，光亮如钱，或半舌薄小，而有直纹，或有泛涨，而似胶非胶，或无津液，而咽干带涩，要之红光不活，绛色难名，水涸火炎，阴虚已极也。

瘦人多火，偏于实热。误服温补，灼伤真阴；或误服滋补，郁火灼耗真阴，亦成绛舌，而为阴虚难治之证。

阳脏血盛者，无病时，舌色亦深红；有嗜饮浓酒者，舌亦深红，皆未为病。唯绛舌必须清血，误用滋腻，亦多滞邪，不可不知。

满舌明红，并无他苔者，是为绛舌，心之本色也。舌绛而润为虚热，绛而干为实热，绛而有刺为热盛，绛而光为阴液不足，绛而光燥裂为阴液大伤。温病、热病、瘟疫，及伤寒邪热内传三焦，熏灼心肺，先受热蒸，则本脏之色见。治宜清心，存阴化热。红中兼有白苔者，更感非时之寒也；红中夹两条灰色者，湿热兼夹寒食也；兼黑苔者，邪热传入足少阴也；兼黄黑有芒刺者，邪热入腑；有紫黑瘢，或外感兼发瘢者，心胃热极也；起白泡点者，心肺热灼也；若红色柔嫩，望之似润，而实干燥，数行汗下，津液告竭也，病多不治。

刘赤选旁注（原版24页前页眉）

艳红——气血虚，保元加[illegible]；绛红——血热而虚，犀角、地黄；深红——血热实证；瘀红——热极败血。

清营汤之类：犀地、元参、竹入心、麦冬、朱砂、黄连、银花、连翘。

二曰紫舌（原版24页后）

紫见全舌，脏腑皆热极也；见于舌之某部，即为某经郁热。伤寒邪化火者、中时疫者、内热熏蒸者、误服温补者、酒食湿滞者，皆有紫舌，有表里实热证，无虚寒证。若淡紫不夹别色，则亦有虚寒。

有紫如熟猪肝色，上罩浮滑苔者，邪热传里，而表邪未净也。既不可下，又不可表下并用，法宜清中以解外。若全紫光暗，并无浮苔者，阳极似阴也，多不可救，急下之，间有得生者。

有紫舌中心带青，或灰黑，下证复急者，热伤血分，宜微下之。余则酒后中寒，及痰热郁久者，往往见有紫舌。

如淡紫青筋舌，淡紫带青而湿润，又绊青黑筋者，乃寒邪直中阴经也，必身凉，四肢厥冷，脉沉缓，或沉弦，宜四逆理中辈；小腹痛甚者，宜回阳救急汤；若舌不湿润而干枯，乃是实热，宜凉剂。（用六君，桂附干姜五味群，加麝三[illegible]或胆汁，三阴寒厥有奇勋）

如淡紫带青舌，青紫无苔，多水滑润，而瘦小，为伤寒直中肝肾阴证，宜吴茱萸汤（吴、参、姜、枣）、四逆汤温之。

以上二条，非温热病之舌，因与紫舌辨证有特别关系，仍照原本采入。

刘赤选旁注（原版 24 页后页眉）

紫舌主实热，紫舌——郁热病；淡紫——寒病；猪肝色——瘀热病。

三曰蓝舌（原版 25 页前）

蓝者绿与青碧相合，犹染色之三蓝也。舌见蓝色，而尚能生苔者，脏腑虽伤未甚，犹可医治。若光蓝无苔，不论何证何脉，皆属气血极亏，势必殒命。旧说不分有苔无苔，概云不治，管窥之见耳。

凡病舌见光蓝无苔者不治。若蓝色而有苔者，心肝脾胃，为阳火内攻，热伤气分，以至经不行血也。其证有癫狂、大热大渴，哭笑怒骂，捶胸惊怪不等，宜十全苦寒救补汤（原版 28 页），倍膏连，急投则愈。

蓝色多属寒，此则热病也，其着眼在有苔无苔别之，然尚参之外证。

若纯蓝舌，有蓝纹者，在伤寒为胃气衰，宜小柴胡汤去黄芩，加炮姜。若因寒食结滞者，宜附子理中汤，或大建中汤（蜀椒、干姜、人参）急投。有舌滑中见蓝色苔者，肝脏本色也，邪热传入厥阴，阴液受伤，脏色外见，深而满舌，法在不治。

如微蓝不满舌者，法宜平肝息风化毒，旧法主用姜桂，然邪热鸱张，肝阴焦灼，逼其本脏之色外见，再用姜桂，是抱薪救火也。瘟疫湿温，热郁不解，亦有此舌，治宜芳香清泄。

刘赤选旁注（原版 25 页前页眉）

蓝色主风热，唯无苔则大虚，光蓝无苔——气血虚败；光蓝有苔——大热证；纯蓝色——风痰热内郁；微蓝色——风热。

湿痰痰饮，亦有满舌滑腻，中见蓝色者，为阴邪化热之候，法宜清化，亦竟有以疏肝解郁得效者。

前四条不在温病范围内，因其同见蓝色舌，故附录以备参考。

四曰灰舌（原版25页后）

灰色不列五色，乃色之不正者。舌见灰色，病已非轻，均里证，无表证，有实热证，无虚寒证，有邪热传里证，有时疫流行证，郁积停胸证，蓄血如狂证，其证不一，而治法不外寒凉攻下，盖寒凉以救真阴，攻下以除秽毒也。（另注）

《舌鉴总论》谓热传三阴，则有灰黑干苔，皆当攻下泄热是也；（接上文）又谓直中三阴（从阴化），见灰黑无苔者，当温经散寒，此说甚谬。盖灰黑与淡黑色颇相似，唯灰则黑带紫，淡则黑中带白之殊耳。若寒邪直中三阴者，其舌灰黑无苔（带润），自宜温经散寒；如热邪直中三阴者，其舌灰黑无苔（带干），宜三黄、白虎、大承气并用连投，失出失入，其害非轻，望舌者宜谨慎焉。（三黄汤：黄连、黄芩、大黄；三黄石膏汤：黄连、黄芩、黄柏、石膏、麻黄）

刘赤选旁注（原版25页后页眉）

灰主湿热，夹黑色者热重，转红者较轻，有芒刺者兼食滞。

灰色主湿热，唯淡灰有寒证。

寒证由淡白转灰润，热证由紫燥转灰黑。

舌尖灰黑，有刺而干者，是得病后，犹如常饮食之故。虽症见耳聋胁痛，发热口苦，却非少阳证，勿用小柴胡，宜大柴胡（柴胡、大黄、枳实、黄芩、白芍、枣、姜、法夏），或调胃承气汤，加消导品。

伤寒已经汗解，而见舌尖灰黑，此有宿食未消，或有伤饮食，邪热复盛之故，以调胃承气下之。若杂病里热见此舌，宜大承气汤，重加黄连。

伤寒证邪入厥阴，舌中尖见灰色，其证消渴，气上撞心，饥不欲食，食则吐蛔者，宜乌梅丸。若杂病见此舌，为实热里证，则宜大承气汤与白虎汤合用，吐蛔宜用苦辛杀虫。温暑热证，却不在此例。

纯灰色舌，全舌无苔，而少津者，乃火邪直中三阴证也。或烦渴，或二便闭，或昏迷不省人事，脉则散乱沉细代伏不等，舍脉凭舌，均属里证。（散代为败脉，温病虽有舍脉从证，但非指败脉言之也）治宜、三黄、白虎、大承气并用，急速连投，服至灰色转黄转红为止，病则立愈。旧说误指为寒，用附子理中汤、四逆汤，安得不致渐渐灰缩干黑而死乎？

五曰黑色（原版 26 页前）

凡舌色全黑，本为阴绝，常即死，而有延迟未死者，非极热则极寒，尚留一线生机，苟能辨准，补偏救弊，却可不死。

中黑无苔，而舌底干燥，有小点纹可见者，乃胃经实热。若中黑无苔，而舌底湿嫩光滑，绝无点纹者，乃胃经虚寒。

全黑无苔，而底纹粗涩干焦，刮之不净者，极热也。若全黑无苔，而底纹嫩滑湿润，如浸水腰子，淡淡融融，洗之不改色者，极寒也。

以上二条，皆寒热两相对待，辨别不清，生死反掌，学者最宜细认。

全黑无苔，而无点无罅，干燥少津，光亮如镜者，即绛舌之变相，阴虚肾水涸者，多如此舌，妊娠者亦有之。

见黑色暗淡无苔，无点无罅，非湿非干，似亮不亮者，阳虚而血气两亏也，久病见此不吉。

邪热传里，火极反兼水化，则为黑舌。热结燥实，津液焦灼，少阴真水垂竭，此最凶象，急宜攻下其热、滞，以存一线之阴。或兼芒刺、燥裂、结瓣者，须用新青布蘸薄荷汤，揩去刺瓣，看舌上色红可治，急下之；若刺瓣下，仍黑色者，则肾阴已涸，脏色全露，法在不治。

有中黑而枯，并无积苔，边亦不绛，或略微刺者，为津枯血燥证，宜急养阴生津。误用攻下，或温经，皆必死。

有始病即舌心黑色，非由黄白变化者，为脏真中寒，此寒水凌心，肾色外见也，急宜用温，稍缓即变。

刘赤选旁注（原版26页前至26页后页眉）

纯灰大热证。

黑舌干燥为热，润滑为寒（分全黑、中黑、尖黑辨证），有点纹为芒刺为实，无点罅或有软芒刺属虚。

青布薄荷水揩去刺瓣，根黑为阳热，中心黑为胃热，尖黑为心热。

热证由黄苔红绛转黑，寒证由淡白转黑。

总而言之，凡舌色尖黑稍轻，根黑全黑则死，此辨舌之要诀也。

有烟瘾者，常多黑舌，看法当比平常病人减等。其素有伏饮者，舌色常见灰黑，却无危候。又有食物染黑者，宜明辨之。此外凡见黑舌，皆为重证危证，寒热虚实，切宜详辨。

定则:

红舌无寒，当分虚热实热。紫舌多热，兼辨带黑（更热）带青（如淡紫青筋舌，湿润属寒，干枯属热）。蓝舌以有苔（热）无苔（凶）别吉凶，仍当兼参外候。灰舌以纯色（重）间色（轻）辨轻重，切勿误认寒邪（上页）。至黑舌无苔，必辨其形色之枯（热）润（寒）瘦（热）胖（寒），以判寒热。此以舌色诊温病之定法也。

舌苔之形凡九（原版27页前）

一曰有无（原版27页前）

病而有苔者多里滞，无苔者多中虚；病本无苔，而忽有者，胃浊上泛；病本有苔，而忽脱者，胃阴将涸（必兼舌燥方为阴涸）。

二曰厚薄（原版27页前）

苔薄者，表邪初见；苔厚者，里滞已深。夫薄苔本为胃之生气，非病也。第表邪初见之苔，必有渐趋浓厚之势，当细辨；若厚苔由于里滞，则治宜宣通矣。

三曰松腻（原版 27 页前）

松者无质，揩之即去，为正足化邪；腻者有地，揩之不去，多积浊盘踞。

刘赤选旁注（原版 27 页前至 27 页后页眉）

舌苔由津气布结，薄白是平常，忽然无苔为脱液。

有苔病在气分，薄苔病在表（多属呼吸系统），厚苔病在里（多属消化系统）。

腻苔是热与痰湿或合物之渣滓结成为根据。全苔病势方进，偏苔正气渐衰。

槟榔？雄黄　木香　白术　陈皮　炒神曲？百部？熬膏糊丸每服？槟榔[illegible]雄黄木香白术陈皮炒神曲[illegible]百部[illegible]熬膏糊丸每服[illegible]。①

四曰偏全（原版 27 页后）

全者苔满布也，多湿痰食滞。偏者或偏内偏外也，凡外有内无，邪虽入里未深，而胃气先匮；内有外无，里邪虽减，而胃滞依然。又舌无苔，真阴素亏，好色之徒多有之，兼紫绛者，尤伤精之象。

五曰糙黏（原版 27 页后）

糙者秽浊（藿、术、菊、莲），黏者痰涎。（按糙，米之未舂者）质粗而不滑泽，色黯而不鲜明也；黏者，胶腻也。

六曰纹点（原版 27 页后）

苔有断纹者，土燥水竭（脾纹阴虚肠胃燥结）；苔点如粞者，内虫蠹蚀（按：米碎曰粞），谓苔上有白色小粒，浮起如米状也。（纹热伤津胃肠枯，点有虫积）

① 图版文字为药物分量。

七曰瓣晕（原版27页后）

凡黑苔起瓣，皆脏腑实热已极，或因六气之燥火灼烁，或因药品之燥火逼迫，燥火与毒火交战于中，熏蒸于上，而成此舌苔者，犹之当暑炎热，土木生菌，唯大雨时行，即自销灭。可知舌有黑瓣，非大寒之药，断难起死回生。此证多大热大渴，口开吹气，或绞肠痛绝，或头脑胀痛求死，或口噤不言，或浑身发臭难闻，或猝然仆地不省人事，双目直视不等。不论见何怪脉，舍脉凭舌，看热瓣尚未敷满，仍可救治，急用十全苦寒补汤，四倍石膏，或分为三黄白虎汤（黄芩、黄连、栀子、黄柏、麻黄、豆豉、石膏），及大承气汤，用两器煮之，不拘时刻，不次急投，轮流接灌，服至黑瓣渐退，舌底渐红，则病可愈，知此法者，虽危不死，否则别无救法矣。

十全苦寒救补汤方：

生石膏八两　知母六钱　黄柏四钱　黄芩六钱　黄连　生大黄　芒硝各三钱　厚朴一钱　枳实五钱　犀角四钱

舌苔灰色重晕者，此温病热毒偏传三阴也，热毒内传一次，舌增灰晕一层，最危之证，急用凉膈散，或双解散、黄连解毒汤（黄连、黄芩、黄柏、栀子）、大承气汤下之。一晕尚轻，二晕为重，三晕多死，亦有横纹二三层者，与此不殊，旧说如此。第热毒传里已深，凉膈双解二方，嫌有表药，尚未恰合，解毒汤力量太轻，大承（气）仅能利下，不如十全苦寒救补汤，加四倍石膏，不次急投，服至灰晕退净为止，虽见二三重晕，均能救活。

刘赤选旁注（原版28页前页眉）

黑瓣肠胃腐烂，灰晕积热重重。

双解散：麻黄　芥穗　防风　薄荷　当归　赤芍　川芎　大黄　芒硝　连翘　栀子　黄芩　石膏　滑石　甘草　桔梗　白术

八曰真假（原版 28 页前）

凡苔有地质，而坚敛苍老，不拘黄、白、灰、黑，但揩之不去，刮之不净，底仍粗涩黏腻，不见鲜红者，是为真苔，中必多滞。若无质地，而浮胖娇嫩，不拘黄、白、灰、黑，揩之即去，刮之即净，底亦淡红润泽，不见垢腻者，是为假苔。又有看似苔色满布，饮食后，苔即脱去，舌质圆浮胖嫩者，亦属假苔。假苔或属虚证，而邪浅正复者，尤多有之。若夫食枇杷而苔黄，食橄榄而苔色青黑，此名染苔，殊与病症无关，不可不辨。

九曰常变（原版 28 页后）

凡苔始终一色，不拘黄、白、灰、黑，即有厚薄滑涩、干润浓淡之各殊，总属常苔。其有一日数变，或由黄而黑，或乍有乍无，乍赤乍黑者，皆属变苔。故察舌之确切，虽不同脉理之微茫，而其苔之易于变幻，较脉象为尤速，此又为验舌者所不可不知者也。

定则:

病之新旧，以苔之厚薄（旧新）辨之。邪之盛衰，以苔之松腻（衰盛）决之。证之内外虚实，以苔之偏全（外内）判别之（上页四曰），糙黏有秽浊痰涎之分，纹点有土燥䗪虫蚀之异。黑瓣（[illegible]）未满，仍可望生；灰晕多重（[illegible]），恐难起死。至于苔之有无真假常变，为病之是非疑似所由分，尤应辨之于始，此以苔形诊温病之定法也。

刘赤选旁注（原版 28 页后页眉）

虫症舌苔有　乍有　乍无。

舌苔之色凡五（原版 28 页后）

一曰白苔（原版 28 页后）

白色为寒，表病有之，里证有之，虚者、实者、热者亦有之，其类不一，故白苔辨证较难也。

《伤寒》白苔，另有辨法。若杂病舌白嫩滑，刮之明净者，里虚寒也。无苔有津，湿而光滑，其白色与舌为一，刮之不起垢腻，是虚寒也。白厚粉湿滑腻苔，刮稍净，而又积如面粉，发水形者，里寒滞也。舌白粗涩，兼有米点，有罅纹之苔，及白干胶，焦燥满舌，刮不脱，或脱而不净者，皆里热结实也。此舌颇多，其苔在舌如面上传粉，刮之多垢，其白色与舌为二物，是热也，与前论之虚寒相反。

刘赤选旁注（原版28页后页眉）

表寒——薄白如水（滑）湿（胶）痰；表热——薄白而干涸；里寒——厚白而湿；里热——厚白而干胶；粉白苔——湿热积结，干燥者泻心汤，湿滑者达原饮。

马伯良曰：有苔厚腻如积粉者为粉色舌苔，旧说亦称为白苔，其实粉与白，一寒一热，殆如水火然。温病、瘟疫时行，并外感秽恶不正之气，内蓄伏寒化热之势，邪热弥漫，三焦充满，每见此舌，与热在阳经者异，与腑热燥实者亦异，治宜清凉泄热，粉苔干燥者，则急宜大黄黄连泻心汤等，甚或硝黄下之。切忌拘执旧说，视为白苔，则大误矣。

凡风寒湿，初中皮腠，则为白苔。寒湿本阴邪，白为凉象，故苔色白，白而滑腻者，湿与痰也；白滑厚而无胶黏者，湿痰兼有寒也；唯白薄如无者，则为初感风寒；滑腻而见两条者，非内停湿食，即痰饮停胃；白如积粉，则湿热或痰热也，温病、热病、瘟疫，时有此苔，与白苔作寒论者大异。

满舌一色为一经证；边白与中间白，俱传经证。如从根至尖，直分两条，则为合病夹阴寒证，合病则白中兼两条黄，阴寒则白中兼两条黑润，或兼灰色。从根至尖，横分两三截，苔色不一者，是并病证也，故尖白根黄，或根黑，或半边苔灰苔滑，皆半表半里证，但看白苔之多少，白色多者，表邪尚多，宜清解，或表里并用；若黄、黑、灰多，或生芒刺，及黑点干裂，则里热已结，宜急用下法，以清里实。

苔白而厚滑者，寒饮积聚膈上也，每于十三四日过经时忽然生变，最宜先时谨防，脏结证有此苔，读《伤寒论》自知。（脏结如结胸状，饮食如故，时时下利，寸脉浮，关脉细小沉紧，名曰脏结，舌上白苔滑者，难治）

刘赤选旁注（原版29页后页眉）

凡伤寒合病，两经、三经齐病，病之不传者也。

三阳合病，必互相下利。

太阳与少阳合病，脉浮而弦，自下利者，黄芩汤。

太阳与阳明合病，脉浮而长，自下利者，葛根汤。

阳明与少阳合病，脉弦而长，必下利，小柴胡汤加葛根、白芍。

并病者，先见一经病，一二日又加一经病，前证不罢，两经俱病也；详见《伤寒论》。

若先见一经病，更变他证者，又为传经矣。

黄芩汤：黄芩　赤芍　甘草　大枣

葛根汤即于桂枝汤内加葛根、麻黄。

二曰黄苔（原版29页后）

黄色舌苔，表里实热证有之，表里虚寒证则无；刮之明净为无病，刮之不净，均是热证。

又黄色为胃有热滞，胆汁上逆之候，虽刮之明净，亦不尽为无病也。

浅黄薄腻者，微热也；干涩深黄，或厚腻者，大热也；芒刺、焦裂、老黄，或夹灰黑色者，极热也。黄苔见于全舌，为脏腑俱热证；见于某部，即为某经之热。表里证均如此审辨，不易之理也。

表证风火暑燥，皆有黄苔；唯伤寒邪在太阳经分时，均无黄苔，必待邪传阳明腑，其舌乃黄。初浅久深，甚则老黄，或夹灰黑，皆邪火内逼，实热内结诸危证。其脉往往伏代散乱，奇怪难凭，则当舍脉凭舌，专经急治，斯为尽善。若泥于火乘土位，故有黄苔之说，迂执误人矣。黄苔多主里实，薄黄为热，黄腻为痰热湿热，黄腻而垢，为湿痰秘结，腑气不利所致，食滞亦时有此苔。

滑厚而腻者，为热未盛，结未完，在冬时尚未可遽用攻下；夏月才见黄苔，即当用下，以夏令伏阴在内，里热虽炽，而苔未遽燥。如黄而燥，或生芒刺，生黑点，中心瓣裂，则不分何时，皆当速下以存阴液。若焦黄则为热甚，宜清宜下。仲景云：舌黄未下者，下之，黄苔自去，足见黄苔宜下者多矣。

又有根黄而尖白，不甚干，短缩不能伸出者，痰夹宿食也，亦宜用下，但宜兼用化痰药，千金子、莱菔子均佳。（千金子泻行水破血解毒治痰饮）

痰饮水血诸证，舌多不露燥象，不可因其未燥，而疑虑误事。阴寒夹食，亦多黄而不燥，然黄为实象，总宜急下，但法有寒湿（温）之别耳。

如有苔黄厚而舌中青紫，甚则碎裂口燥。而舌不干者，此阴寒夹食也，亦宜斟酌温下之。

刘赤选旁注（原版 29 页后至 30 页前页眉）

淡黄薄苔——轻热表热。

深黄厚腻或焦躁——大热。

老黄焦裂，或兼灰黑——实热伤阴。

舌底黄云黄白卷缩胶黏，夹痰饮食积。

寒食结于肠胃，黄苔夹青紫，宜温不法。

三曰灰苔（原版 30 页后）

舌苔初起即灰，必灰在中心，若灰而厚且腻者，关系痰湿。温病六七日不解，或至旬日以上，苔薄，前半截起灰，或色如煤烟，罩满边尖者，此系正气不支，肾气外露，未可目为痰湿。

其有地白面灰，带胶腻黏液者，为湿热之征。若淡灰近白色，绝无黏腻者，多为纯湿无热。

更有蕴湿日久，舌面露极薄之灰苔，乍睹有类舌质者，此湿渍深固，病证虽非险恶，亦难速愈。

刘赤选旁注（原版 30 页后页眉）

灰黄厚——痰湿。

薄灰气虚如燥性——阴虚，痏痰见此者不治。

灰苔，是排泄机能衰败或障害，湿聚大肠胱肾。

灰厚湿重，灰薄湿轻。赤痢症见灰苔，多属不治。

四曰黑苔（原版 30 页后）

凡舌苔见黑色，病必不轻，寒热虚实各证皆有之，均属里证，无表证。在伤寒病，寒邪传里化火，则舌苔变黑；自舌中起黑，延及根尖者多，自根尖起黑者少。热甚则芒刺、干焦、罅裂，其初有白苔变黄，由黄变黑，甚至刮之不脱，湿之不润者，热伤阴也，病重脉乱，舍脉凭舌，宜用苦寒以泻阳，急下以救阴。黑苔以此证为多，温病杂病见此，治法与伤寒同，皆为实热伤里也。

亦有真寒假热，而见黑苔者，其苔必全黑而不分经，且必由淡白而转黑，初无变黄之一境，约略望之，似有焦黑、芒刺、干裂之状，然刮之则净，湿之则润，环唇皆白，而不红不焦，寒结在脏也。其证亦周身大热，烦躁，恶衣被，与实热邪火之证相似，实则中宫寒极，阳气尽发于外也；口大渴，喜饮冷水，却不多，与实热异，外假热，而里极寒也。患此假证，其人必烦乱昏沉，六脉必迟弱无力，大便结，常欲下而不下，决宜以甘温救补。

此二条辨假热黑苔甚细，然亦有唇红者，须从脉证合参。

黑苔有点有罅，干燥无津，涩指如锉者，极实热证也，宜十全苦寒救补汤，数倍生石膏，不次急投，服至黑色转红则生。

有黑苔腐烂者，为心肾俱绝；舌黑而卷缩者，为肝绝者，皆不治。有黑薄而润，或滑者，为阴寒可治。

夏月中暑，多有黑舌；为湿痰郁热，亦有黑滑腻厚舌，又不可与传经证同论，此寒暑之因不同也。

有淡灰色中起深黑重晕者，为温病热毒，及瘟疫证，急用凉膈双解等，清中逐邪，缘中气不宣，乃变重晕，大清大解，所以逐其邪，而宣其气也。

又有屡经汗下，而灰黑不退，或滋润，或不润，而亦不燥者，脉必虚微无力，此因汗下太过，伤阴使然，宜急救阴津（增液汤之类），固不得用硝黄，亦不可用姜附。总而言之，凡黑色舌苔，尖黑稍轻，根黑全黑则死，此与辨舌质之色相同，皆要诀也。

刘赤选旁注（原版30页后页眉）

黑苔以干润分寒热。

热证——先由舌心转里，渐及根尖，系实热结于肠胃，先伤阴液，失于下解，肠穿腐烂而死。

刘赤选旁注（原版31页前页眉）

白通加猪胆汁汤：附子、干姜[illegible]、葱白[illegible]、人尿半杯、猪胆汁五羹。治阴盛格阳，热药不入。

脉微神昏，唇口白舌红，苔全黑而润，非发热烦躁，而是虚寒证，大剂真武四逆方可挽救。

[illegible]暑在胸，舌心黑润而胸翳。

五曰霉酱色苔（原版31页后）

霉酱色者，为老黄赤兼黑之状，乃脏腑本热，而胃有宿食者也。

凡内热久郁者，夹食中暑（白虎汤加减），夹食伤寒传太阴者（理中加减），皆有是苔。

凡见此苔，不论何脉何证，皆属里证，无表证，亦无寒证。

凡纯霉酱色苔，为实热蒸胃，为宿食困脾，伤寒传阴，中暑燥烦，腹痛泻痢，或秘结，大渴大热，皆有此舌，不论老少，何病何脉，宜十全苦寒救补汤，连服必愈。

如全舌霉色，中有黄苔，实热郁积，显然可见，宜大承气连服。旧说主二陈汤，加枳实黄连，恐未必有效也。

如中霉浮厚舌，宿食在中，郁久内热，胃伤脾困也，或刮不净，而顷刻复生者，不论何脉何证，宜十全苦寒救补汤，急服则愈。旧说用枳实理中汤，加姜汁川连，此治寒结胸者，与此舌不合。

定则：

白苔有表里寒热之分，最宜判别；黄苔则有表里实热，却无表里虚寒；灰苔主湿，有热无热，须辨胶黏（有属湿热，无属纯湿）；黑苔伤阴，是假是真，兼参脉证；霉酱色多错杂，既夹宿食，更郁热邪。此以苔色诊温病之定法也。

刘赤选旁注（原版31页后页眉）

宿食积热在肠胃，若见霉酱色，必胸腹胀痛、寒热烦渴者，宜枳实栀子豉汤加莱菔子、紫金锭。

灰黄伤肾，肾门排泄即排泄机能衰败。

验舌决生死证法（原版32页前）

舌如去膜猪腰子者危。吴锡璜曰："此阴虚之极也，温热病中最忌之。"

舌如镜面者危。吴锡璜曰："此胃阴亡，肾气将败也。"

舌糙刺如砂皮，而干枯燥裂者危。吴锡璜曰："此证清热生津可愈。"

舌敛束如荔枝子肉，而绝无津液者危。吴锡璜曰："此津枯热炽之证。"

舌如烘糕者危。吴锡璜曰："此热极也。"

舌卷短痿软枯小者危。吴锡璜曰："此第三对岔脑筋受热烁也（岔，蛇，三分路也，丑亚切），肾阴竭绝，脑筋短痿，将死之候。"

舌起白苔如雪花片者不治。吴锡璜曰："此俗名雪花胎。"

舌竟无苔，久病胃气绝者不治。吴锡璜曰："此证须胃气决之。"

舌因误服芩连，而现人字纹者不治。吴锡璜曰："热本伤阴，又加苦燥化烁阴，故不治，育阴清热，亦有生者。"

舌卷而囊缩者不治。

舌淡灰转黑，淡紫转蓝，邪毒攻心已甚，而伤腐脾胃者不治。

舌黑烂，而频欲啮，必烂至根而死。

舌底干燥，不拘苔色黄白，形如豆腐渣者，或如啮碎饭子者，皆死（此俗名饭苔舌）。

舌干晦枯痿，而无神气者必死。吴锡璜曰："阴衰血败，神将离矣，故主死。"

舌绛无苔，干枯红长，而直纹透舌尖者，心气内绝也，必死。

舌燥苔黄，中黑通尖，下利臭水者，胃肠腐败也，十不救一。

舌色晃白兼青，此中焦生气已绝也，多死。

舌本强直，转动不活，而语言蹇涩者危。吴锡璜曰："此脑病也，牛黄丸可治。"

舌如朱砂红柿者危。吴锡璜曰："此即所谓灼红舌也。"

舌与满口生白衣，或生糜点，胃体腐败也，多死。

第五章　温病之兼夹及其种类

§ 原版 33 页前 §

诸传染病之发生也，有一病独发者，有与他病并发者，然温热之并发他病，实视别病为尤多。盖伏邪内起，来势甚暴，必夹身中固有之疾，互结而成其虐，或与外围不正之气，相引而益其势，且就外感温热而论，又多杂合他气，同时肆害。戴氏五兼十夹之说（风寒暑湿燥，气血食痰水）（另注），吴氏九种温病之论（风温　湿温　温疫　温毒　冬温　暑温　伏暑　温疟　秋燥），辨别颇详，其启迪后学之功，洵为不鲜，但审择俱未简当，兹篇辨温热之兼夹，及其种类，约其条目凡十一（温热　风温　暑病　湿温　燥热　伏热兼寒　瘟疫　夹痰水　夹食滞　夹气郁　夹血瘀）。

一曰温热（原版 33 页后）

霜降以后，天气当寒而不寒，反更温热，感而即病者名冬温；春气和暖，感而即病者名春温。俱外感病，邪从表入，卫气膹（愤）郁，始病即见微寒，久则郁热炽而气分亦热，热发于外，继见但热不寒矣，故外感温病，证见微寒发热者。

夏至以后，时令炎热，邪从口鼻吸入，直伤气分，劫灼津液，始病，则烦渴、壮热而不恶寒，是为热病，与中暑相似，但热病则脉盛，中暑有脉虚耳。

《伤寒论》曰："发热而渴，不恶寒者，为温病。"此论伏气温病之见证也。邪从内发，即伤阴津，与外热内灼同例，故初起即口渴，其热达外，酿成内外俱热，体若燔炭，故不恶寒，然此就气分伏热之见证耳。王孟英云："伏气重者，内伤营血，初起则见舌绛咽干，甚则肢冷脉伏，亟宜大清阴分伏邪，使厚腻黄润之苔渐生，伏气乃从气分而解。"又云："更有邪伏深沉，不能一齐透出者，虽治之得法，而苔退舌淡之后，逾一二日，舌复干绛，苔复黄燥，正如抽蕉剥茧，层出不穷，此又论阴虚伏气之见证矣。"

定则：

初起微寒、发热，或烦、渴，但热、脉盛，甚则舌绛苔黄、肢冷、脉伏者，为温热必有之证候（但见一证便是，不必悉具，下仿此）。

刘赤选旁注（原版33页后页眉）

温病始终皆有发热为特征。

病由皮肤感染，由肌表内至胃肠（消化器），又由血管而至心脏（循环系）。

（脉盛）活泼有力。

二曰风温（原版34页前）

按：风温，即温热兼风病。《内经》曰："风者百病之长也。"故外感六淫，无不兼之，况冬春二令，暖气随风摩荡，人在其中，由口鼻毛窍吸入，所感温热，必兼风邪。至伏气之病，由冬不藏精，阳气随春令之升泄而至内匮，里气已虚，则表气不固，外来之风，自易袭入，故其为病，亦兼风邪。职是而论，则温热之病因虽有内外，而风邪之兼感，实皆不免。

风温之病，四时皆有，而春候独多。经曰："春气者，病在头。"盖以头为诸阳之会，春温为阳热之邪，阳邪从阳，必伤于上故也。方其热势偏盛，外灼阳络，血郁不通，必苦头痛，内扰脑髓，精神被熏，必苦眩晕，所以风温为病，始终皆有头痛眩晕之证。

刘赤选旁注（原版34页前页眉）

中医言风言肝多指神经的变动。

风温始终皆有头痛眩晕为特征。

病由口鼻侵袭呼吸系统，由血行而至脑髓神经。

陈伯平曰："风温外薄，肺胃内应；风温内袭，肺胃受病。"夫肺病则咳嗽，胃病则干呕。所以然者，风温犯肺，呼吸不利，肺家即频起排泄，而为强烈之咳嗽；风火扰胃，中气不安，胃家又频起抵抗，而为无物之干呕。咳嗽干呕，皆是正邪相争之病象。正胜邪却，咳呕自止；邪胜正衰，咳呕不已；循至肺胃俱疲，则咳甚变喘，呕甚变哕，而风温之险病出矣。

春月温气，随风波动，袭入毛窍之中，为恶风恶热之病。盖以风者善行而数变，腠理开，则淅洒恶风；腠理闭，则膹闷恶热。然与单纯之中风，其病状微有不同。中风恶风，汗必自出；风温恶风，或汗或否，以风虽疏泄，令其出汗，而热燥皮肤，则又无津不能作汗故也。

《伤寒论》曰："风温为病，脉阴阳俱浮，自汗出，身重，多眠睡，息必鼾，语言难出。"此言冬不藏精，伏寒化热，误用温散，劫伤精液，扇动风火，而变风温之险证也。夫精液伤，则脑髓不足；风火动，则热毒蔓延；热盛阴虚，阳亢无制，是以脉阴阳俱浮。自汗出者，皮肤放散体温，以冀减轻高热也。然汗愈多，则津液愈涸，已虚之脑，失所滋养，未解之热，乘虚内陷，势必至脑部麻痹，精神消灭，而运动感觉，皆失其能，则身重昏睡，息鼾语难，诸证蜂起。温病至此，已陷入重笃时期，与上论轻证，有天渊之别也。

仲景又云："剧者如惊痫，时瘈疭。"此因风火之毒，陷入脑脊髓中，运动、感觉两种神经，皆受激刺，以致精神缭乱，常性频失，故状如惊痫；筋肉迭起不规则之运动，时发瘈疭。病状至此，已属风温中剧烈之重证，再见脉弦不柔，或散乱无根，则邪盛正衰，多死。

定则：

温热病中，头痛眩晕、咳嗽干呕、恶热恶风，甚则昏睡、多汗、息鼾、语难、惊痫瘈疭，其脉浮弦而数者，为风温必有之证候。

三曰暑病（原版35页前）

经曰："凡病伤寒而成温者，先夏至日为病温，后夏至日为病暑。"然则暑者，温之甚，亦即热之称也，故序例云："暑病者，热极重于温。"后人不明是理，以夏月热病，多兼湿邪，遂谓暑病必兼湿，必之为言，误混殊多，甚至有阴暑之谬说，徐灵胎已词而辟之，兹篇论暑，单以热毒为言，凡温病之大热证，即兼暑邪也。

刘赤选旁注（原版35页前页眉）

暑病以壮热（高度稽留热）烦喘为特征。

病由口鼻感染至呼吸系统，而至消化系统，发生肠炎最多。

伏气温病，其热自里而达于表；新感暑邪，其热从表而袭于里，两热相搏，内外皆甚，燎原之势，不可响尔。其热毒内熏，精神不安，则必有心烦恶热之病情；体肤被燔，则必有壮热如烙之病症。而津液受灼，口渴引饮，势所必然。若《生气通天论》曰："因于暑汗，烦则喘喝。"此又言暑病必汗出，以汗为热迫，热毒愈炽，汗泄愈速也。烦则必喘，以热甚气盛，肺脏膹郁，气不宣散，有升无降，奔迫于喉鼻气管之间，而发喘喝也。基是而论，则暑病必有之证，概可知矣。

《金匮》曰："太阳中热，汗出恶寒。"此言暑病恶寒，实因汗出，与伤寒之恶寒无汗者有别。盖汗多阳泄，无以卫其外，而护其内，故不能任风寒之激刺，此其为病，乃伤暑气虚应有之证。

《刺志篇》曰："气虚身热，得之伤暑。"夫暑为酷热之邪，其性急迫，一觉身热，脉必涌溢，而见洪数之象；然壮火蚀气，气蚀则虚，而脉亦虚。今人见有虚脉，妄用温补，冀补其气，而适助暑邪，此皆不究致虚之由。以招操刀之咎，学者必能深研乎暑病脉虚之理，方不至临证有误。

定则：

温病、壮热、烦喘、渴饮、汗出、恶寒，其脉洪、数，或虚者，为暑病必有之证候。

四曰湿温（原版36页前）

东南濒海之区，土地低洼，雨露时降，一至春夏二令，赤帝司权，热力蒸动水湿，其潮气上腾，则空气中常含多量之水蒸气，人在其间，吸入为病，即成湿热、湿温，又曰暑湿，此即外感温热兼湿之谓也。然薛生白云："湿温之病，属太阴、阳明者居多，不夹内伤者，其病必微。"盖以脾胃受病，不能消化水谷，停聚成湿，湿郁生热，即《内经》湿上甚为热之理。既有此内因，再感客邪，内外相引，其病必甚。今观湿热重证，必伤脾胃，则薛氏所云，洵非虚语。

伏热内发，湿邪外感，初起发热、恶寒、无汗，表邪颇似伤寒，以湿遏其表，热郁不达，则血气亦沉伏于内，无以卫其外而放其热故也。一二日后，病势内传，肠胃之气，滞而不宣，则停聚水谷，蕴酿湿热，而益其邪。此时热甚蒸湿，发热汗出，不恶寒矣；湿闭胃腑，脘中胀满，食管膨大，壅塞膈上，胸中痞闷，厌恶食物矣。且湿热交蒸，津液被灼，凝成胶涎，上泛于口，外布于舌，舌面必生苔垢，或黄或白，或润或干，干黄者，热多湿少；润白者，湿重热轻。此外如渴不引饮，为湿热必有之病机；小便不利，为湿热必有之病机；体重肢怠，为湿热必有之病症，何则？盖热甚阳明，引水自救，湿渍胃肠，口淡恶水，故渴不引饮；又湿流关节，筋骨麻痹，则运动迟钝，故体重肢怠；湿热下流，水道瘀塞，膀胱疲于排泄，故小便不利。临证之际，认定上述数病，以为主脑，则于温病兼湿之治，告无惑焉。

刘赤选旁注（原版36页前页眉）

湿温以胸满痞恶食、小便不利为特征。

病由口入食管、胃、肠、脾（消化系）而至膀胱、肾（排泄系统）。

定则：

温病初起，恶寒无汗，一二日后，但热、不恶寒、汗出、胸痞恶食、舌苔白或黄、渴不引饮、小便不利、体重肢怠者，为湿温必有之证候。

五曰燥热（原版36页后）

据近世科学所论，天地中之大气，所含水蒸气量，比饱充时为三分之一，则为干气，此即中医所称燥气者也。燥气感受，不过仅令体中违和，不能成病，故《内经》少秋伤于燥之文。若伤寒温热之大病，伤津液，竭精气，以致脏腑失于滋养，枯燥不荣，此内伤之燥病，实足杀人。叶天士曰："春月为病，犹冬藏固密之余；秋令感伤，值夏热发泄之后，其体质之虚实不同。"此言春温为实病，秋燥为虚证，凡温热病之兼燥者，皆津虚、气枯之故耳。

肺脏气管中，常有水蒸气以饱充之，我中医所谓津液润养肺体也。此蒸气在肺之作用，能将吸入高温之空气，蒸发而使之低降，以适宜于体内，是以中医论阴液，能制胜热邪，此非理想之空谈也。夫津液不足，发生燥热之病，肺脏首为病区，故是病必见咳嗽。以常理论，燥咳本不咯痰，然肺家受病，通调失职，胃水停聚，得燥热之煎熬，而成黏痰，上泛于肺，则咳愈多，而唾痰愈甚，故又不得以无痰之嗽，方属燥病也。

温病兼燥，往往有潮热之证，此因津液先虚，阴不和阳，午后阳盛，亢而无制，所以此时发热。《内经》以阳明为燥气主治之区，《六元正纪大论》："阳明之上，燥气治之。"而《伤寒论》则以潮热之证，属于阳明经病。合此观之，足见潮热之生，兼有燥病无疑矣。

舌苔为津气之所布结，津生于胃，气主于肺，肺胃焦燥，则气枯津涸，其舌上之苔，必形干薄，甚则无苔而舌光，且发渴喜饮，欲求水液以自溉也。肺与大肠相表里，胃与大肠相联属，肺胃之津气不足，大肠因失润养，必致传导失司，大便秘结，是以燥热为病，可看舌、问便，而知其梗概。

燥热之病，因阳津受伤，无以润养其气，则气热独行，炎上不降，其脉必见浮洪。阴液已亏，脏腑枯竭，则血液凝泣，流行不利，其脉又见弱涩。诊症者，即其浮洪弱涩之脉象，可知为燥热内结，而施治法矣。

定则：

温病，潮热咳嗽、舌苔干燥或舌光、大便秘结、脉浮洪弱涩者，为燥热必有之证候。

六曰伏热兼寒（原版37页后）

《素问·热病论》曰："人之伤于寒也，则为热病，热虽甚，不死，其或两感于寒，则不免于死。"此言寒邪化热，复感寒气之死证也。夫热甚于内，清涤可解，复感寒邪，则两难兼顾，断为死候，无疑。然或病势未重，元气未伤，苟能治热不遗其寒，调剂得宜，未必断无可治。大抵圣人立训，不过说其病因，以为治疗之本，其病之吉凶生死，又当参病情，候脉息，方可断之。

温热在一二日间，壮热烦渴，此郁伏之气，向外透发，其势方张，勃然而不可止。其时内外皆热，阳盛于表，肌肤松涨，不当有恶寒之证；热甚于里，水液被蒸，又不当有无汗之证。若有恶寒无汗者，寒邪闭其内发之热也，盖寒性主敛，体被冷气，血管即加收缩，水蒸气之放散，亦因而减少，是可知温热病中，证见恶寒无汗者，皆兼感寒邪之故也。

《金匮·疟病篇》曰："温疟者，身无寒，但热，骨节烦疼，白虎加桂枝汤主之。"夫无寒但热，其病因于温；骨节烦疼，其病因于寒。盖凡伏寒深藏于少阴，乘春夏阳气升发，则邪不能容，化为温热，热盛阴衰，是以但热不寒；而余寒尚留于骨节之中，则少阴之气，痹而不通，是以骨节烦疼。

白虎汤清气涤热，解其但热之疟；桂枝通经去寒，治其骨节之疼，正为温病兼寒，开一治例。

《伤寒论》曰："太阳与少阳合病，不下利，但呕者，黄芩加半夏生姜汤主之。"此又言冬寒内伏，藏于少阴，入春发于少阳，寒邪深伏，化热外出，而风寒新邪，恰从外袭，外伤太阳，内扰胃腑，此气逆呕吐，为温病兼寒之证也。

基上数论，则岐黄仲景，对于是病，已明言其证候，可问而知。此外则细察脉象，更从切法以求其真谛，邪无遁形矣。

温热之发也，热从内起，气机因已向外，而病气仍伏于内，故脉不浮不沉，是为常候。若外受风寒，表为邪踞，则血气外鼓，以与之争，其脉必见浮。寒邪轻者，浮中兼见数大，为有热之象；寒邪重者，伏热不显，则脉虽见浮紧。其证必见烦躁，粗工不察，往往以为单受寒邪，治多讹误，故诊法非证脉合参，实难辨出真谛。《伤寒论》大青龙汤，治脉浮紧之伤寒，因有烦躁之一证，方中用石膏，可见单凭脉诊，迳尔用药，未尽能治温热兼寒之病也。

定则：

温病一二日，壮热烦渴，而反恶寒无汗、呕逆、骨节痛、脉浮弦数大，甚则浮紧而烦躁者，为伏热兼寒必有之证候。

七曰瘟疫（原版38页后）

《内经·刺法论》曰："五疫之至，皆相传染，无问大小，病状相似。"疫病见于典籍，以此为先。《金匮》载阴阳二毒之证治，陈修园注，谓为天地之疠气，中人之阳气、阴气。夫疫者，传染迅速之谓也；毒者，厉害至甚之意也。所以古人名疫病为疠疫，逮五疫之发，多见热证，故后人概以瘟疫称之，独于"温"之一字，去"氵"加"疒"。而疫之与毒，分为两门，门类愈岐，而病名反杂矣。考瘟疫之发也，多于兵役饥馑之余，病气、尸气混合乖戾之浊气，或从口鼻气管，直中三焦膜原；或从皮肤毛窍，袭入经络脏腑。瞬息之间，变证蜂起，旦发夕死者有之，初起不治者有之，与伤寒温热，递传渐重，大相径庭矣。

《温热经纬》曰："按喻氏云，湿温一证，即藏疫疠在内，一人受之，则为湿温；一方受之，则为疫疠。"余谓此即仲圣所云，清浊互中之邪也。石顽亦云，时疫之邪，皆从湿土郁蒸而发。土为受盛之区，平时污浊之物，无所不容，适当邪气蒸腾，不异瘴雾之毒，或发于山川原陆，或发于河井沟渠。人触之者，从口鼻流入膜原，内至阳明之经，脉必右盛于左，盖湿土之邪，以类相从，而犯于胃，所以右手脉盛也。阳明居太阳之里，少阳之外，为三阳经中道，故初感一二日间，邪犯膜原，但觉背微恶寒，头额晕胀，胸膈痞满，手指痠麻，此为时疫之报使，与伤寒一感便发热头痛不同。至三日以后，邪乘表虚而外发，则有昏热头汗，或咽肿发瘢之患；邪乘里虚而内陷，或夹饮食，则有呕逆痞满，嘈杂失血，自利吐蛔之患；平素阴亏，则有头面赤热，足膝逆冷，至夜发热之患。若喘哕冷汗，烦扰瘈疭等证，皆因误治所致也。盖伤寒之邪，自表传里；温热之邪，自里达表；疫疠之邪，自阳明中道，随表里虚实而发，不循经络传次也，以邪既伏中道，不能一发便尽。故有得汗热除，二三日复热如前者；有得下里和，二三日复见表热者；有表和复见里热证者。总由邪气内伏，故屡夺屡发，不可归咎于调理失宜，复伤风寒饮食也。

近说鼠疫一证，由毛管袭入，达于血管，壅血不行，皮肉渐起红肿，微痛微热，结核如瘰疬，多见于颈项、胁肋、大腿之间，亦有见于手足、头面、腹背者。尔时体虽不安，犹可支持，病尚浅也。由浅而深，其核愈肿愈大，邪气与正气相搏，而热大作，热作则头痛身痹，大汗口渴，而病重矣。若热毒愈深，瘀血愈甚，泛见于外，则发疔疮；血逆妄行，则为吐衄。此与《金匮》所云："阳毒之病，面赤瘢瘢如锦纹，咽喉痛，吐脓血；阴毒之为病，面目青，身痛如被杖，咽喉痛。"论证虽异，而理则同也，何则？盖彼此皆言疫毒之气，上冲外突，瘀塞经络，各随其所在而见证耳。自甲午

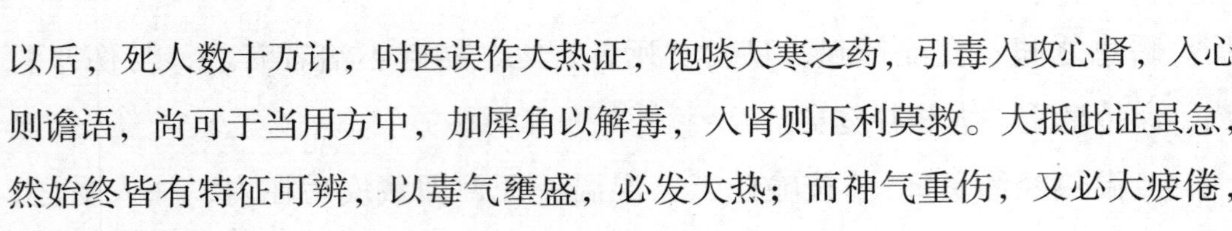

以后，死人数十万计，时医误作大热证，饱啖大寒之药，引毒入攻心肾，入心则谵语，尚可于当用方中，加犀角以解毒，入肾则下利莫救。大抵此证虽急，然始终皆有特征可辨，以毒气壅盛，必发大热；而神气重伤，又必大疲倦，及大晕眩也。

定则：

凡大发热、大晕眩、大疲倦，心翳、胸痞、咽喉肿痛、发瘢吐衄、疔疮结核（主症），甚则谵语，或下利者，为瘟疫必有之证候（余症随病呈露）。

八曰夹痰水（原版 40 页前）

痰水之辨，看舌为要，凡舌苔无论黄白，察其润滑不燥，必夹痰水。《内经》曰："饮入于胃，游溢精气，上输于脾，脾气散精，上归于肺，通调水道，下输膀胱。"肺胃受热，清肃不行，则水饮停聚，受热蒸变，而成稠浊之痰涎，上溢口中，凝结于舌，是以苔必黏润，且口胶多涎，黏腻不安，频喜热饮，以冀消涤。粗工不察，往往以其喜热，误作寒治，多变危殆。若痰水盘踞胸胃之中，大气郁而不舒，腑气实而不降，则痞痛满闷之症生矣，呕吐哕逆之病继矣。王孟英曰："凡视温病，必察胸脘，如拒按者，多夹痰湿。"此阅历有得之言，为辨夹疾之要诀也。叶天士曰："舌绛，望之若干，手扪之原有津液，此津亏，湿热熏蒸，将成浊痰，蒙闭心包。"夫绛而若干，尚属夹痰之病，则凡绛舌之鲜明光泽者，更为有痰证据无疑。此与上述之病，轻重不同，上言痰热凝滞气分，其病较轻，此则痰热内陷血分，络脉阻塞不通，血液循环多窒，必至舌强、喉痹，发生舌蹇语涩之症。西医所谓舌下喉头神经麻痹者，即是病也。其甚者，痰热内闭，神机不运，遂见目睛上视，牙关紧闭之险证。

温病之脉，本属滑数，以热势冲击，血行亢进，脉之搏动，即加急速故也。若病夹痰水，则滑数之脉，每变沉涩，甚或伏结，此因热为痰阻，漫无出路，其气血郁滞，故脉道之流行，艰涩不前，或沉伏不起，必为之行痰透热，舒展气机，则脉象乃见显露。故切脉时，细审其所以然，则可以知其热病夹痰矣。

定则：

温病，舌苔黏滑、渴喜热饮、胸痞脘闷、呕吐哕恶，或舌绛而鲜、舌蹇语涩，甚则目睛直视、牙关紧闭，其脉沉伏结涩者，为夹痰水必有之证候。

九曰夹食滞（原版 41 页前）

夹食之病，可从切诊，而知其然。《金匮》曰："寸口脉浮而大，按之反涩，尺中亦微而涩，知有宿食。"又曰："脉滑而数者，有宿食。"夫食积于中，谷气实而生热，热甚气盛，则血管扩张，血压高升，故脉见浮大之象。血为食滞，流行不利，故按之反涩，下部道远，血液既滞，灌注难通，故尺脉亦微而涩。至其食热之气，激血速行，则又往往滑利急数，此单指食热。其脉象之有余，尚已如此，若温热内发，与食相结，则浮大滑数之脉，必进而兼见弦实，尺中微涩之脉，必进而为六部沉涩。所以然者，温热得食之助，热势益加鸱张，阴液因以亏损，故脉不柔和，变为刚劲，此即《金匮》所谓紧如转索无常，乃滑数而兼弦实之象也。又凡温热伏发，饮食内停，则食遏其热，邪郁难泄，气机愈滞，无以鼓血液之高升，通血液之输运，一时血管下降，脉象所见，六部皆形沉涩。此与滑数弦实，大相悬殊，而彼则以热势外张，此则热势内闭，但究其所自，则皆因于温邪夹食，而各形之于脉象者也。

《金匮》曰："宿食在上脘，当吐之。"此只言其治，而未言其证，然细考吐之义，则必有痞痛满闷等证，无疑。戴麟郊辨温病夹食，谓当询胸脘，如脘满胸闷者，即是夹食，盖本此以立言也。夫热入于胃，碍及消化，饮食停滞，必至胃脘与食管，同时膨大，胸膈频见饱塞，是以满闷，且旧谷留中，被热蒸腐，化为浊秽，既停于胃内，遂流溢于口中，因之鼻恶食臭，舌生厚苔。舌苔之生，热邪甚者，其色多黄；秽浊重者，其色多白。又其甚者，热为食郁，邪不外泄，血气被其壅遏，则烦躁懊恼，舌起芒刺之病，且与胸膈满闷，同时发生，病势至此，陷入重笃时期，诊治者非深明消食解热之法，不能救危亡于旋踵也。

定则：

温病，脉滑数弦实或沉涩、胸满脘闷、躁烦懊恼、恶闻食臭，舌被厚苔，或白或黄，或生芒刺者，为夹食滞必有之证候。

十曰夹气郁（原版41页后）

温热夹气郁之病，其见症必胸胁苦满，上气喘急。所以然者，以情志不遂之人，喜怒无常，悲思过度，气机常觉郁滞不舒。一旦伏热内发，难以宣达于外，必致压滞于中，内热日甚，毒火熏蒸，弥漫胸胁，是以每觉苦满。且热气上冲，肺失降利，不免障碍呼吸，窒其吐故纳新工作，于是浊气壅塞，鲜气少纳，而上气喘急，诸病相继生矣。但其病状颇与夹痰相似，然痰水之病，舌苔必形厚滑；气郁之病，内热灼阴，津液渐涸，无以上滋口舌，故舌苔必见薄干。诊断之际，从此细辨，症自不差。

夹郁之脉，沉伏而涩，此因气滞不升，无以鼓舞脉管，往外高涨，一时脉体已失浮达之能，再加伏热内壅，势将降落，是以脉象所形，往往沉而不起，伏而不出。至涩脉之起，则因郁热日炽，血液必亏，其充于脉内者，分量甚少，故脉见短细。且血液既亏，则脉管失其滋养，渐至枯燥；脉管既枯燥，则血液自难流行，此时细短之脉，起伏往来，又觉艰难迟缓，正涩脉之象也。温病至此，其证甚坏，非多服养阴透热、利气舒郁之剂，难有转机矣。

定则：

温病，胸胁苦满、上气喘急、舌苔干薄、其脉沉伏而涩者，为夹郁必有之证候。

十一曰夹血瘀（原版 42 页后）

叶天士曰："热传营血，其人素有瘀伤宿血，在胸膈中，夹热而搏，其舌色必紫而暗，扪之湿。"此言温病夹瘀，可细察舌形舌色，而知其然也。盖舌为心苗，心主血，血热夹瘀，即心经受伤，其病机必见于舌。然舌之所以紫暗者，以瘀血之色，青黑而暗；热血之色，红紫而鲜。今热搏其瘀，则脉管中之血液，杂而不纯，红紫之色，混以青黑，遂变紫暗。此与沟中污塞，水液混浊，同一理也。又血液既瘀，其中杂有干血之质，而仍能濡润血管，滋养组织，故望其舌形，晦暗似干，扪之尚觉湿润；与血枯败证，舌涸无津者不同。《金匮》云："舌青口燥，但欲漱水，不欲咽者，有瘀血。"夫舌青为有瘀之病机，叶氏之所谓暗，实本此而立言。至口燥，漱水不欲咽，是似燥非燥之病，与叶氏之所谓扪之湿，理实相同。不过仲景言病情，叶氏言病证，后学因此，可增一诊断之法。

夹瘀之病，往往胸中满痛。陶氏所云血结胸者，是其证也。夫胸为气机出入之孔道，能吸引胸外回血，助其还流。热入胸中，搏结血液则血瘀，而还流多窒，气机遂至不利，满痛之病，由此而生。然审其满痛之状，实与夹痰、夹食、夹郁不同。《金匮》曰："胸满，腹不满，其人言我满为有瘀。"观此，可知瘀血之满，内有积滞，外实无形，为病者自觉其满，问诊方知，非如痰水食郁之壅气为满，有形可扪也。若由此类推，凡病人胸中似痛非痛，似闷非闷，或喜用重物，覆压其胸，皆属自觉满痛之有瘀病状。读书于言外旁，悟诊断方精。

温病夹瘀血，郁于下焦，则少腹急结，其人如狂，甚至少腹硬满。其人发狂，所以然者，瘀血凝滞，新血不荣，脉管因之变硬，该部筋肉，迭失血液之滋养，必收缩而为急结，或积块而为硬满也。经云："血在下如狂。"叶氏曰："瘀血与热为伍，阻遏正气，如狂发狂。"盖以血瘀于下，阳气不能交会，反随热邪逆升，此时阳重于上，神明被迫，不守其舍，是以如狂发狂也。病势至此，瘀热实甚，非急于攻下，难收救亡之效。

《伤寒论》辨太阳蓄血云："小腹硬满，小便自利。"又辨阳明蓄血云："有久瘀血，其人善忘，屎虽硬，大便反易，其色必黑。"盖血虽瘀，而气不病，膀胱气化仍通，故小便自利。又阳明气病，实热内结，必屎硬便难。今结在血，而不结在气，大肠传导，尚无失常，是以反易。所以色黑者，瘀血之质，杂入粪便中也。观此，则夹瘀之病，从二便细察，亦可了然。

定则：

温病舌色紫晦、扪之湿，口燥不渴，胸中满痛，甚则少腹急结或硬满，如狂发狂，小便自利，大便易而黑者，为夹瘀必有之证候。

《温病学讲义》第一篇完

第二篇 诊治总论

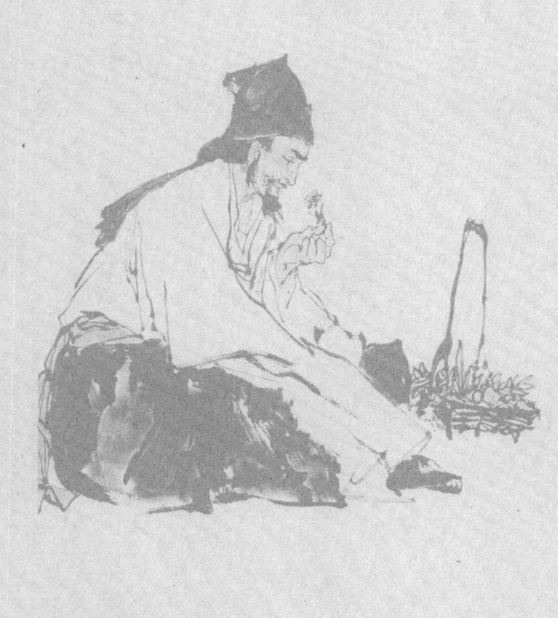

按：温热病之证候，其发见于外者，在卫、在气、在营、在血、在五脏，各有不同；而病势之常、变、险、坏，及其兼、夹、种类，各经又异，是以治疗之法，当分别用药。兹采叶天士、陈伯平、薛生白、吴鞠通、王孟英、雷小逸等书，摘其专方、效药，精确有验者，列为条例，编次如下，使后学之士，因证识病，因病拟方，不失权衡。

第一章 卫病诊治

第一节 证治提纲（原版44页前）

卫受温邪，发热、恶寒、脉浮数、无汗，当用辛凉轻剂（对病治疗），汗而解之（对证治疗）。

（说明）按：此节述卫分受病，发汗解之，为正当治疗之法也，不独温热为然。即风、寒、暑、湿等之犯卫者，亦不能出此定法以为治，但温热用辛凉剂，风寒用辛温药，各不同耳。

叶氏论温热治法有云："在卫汗之可也。"此与《内经》"邪在皮肤，汗而散之"其理正同。（皮肤属卫，参观上篇自明，不再赘述）夫皮肤为人身之外卫，又为排泄汗液、调节体温之机关，有病不能竟其天然之工作，则卫外力弱，难耐风寒激刺，而恶寒之症见矣。汗孔闭塞，体气郁而不达，积成高温，而无汗发热之症又见矣。脉浮数者，热发在外，更为卫受温邪之的据。是以治疗之法，当因势利导，开表逐邪，俾元府一通，汗泄气达，邪无所容，而寒热病乃解也。

第二节　风温证治（原版44页后）

风温初感，身热、无汗、微恶风寒、脉浮数者，辛凉平剂，银翘散主之。

（说明）按：吴鞠通囿于《伤寒论》有“太阳病，发热而渴，不恶寒，为温病”之文，以桂枝汤治恶风之温病，制银翘散治不恶寒。此未会仲景之意，强为牵合，徒增医界非议。不知仲景此节文字，是论伏热发出太阳气分，与外感风温，邪伤卫分者不同。卫感风温，初起必有恶寒，口尚未渴，桂枝汤固为禁剂，而银翘散中之荆芥、薄荷、豆豉，正因恶寒而神其用。若但热不恶寒，则邪在气分，又非辛散之药所宜。故此节之方，采自吴氏，而其治证，则稍易之，非欲求异于古人，实使证与方符也。

银翘散方（辛凉平剂）：

连翘一两　银花一两　桔梗六钱　薄荷六钱

竹叶四钱　甘草五钱　牛蒡六钱　淡豆豉五钱

荆芥穗四钱

（制服法）上九味，杵为散，每服六钱，鲜苇茎汤煎，香气大出，即取服，勿过煮。病重者，约二时一服，日三服，夜一服；轻者，三时一服，日二服，夜一服，病不解，作再服。

刘赤选旁注（原版45页前页眉）

银翘散内薄桔甘，竹叶苇茎豉牛蒡。

荆芥驱风通表气，风温犯卫取轻扬。

（说明）按：药勿过煮者，取轻清之气，足去表部实邪也，若久煮，则药中之挥发性消失，只全质味，不能表汗散邪矣。又病重者，日数服，是采普济消毒饮，时时轻扬之法，使邪不能留，可免病重药轻之弊。

（方解）按：此方辛凉散风热，芳香解秽浊，为卫分表泄外邪之剂。春为发陈之令，气候温煦，所感风温，多夹秽浊，故以银翘、竹叶，性寒气芳，从上焦卫分，达邪于表，清解温毒，而退其热。豉、荷、荆芥，性发散而味辛通，开表疏肌，驱风解秽，而已其寒。凡散剂多用甘草，以缓药势，庶不致扰动中宫，添出别病，此制方之善者也。然病毒占据血肉之躯，每生难拔之蒂，表散清疏，一汗未必尽解，留患实在堪虞，故牛蒡之解结，桔梗之开郁，又是方中关键也。

加减法：

胸膈满闷者，加藿香、郁金各三钱；

渴甚者，加花粉；

项肿、咽痛，加马勃、元参；

衄血者，去芥穗、豆豉，加茅根、侧柏炭、栀子炭各三钱；

咳者，加北杏仁；

小便短、黄、赤者，加知母、黄芩、栀子。

（说明）按：病有兼证，则方有加减。皮肤受病，往往内干肺脏，下连膀胱，盖皮肤与肺，同司呼吸；又与膀胱，共营排泄。皮肤既病，毛窍闭塞，汗液不泄，则肺脏必增加呼吸，而膀胱又多泄小便，所以代偿其生活工作也。然代偿作用，不可以久，久则同归于病，故皮肤病寒热未已，而肺脏即患咳嗽，或膀胱患小便不利也。原方不能统治数病，故咳加杏仁利肺气；小便短赤，加栀、芩、知母清膀胱；胸膈闷者，内兼痰湿之停滞，故以藿香宽胸，郁金消痰；渴甚者，风热内逼，胃津受灼，故加花粉，生津解热，润燥息风，且养其汗源，以为散邪之本；热郁伤络，衄血不止，仲景本有不可发汗之戒，故去芥穗、豆豉之辛燥劫阴，而加茅根、栀仁、侧柏、诸炭，清热滋阴，以止其血；若项肿、咽痛者，其病兼有疫毒也，再加马勃之清降，元参之滋水，则上部火毒可消，而本兼两病俱解矣。

（方禁）风温，热甚、汗多、恶风者，不可与银翘散，再泄其汗。

（说明）徐灵胎评叶氏治风温，谓汗多者，禁用薄荷，此皆经验有得之言，可为后世法也。夫卫病无汗，其表属实，辛凉透汗，固为合法。若汗多者，卫气先虚，热邪已伤气分，逼液外出，再泄其汗，则气愈伤，而津愈竭，轻则鼻干、气喘，甚则神昏、目瞑，变证百出矣。故医家用药，不可以不细。

刘赤选旁注（原版 45 页后页眉）

此方解毒消炎。

证治类别：

发热、恶寒、无汗，或干呕、发热而咳，其脉浮紧者，为伤寒；发热、汗出、恶风，其脉浮缓者，为中风，俱不可与辛凉剂。

（说明）按：病有证候相同，而病因实异者，临床治病，于诊治之际，不可不严为区别，庶不至以是为非，以非为是，动手便错也。吴鞠通辨温热病云头痛、恶风寒、身热、自汗，与中风无异，最足以相混，于何辨之？以脉动数，不缓、不紧辨之。盖证有相类，脉不失真，医家望、闻、问工作之后，加以细心切脉，邪无遁形矣。

又按：伤寒先恶寒然后发热，仲景所以有“或已发热、未发热”之文，温病则发热、恶寒同时而起，无分先后。又伤寒之恶寒，厚盖衣被，仍觉其寒；温病之恶寒，时欲揭去衣被。是则细问病状，亦可得其病原。

第三节　湿温证治（原版46页后）

湿温病，皮肤蒸热，懔懔畏寒，头重而痛，烦渴无汗者，黄连香薷饮主之。

（说明）按：温而兼风，谓之风温，上节既已详之；温而兼湿，谓之湿温，又曰湿热，此温热之兼病也。吴鞠通不知暑即为热，谬以治寒湿之三物香薷饮，为治暑正方，其新加香薷饮，加银花连翘二味，意欲治温也，而清热之力不足，未足以制香薷厚朴之辛燥，且列于暑病门中，甚不可从，兹特以湿字易暑，俾与病因相切云。

暑月形寒饮冷，卫气受压，郁而不舒，渐积渐厚，必成内热。热盛于里，其势炎炎，上冲外突，燔胃乘心，是以烦渴蒸热、头痛。湿闭其表，热不得越，是以头重、恶寒、不得汗出。此湿热交攻之病，实为卫病重证，治法有乖，变端蜂起矣。

黄连香薷饮方：

香薷二钱　厚朴二钱　黄连二钱

（煎服法）水煎温服，以汗出病退为止。叶仲坚曰：饮与汤，稍有分别，服有定数者名汤，时时不拘者名饮。

（方解）按：香薷辛温香窜，发汗以散表分之湿；黄连大苦、大寒，泻火坚阴，以劫伏里之积热；厚朴苦温，解肌破结，善解湿热之纠缠。三物为方，则外湿内热，一齐汗解矣。然薷朴之辛燥，使非佐以黄连，则湿方去，而热又炽，不无伤筋焦骨之弊。黄连之寒泻，若无香薷之透表，则热未已，而湿转甚，又恐延长期畏寒之祸。此调剂之法，所以不可不讲求也。

刘赤选旁注（原版47页前页眉）

三物香薷厚朴先，若因内热用黄连。

辛香发汗散表湿，蒸热懔寒渴烦痊。

第四节　卫病传变（原版47页后）

发热、微恶寒，舌苔薄白，或黄白相兼者，卫病传气也，随证治之。

（说明）按：叶氏论温热诊法云“卫之后，方言气”，是卫病不治，先传于气。然传变之际，必伤肺脏，发见脉证，可诊而知。何则？盖肺主气，卫属肺，邪由卫分，内干肺脏，乃传于气，气热伤肺，通降不行，津液凝聚，与热相搏，舌乃生苔。其舌苔之或黄或白，已属气分之证，但恶寒未罢，卫尚有邪，此卫与气兼病，正传变之初候也，当随其变证，而施治疗不可执一。

第二章 肺病诊治

第一节 证治提纲（原版 47 页后）

肺受温邪，咳嗽、恶风、身热、头痛，舌白或黄，脉数、寸大者，当用辛凉之剂，轻清疏解。

（说明）此节论肺受温热诊治之定法也。夫肺主气，属卫，肺病则卫与气俱伤，卫病可汗，气病可清，卫气兼病，辛凉之剂，轻清疏解，最为合法。章虚谷释叶氏用辛凉轻剂之义云：温邪为阳，宜轻散，倘重剂，大汗而伤津液，反化燥火，则难治矣。此深得肺受温热治疗之正法欤。

第二节 风温证治（原版 48 页前）

风温，但咳，身微热、微渴，辛凉轻剂桑菊饮主之。

（说明）按：此为外感风温，袭肺伤气之证，其受病本属轻微，故发热、渴饮不甚，然咳而无痰，肺家津液，已受邪灼，误治即变重证。叶天士云：风温肺病，若杂用消导发散，劫尽胃汁，肺乏津液上供，头目清窍，徒为热气熏蒸，鼻干如煤，目瞑或上窜，无涕，或热深肢厥，狂躁溺涩，胸高气促，观于此论，则肺病温热，最忌辛温之品，发汗劫津，又忌苦燥之药，耗气消胃。吴鞠通特立此方，避用辛温，盖深得治温病之法也。

桑菊饮方：

杏仁二钱　连翘二钱　薄荷八分　桑叶二钱

菊花一钱　甘草八分　桔梗二钱　苇茎二钱

（煎服法）水二杯，煮取一杯，日二服。

（方解）按：冬秋二令，空气中之含水成分，较春夏为少，其气干燥，再加非时之暖，袭入肺脏，所病则为冬温，风热带燥也。此方以桑菊为君，芳香清洁，养肺而肃风热；再用甘、桔、翘、荷、杏仁、苇茎，辛凉微苦，舒其郁结；有清解风热之功，而无劫津燥肺之弊，与银翘散之散热逐秽，其效微有不同者也。

刘赤选旁注（原版48页前页眉）

风温犯肺首桑菊，杏草翘荷苇桔足。

身热口干咳频频，辛凉苦泄功效速。

第三节　风温夹痰证治（原版48页后）

风温为病，身热、畏风、头痛、咳嗽、口渴、脉数、舌苔白者，当用薄荷、前胡、杏仁、桔梗、桑叶、贝母、甘草，凉肺解表。

（说明）按：邪在卫分则畏风，邪在气分，气热搏津，凝结为痰，则有白苔。此风温袭入肺脏，卫与气皆病，痰与热相郁也，故用薄荷、桑叶清散风热，杏仁、贝母、前胡、桔梗，利气消痰，痰去则风热无可恋，热去则痰不能积，而卫与气之病俱解矣。何西池云辨痰之法，古人以黄稠者为热，稀白者为寒，此特言其大概，而不可泥也。以外感言之，伤风、咳嗽，痰随嗽出，频嗽而多，色皆稀白，误作寒治，多至困顿。盖火盛壅逼，频咳频出，停留不久，故未至黄稠耳。迨火衰气平，咳嗽渐息，痰之出者，半日一口，反黄而稠，缘火不上壅，痰得久留，受其煎炼使然耳。故黄稠之痰，火气尚缓而微；稀白之痰，火气反急而盛也。此皆当用辛凉解散，而不宜于辛热也，推之内伤亦然，孰谓稀白之痰，必属于寒哉？

肺主通调水道，下输膀胱，肺受风温，则气痹不降，水聚成痰，与风热相搏，其病非徒驱风清热，可以即解。前胡、贝母、杏仁、桔梗，既可疏利肺经之风热，又可消痰开郁，再用桑叶、薄荷，清散肺气，一举而风温痰郁之病俱解矣。

刘赤选旁注（原版 49 页前页眉）

肺病风温又夹痰，甘桑杏贝桔前餐。

无汗薄荷通表气，辛凉疏解法堪参。

第四节 风温兼燥证治（原版 49 页前）

风温病，身热、咳嗽、自汗、口渴、烦闷、脉数、舌苔干黄者，肺胃燥热也，当用贝母、牛蒡、连翘、竹叶、黄芩、蒌根之属，凉泄里热。

（说明）陈伯平曰：此温邪之内袭也，肺热则咳嗽、汗泄，胃热则口渴、烦闷，舌苔转黄，风从火起，故以凉泄里热为主。

按：身热自汗，则津亡气燥，肺胃受灼，阴液愈亏，是以渴饮、烦闷、舌苔干黄。此风温化燥热之病，非疏表透汗之药可解，宜以生津、泻火、清气息风之品，使肺胃滋润，汗止热退，余症方解。陈氏原文，用桑皮、橘皮。王孟英云：黄而已干，桑白、橘皮，皆嫌其燥，须易栝蒌、黄芩，庶不转伤其液，具见议药精细。吴锡璜曰：议药取用滑降，于温咳殊有神效，此与江《笔花医镜》，贝母瓜蒌散用义。

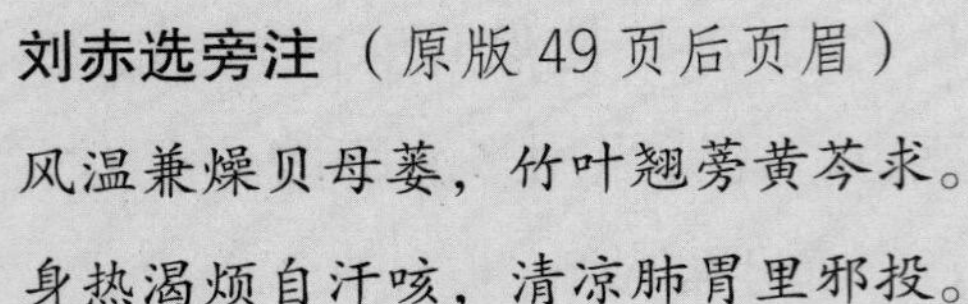

刘赤选旁注（原版49页后页眉）

风温兼燥贝母蒌，竹叶翘蒡黄芩求。

身热渴烦自汗咳，清凉肺胃里邪投。

第五节　风温兼湿证治（原版49页后）

风温病，热久不愈，咳嗽、唇肿、口渴、胸闷、不知饥、身发白疹、自汗、脉数者，此热夹风湿也，当用牛蒡、连翘、甘草、滑石、苇茎、通草之属，凉解之。

（说明）陈伯平曰：风温本留肺胃，若胃有伏湿者，风热之邪，与湿相合，流连不解，日数虽多，仍留气分，由肌肉而外达皮毛，发为白疹；又有病久中虚，气分大亏，而发疹者，必脉微弱，而气倦怯，多成死候，不可不知。

白疹即白痦，叶氏云：小粒如水晶色者，此湿热伤肺，邪虽出，而气液枯，必得甘药补之；或未至久延，伤及气液，乃湿郁卫分，汗出不彻之故，当理气分之邪；或白如枯骨者多凶，为气液竭也。

王孟英云：湿热之邪，郁于气分，失于轻清开泄，幸不传及他经，而从卫分发白痦者，治当清其气分之余邪；邪若久郁，虽化白痦，而气液随之以泄，故宜甘濡以补之；苟色白如枯骨者，虽补以甘药，亦恐不及也。

汪谢城曰：白如枯骨者，余曾见之，非唯不能救，并不及救，故俗医一见白痦，辄以危言恐吓病家，其实白如水晶色者，绝无紧要，吾见其多，然不知甘濡之法，反投苦燥温升，则不枯者亦枯矣。

按：白疹属邪气轻浅，在表者为易治。余师愚曰细碎宛如粟米，红者谓之红砂，白者谓之白砂，疹后多有此证，乃余毒尽透，最美之境，愈后脱皮，可知白疹为最轻之疹耳；然间有白如枯骨者，大抵由淡红阴疹所化，气血极虚，色不荣于皮肤，而现白枯之色，必兼见吐泻、抽搐、口流涎沫、昏沉等症，属最危之候，多不能治。吴锡璜云：白如枯骨，兼发喘者，此死证也。

又按：陈氏原文，用荆芥、防风、橘皮；王孟英谓脉数汗泄，非可荆防再表，宜易滑石、苇茎、通草，斯合凉解之法，精当极矣。考叶氏有云：肺热首用辛凉解表，夹风加薄荷、牛蒡，夹湿加芦根、滑石，甘淡驱湿温，正合叶氏温病兼湿、兼风之治例。其所以不用薄荷者，以自汗表泄，不得再汗伤其津气也。

刘赤选旁注（原版50页前页眉）

风温兼湿牛蒡翘，滑石苇甘通草饶。

热疹胸烦咳嗽渴，疏风渗湿热能疗。

第六节　湿温证治（原版50页后）

湿热证，头痛恶寒，身重疼痛，舌白不渴，面色淡黄，胸闷不饥，午后热甚，脉弦细而濡者，三仁汤主之。

（说明）按：此为肺胃湿温之病也。夫肺主通调水道，胃主消化水谷，胃病湿温，水谷不消，脘满恶食，是以不饥；肺病湿温，通调失职，水聚于中，是以胸闷。湿热相搏，蒸郁浸渍于肺胃之间，上泛口舌，则舌白不渴矣。脉弦细而濡者，湿滞气机也。其湿热外淫，流及关节，运动之机，异常障碍，故身重疼痛；湿热内郁，阳气受遏，卫外不固，故头痛、恶寒。湿郁其热，午后身热；热蒸其湿，面色淡黄。此等证候，颇难速解，唯耐心调治，方可回春。吴鞠通曰：误作伤寒而汗之，则神昏耳聋，甚则目瞑不欲言，下之则洞泄，润之则病深不解，以芳燥淡渗，和肺胃，利湿温，则氤氲之邪可化气而解矣。

三仁汤方：

杏仁五钱　滑石六钱　通草二钱　白蔻仁二钱

淡竹叶二钱　厚朴二钱　薏苡仁六钱　半夏五钱

（煎服法）以水八碗，煮取三碗，每服一碗，日三服。

（方解）此方以杏仁、厚朴开中之上痹，半夏除湿滞，蔻仁辟秽浊，其余诸味，清热利水。盖藉香燥之药，以化热中之湿；清利之药，以渗湿中之热也。且滑石、竹叶、薏苡、通草之类，体滑性清，渗湿热而不伤津液；蔻仁、半夏、杏、朴，轻苦微辛，宣而不补，化湿热而不滞热邪。配合为方，各有相需相济之妙。

刘赤选旁注（原版 51 页前页眉）

上中湿热三仁汤，竹叶滑通杏薏勷。

半夏蔻仁兼厚朴，辛通淡渗法真良。

第七节　暑热证治（原版 51 页后）

暑温伤肺，诸气皆痹，烦热而喘，午后更甚，宜西瓜翠衣、芦根、杏仁、薏苡等类，轻清宣解。

（说明）叶天士曰：暑必伤气，肺先受病，诸气皆痹，当午后阳升，故烦喘更加，夫无形气病，医以重药推消，多不见效。

按：此证本轻，而往往坏于误治，用药偶不精细，则贻害必多。夫肺主气机之出入，肺受暑温，气伤而痹，此时欲清其暑，则防肺气更伤，其变为窒息神愦；欲补其气，则防暑热更痹，其变又为阴虚劳瘵。叶氏重药推消之禁，诚阅历有得之言也。故凡辛凉消散，苦寒削伐，甘润滋壅，皆为暑温伤肺禁用之方。唯以极轻清平淡之品数味，宣降气机，则上痹可开，肺气不损，其病乃瘳。或有口干涎胶，是病兼痰滞，宜去西瓜翠衣，加贝母、竹黄、枇杷、旋覆、甘草、冬瓜仁、丝瓜络之类，仿千金苇茎汤法，去桃仁之破泄，庶能对病治疗也。

刘赤选旁注（原版51页后页眉）

肺炎气虚热毒痹，不宜寒苦破伤之。

芦根杏薏清宜解，最好西瓜刮翠衣。

第八节　温燥证治（原版51页后）

秋伤温燥，咳嗽、潮热、脉弦数者，当用桑叶、杏仁、沙参、贝母、蒌根、梨皮、甘草之类，养津退热。

（说明）按：燥为干涸之病，必因津液受伤，肺气失润，故证见潮热、咳嗽；燥甚生火，所以脉象弦数。初起得治，不虞有变，误治即成喘急、烦躁、不寐，其病可危。大抵发散伤津，苦寒劫液，皆为忌服之药。吴鞠通以杏苏散，编入燥病门中，是以治风湿之药，而治燥病，未免混淆。虽燥病有寒燥、热燥之分，但寒燥者，亦只宜于温润之品，断非杏苏散之辛燥所宜。况火必就燥，燥病之带热性者，实为多数。叶氏谓："辛凉甘润，燥气自平。"诚治燥之要诀也。

刘赤选旁注（原版52页前页眉）

桑杏汤医燥热气，沙参蒌贝梨草是。

辛凉甘润能生津，潮热肺干咳嗽治。

第九节　燥热证治（原版52页前）

肺脏燥极，气热膹郁，咳嗽喘促，甚则呕逆、足痿、口干而渴，脉涩数有力，清燥救肺汤主之。

（说明）经云："肺热叶焦，则生痿躄。"又云："诸痿喘呕，皆属于上。"此明言肺脏燥极而发生此等证候也。古方治喘呕，多用辛香、苦燥，更劫津液，对于燥病之治，适成相反。喻氏卓识，独制清燥救肺汤，发明治燥热之理，确得《内经》真传，兹篇特为采入，更将燥热脉象病情，一一补述，以备辨证者，有所根据，庶几不惑于治。

清燥救肺汤方：

桑叶经霜者三钱　石膏二钱五分　甘草一钱　人参七分

胡麻仁一钱研　阿胶八分　麦冬一钱二分　杏仁七分（去皮炒黄）

枇杷叶去毛蜜炙一片

（煎服法）上八味，以水煎，药成，下阿胶，溶化，热服。

（方解）喻嘉言曰：此方名清燥救肺，大约以胃为主，以胃土为肺金之母也。其天冬知母，能滋水清金，以苦寒而不用。至如苦寒降火之药，尤在所忌，盖肺金自至于燥，所存阴气，不过一线耳，倘更以苦寒下其气，伤其胃，尚有生理乎？诚仿此以救肺燥变生诸证，庶克有济。

刘赤选旁注（原版52页前页眉）

救肺汤中参草麻，石膏胶杏麦枇杷。

经霜收下冬桑叶，解郁滋干效可夸。

第十节　燥热夹水证治（原版52页后）

肺脏燥热，皮肤蒸热，咳嗽、喘满，面部浮肿者，泻白散主之。

（说明）经云："肺者相傅之官，治节出焉。"谓其清肃下降，能节制上炎之火，导引水液下趋也。若肺家燥热，其病每延及皮肤，盖皮肤者，肺之合也，肺热不清，故皮肤常发蒸热。且气郁于上，故至喘满咳嗽。治节不行，故水饮上涌，遂见面部浮肿。此等燥热夹水之病，宜以润肺泻水之方，乃能对病治疗。

泻白散方：

桑白一两　地骨皮一两　甘草五钱　粳米一百粒

（煎服法）上为细末，每服一二钱，水煎温服。

（方解）按：此方为泻肺补肺之专剂，以桑白地骨二味，甘凉滋润，其性清肃，能滋补肺气，利水泻热，大伸治节之权；佐甘草粳米，养胃和中，以补肺家之母；且缓二皮下达之性，使逗留中上，以建奇功，则咳嗽、喘满、肿热等证，一概瘳矣。吴鞠通谓桑白地骨，引邪入于肝肾，凡外感风寒咳嗽，而用此方，病传于里，永无愈期。然存此顾虑，遂至燥热咳嗽，亦舍此方而不用，所见殊非。须知二皮虽降，而得甘草之缓，横堵中宫，则并不下达，何虞传里？吴氏议药不议方，其失正不能为讳也。

刘赤选旁注（原版53页前页眉）

泻白甘桑地骨皮，再加粳米四般宜。

秋伤燥热夹痰水，喘满气虚面肿医。

第十一节 伏热夹饮证治（原版53页后）

伏热证，咳嗽，昼夜不安，甚至喘不得眠者，宜葶苈、枇杷叶、六一散等味。

（说明）按：肺家伏热，气实不降，以致水饮上壅，气管闭塞，呼吸一时难通，则喘咳不安，非用葶苈剽悍之品，急泻肺水，滑石、枇杷、甘草，即清伏热，则窒息之险病，可立至矣。薛氏采用仲景葶苈大枣汤法，以救肺脏水壅之急，因有伏热，加六一散、枇杷叶二味。然不用大枣以缓葶苈之势，则恐直降伤胃，本病未已，他病又起，究非稳当之法也。

第十二节 伏热兼寒证治（原版53页后）

伏热证，口渴、恶热、冷汗自出、喘急烦闷，其脉右寸浮、数者，麻黄杏仁甘草石膏汤主之。

（说明）按：邪热内壅，肺气郁极，则口渴恶热、烦闷喘急。肺热极盛，迫液外泄，则冷汗自出。此等病象，勿以汗出之故，误认虚脱，妄投补涩，致犯实实之禁。又右寸脉浮数，浮为寒伤于表，数为热壅于里，外寒郁内热，其病机仍向于外，当从表分解之。凡苦寒降泄之剂，非对病良药，盖恐服后病势内陷，是引邪入里也。用药者，严为审择而可。

麻杏甘石汤：

麻黄去根节二钱　杏仁三钱　甘草二钱　石膏六钱碎线里

（煎服法）上四味，以水先煮麻黄，去上沫，纳诸药，再煮，去渣，温服。

（方解）按：此方即麻黄汤，去桂枝，易石膏也，取其气味辛寒，能清肃肺家之大热，以治烦渴喘急，生津止渴。然石膏之性，沉寒下坠，外寒包热者，非此所能透发，故必佐麻黄之温散，驱其外寒，使不因石膏之重坠，而致下陷。杏仁、甘草二味，一以宣肺家之壅，一以缓诸药之猛，此佐使之得宜，制方可称尽善。

刘赤选旁注（原版 53 页后页眉）

麻杏甘膏伏热医，胸胁烦渴饮热施。

外寒闭窍脉浮数，急服此方最为宜。

刘赤选旁注（原版 54 页前页眉）

麻杏甘膏伏热医，胸烦喘咳气难支。

外寒闭窍脉浮数，一散一清功最奇。

第十三节　伏热险病证治（原版 54 页前）

肺病发热，脉浮大而芤，汗大出，微喘，甚至鼻孔扇者，白虎加人参汤主之。

（说明）吴鞠通曰：浮大而芤，几于散矣，阴虚而阳不固也，补阴药有鞭长莫及之虞，唯白虎退邪阳，人参固正阳，使阳能生阴，乃救化源欲绝之妙法。汗涌鼻扇，皆化源欲绝之征也。

按：此即西医所谓肺炎病者类是，盖肺受热灼，红肿发热，气管枯槁，呼吸将窒，是以鼻扇微喘也。其脉大而芤者，吸气渐少，体失气养，故呈气虚之象也。汗愈多，而气愈泄，津愈耗，有立亡立涸之势，急于清热养津，方不致殆。

白虎加人参汤方：

即白虎汤加人参三钱（白虎汤见下）

（方解）按：此方以白虎汤清肃燥热，治热暑为病之身热汗出，加人参补气生津，以定喘充脉。喘止脉实，则津气充足，自能抵抗炎酷之害；热退汗止，则暑热得解，而不伤气耗津，有相需相济之妙用焉。

刘赤选旁注（原版54页前页眉）

白虎汤中斤石膏，六知二草六粳曹。

加参三两生津气，烦喘脉洪热汗操。

第十四节　热后坏病证治（原版54页后）

热后伤肺，面色青黄，咳咯痰血，甚则吐血，形瘦，膺胸背痛者，为瘵病，难治，可与王海藏紫菀汤加减治之。

（说明）按：此即近日所谓肺结核初级之症也。凡大热伤肺，气液两虚，而余邪逗留不解，混处血气之中，往往发生是症，《临症指南》名曰暑瘵。用西瓜翠衣、竹叶心、荷叶汁、杏仁、滑石、苡仁等味为治，吴氏因之，而立清络饮加味之方。然此等慢性重病，徒以搔不着痒之轻清品，冀解暑邪，以致真虚不复，耽病日深，何异坐而待毙？况杏仁破气，非瘵病所宜，滑石不配甘草，渗利伤阴，亦在禁用之列。以此为治，虽其方出于叶氏，不得泥守以成其误（前人谓《临症指南》一书，有其门人编纂窜讹，失处谅然）。大抵此症初起，用养阴解热、开结化痰之法，药治不谬，二十余剂，可收痊愈之功，王海藏紫菀散法，最为稳当。

紫菀汤加减方：

紫菀五钱　贝母三钱　茯苓五钱　甘草钱半

旱莲草一两　石斛五钱　桑葚四钱　女贞子三钱

阿胶三钱

（煎服法）上八味，用水煎，药成，去滓，纳阿胶，微火煮，烊化，温顿服；病重者，日二服。

加减法：

潮热，加知母三钱；

盗汗，加浮小麦、柏子仁各三钱；

食少，加漂白术二钱；

不寐心悸，加洋参三钱；

吐血多者，加侧柏叶三钱、莲房炭二钱、白茅根八钱。

（方解）按：热伤肺脏，气虚不降，通调失职，以致胃水聚而上泛，被肺热之煎熬，遂成胶痰。痰热困肺，频发咳嗽，肺脏愈觉疲劳，气血日形衰败，是以面色萎黄，形体日疲也。夫肺主气，百脉皆朝宗之，肺伤则气乱，血不循经，是以咳咯痰血，甚则吐血。而络脉无血液之营养，则膺胸背痛。此时欲补其肺，则痰热愈凝；欲消其痰，去其热，则肺脏更伤。用药者当择补虚而不助邪，去邪而不伤正之品，配合为方，乃称善治。此方以紫菀为君，以其能开肺降气，善理痰热之凝；性和而润，善补肺家之虚。一物而能统治复杂病因，堪为特效专药。佐以甘草、茯苓、贝母，养肺利水，舒郁滑痰。而石斛、女贞、桑葚、旱莲、阿胶等味，又能滋阴去热。是此方有生津泽肺之功，无助热增痰之弊。潮热者，燥极伤阴，亢阳偏盛也，用原方之知母，滋阴涤热；盗汗者，阴不维阳，加小麦、柏子仁，清虚火以收涩其汗；凡久咳必馁胃气，纳食日少，肺脏更失滋养，故以白术甘温扶胃，俾饮食增进，气血滋生，而病乃可徐治；失眠最坏精神、贫血液，致心脏疲悸，营养障碍，故加洋参以养脏气，益脑力，自然安睡宁心，而悸自定。以上所述诸症，皆属慢性之病，可以依法缓治。若病势急剧，吐血频多，则命期日促，非用茅根、柏叶、莲房炭，以急止其血，恐不能留病待治也。临证用药，缓急之法宜审。

第十五节　肺病传变（原版56页前）

肺热不解，脉数、舌绛，夜烦、无寐者，其邪逆传心包也。若口渴、舌苔黄，小便亦黄，是仍从气分，顺传于下。

（说明）叶天士曰："温邪上受，首先犯肺，逆传心包。"此因心包与肺，同居膈上，邪气相传，最易而速。特为点出，以诏后学也。然其传变，必有脉证，可诊而知。考《内经》心包主血，属营，营血受热，血行加速，脉管充血，故舌色必绛，而脉象数急也；又血以养神，血热神不安，故必夜烦无寐。一见此等病象，可断其为心包受热无疑。

王孟英曰："肺病不从外解，必致里结。"是由上焦气分，以及中下二焦者，为顺传；唯包络上居膻中，邪不外解，又不下行，易于袭入，是以内陷营分为逆传也。然则温病之顺传，天士虽未点出，而细译其议论，则以邪从气分下行为顺，邪入营分内陷为逆也。

按：王氏论肺病之传变，最为精当。但温邪顺传，则口渴、舌苔黄；与营热、舌绛、不寐，大有分别。盖气热伤津，而不伤血，故无血病见证也。知此则诊断无讹矣。

第三章　气病诊治

第一节　证治提纲（原版 56 页后）

气分受温，发热而渴，不恶寒，舌苔白，或黄，溺色亦黄，脉浮洪数者，当通阳救阴。其邪若流连于三焦，或内结于胸腹肠胃，仍属气分者，随证变法，以治疗之。

（说明）按：温邪在卫，卫属表，可从汗解。若已传于气，或伏邪发于气分，则非发汗可以解决也。盖气分受邪，津液必伤，所以发热而渴，内外皆热，故不恶寒。此时若用辛温发汗，固属险证百出，如仲景所云，鼻鼾、语难出、身重等变；即用辛凉发汗，亦恐汗出之后，津液亦伤，而热势愈甚也。唯以清热之剂，宣通阳气，以解郁热；滋润之剂，充养津液，以制火邪，方为正当之治。虽流连于三焦，叶氏有战汗之文，然非强发其汗，开表逐邪，与卫病治法，同出一辙也。其余利水攻下等法，是治气分之邪内结不解之变例。学者能于正治变治等法，而神明之，则得之矣。

鉴别治疗：伤寒、中风，发汗后，表热不解，脉浮，或浮数，烦渴、小便不利者，不可作温病治，当于风寒例中求之。

（说明）按：风寒在表，当从汗解。然发汗不如法，则表热未除，反伤里气。里气伤，其见证有与温热在气分者相类，如身热、脉浮数、烦渴是也。此种证候，临证之际，先问其初作何病，曾服何方，则可知其现在症状属于何因也。故诊断之时，不可不问其已往证候。

第二节　伏热证治（原版 57 页后）

温热病，身热、头痛，口苦咽干，舌苔黄，或下利者，黄芩汤主之。

（说明）按：仲景用黄芩汤，治太阳与少阳合病、自下利者。夫太阳病，则身热、头痛；少阳病，则口苦咽干。此热势从内达外，内外皆热之病。以不兼寒，故无太阳之恶寒；又不兼风，故无少阳之目眩、耳聋。黄芩汤纯治温热下利，方与证对。邹润安曰：黄芩汤治自里达外之身发热，黄芩汤之脉必数，真能发明仲景奥旨也。

叶天士曰：春温一证，由冬令收藏未固，昔人以冬寒内伏，藏于少阴，入春发于少阳，以春木内应肝胆也，寒邪深伏，已经化热。昔贤以黄芩汤为主方，苦寒直清里热，热伏伤阴，苦味坚阴，乃正治也。知温邪忌散，不与暴感门同法。

黄芩汤方：

黄芩三两　甘草二两　芍药二两　大枣十二枚

（煎服法）以水一斗，煮取三升，去滓，温服一升，日再服，夜一服。

（方解）张路玉曰：黄芩汤乃温病之主方，即桂枝汤，以黄芩易桂枝而去生姜也。盖桂枝主在表之风寒，黄芩主在里之温热，不易之定法也；其生姜辛散，非温热所宜，故去之。又曰：温病始发，即用黄芩汤，去热为主。伤寒传至少阳，热邪渐次入里，方可用黄芩佐柴胡解之，此表寒里热之次第也。

伏热兼寒：温热病，如上条症，不下利，若呕者，黄芩加半夏生姜汤主之。

（说明）按：此是伏热内发，风寒外束之证。外寒侵胃，与饮互结，是以呕吐，用黄芩汤，清其内热，姜夏专消寒饮。叶天士曰：新凉引伏热，即是此义。其用葱豉汤，先解新邪，继进苦寒，以清里热，亦遵此方成法而变通之。盖病因虽同，见证则异，用药故不胶柱鼓瑟耳。

黄芩加半夏生姜汤方：

即前方加半夏半升　生姜三两

（煎服法）同上。

（方解）按：秋初新凉外束，伏热内发，最多是证。仲景谓之太阳少阳合病，然有时未见呕证，不必拘之。每见初起头痛、眩晕，身热、骨痛，口淡而苦，舌无苔垢（无湿邪），脉浮数者，用黄芩加姜夏汤，可以立愈。若徒清其热，则眩晕更甚，呕吐频作；若徒散其寒，则热度更高，头痛甚而胸翳、心烦。故非两解之复方，不能奏效。至王孟英云：少阳木火披猖，呕是上冲，利是下迫。半夏生姜，专开饮结；如其热炽，宜易连茹。此谓纯是热病，不兼寒邪者而言，故如此用药。若兼寒者，断不能去姜夏二味也。

刘赤选旁注（原版58页前页眉）

黄芩汤里甘芍凭，伏热内燃枣同烹。

热利此方为祖药，再加姜夏寒呕平。

第三节　伏热险病诊断（原版58页后）

温邪流连数日，猝见脉伏肢厥，爪甲青紫，欲战汗也。若汗出热解，脉静神安者愈；脉急疾，躁扰、不得卧，肤冷、汗出者危。

（说明）按：此节论伏热流连气分，有战汗自解之良机。战汗时，所见脉证，颇类邪气内陷，医家不可过事惊惶，错投药石，以速其变。盖热留数日，体内津气，必厚集其力，以与邪争。此时百脉俱停，内无以灌溉脏腑，外无以营养四肢，是以脉伏肢厥，爪甲青紫。一得战汗淋漓，则脉出病解，诸证自愈。然战汗虽为佳兆，亦有吉凶，当于汗出之后，察脉辨证，乃可决之。何则？战汗为邪正相争之局，故名曰战。若正胜邪却，则汗出热解，脉静神清，其病必愈；若正不胜邪，则热毒内陷，元气外脱，脉象急疾，躁扰不卧，肤冷汗出，其病必危。叶天士曰："温邪始终在气分流连者，可冀其战汗透邪，法宜益胃，令邪与汗并，热达腠开，邪从汗出。"此论未战之时，宜益胃家水谷之气，资其汗源，以为胜邪之本。即仲景桂枝汤啜粥助汗，使汗后毫不伤气，而能却邪，真可法可传之善治也。其于汗后诊断吉凶，则曰："解后胃气空虚，当肤冷一昼夜。此时宜令病者安舒静卧，以养阳气来复，旁人切勿惊惶，频频呼唤，扰其元神，使其烦躁。但诊其脉若虚软和缓，虽倦卧不语，汗出、肤冷，却非脱证。若脉急疾，躁扰不卧，肤冷、汗出，便为气脱之证矣，更有邪盛正虚，不能一战而解。停一二日，再战汗而愈。"可谓直观荧奥，发前人所未发矣。

吴锡璜曰：时行热病，不论初起、传变、末后，俱以战汗为佳兆，以战则邪正相争，汗则正逐邪出，然有透与不透之分。凡透者，汗必淋漓，汗后身凉，口不渴，舌苔净，二便清，胸腹胁无阻滞、结痛，始为全解之战。否则余邪未净而复热，则有再作战汗而解者。有战汗须三四次而后解者；有战汗一次，不能再战，待屡下而退者；有不能再作战汗，即沉困而死者。总视其本气之强弱何如耳。凡战汗之时，不可服药，服则战止而汗不透，留邪为患；或汗下太过，而成虚脱。应听其战汗，汗撤，再观脉证施治。当战时，或多与热汤饮之，助其作汗；战汗之时，脉多停止，勿讶，待战汗之后，脉自见也。大抵战汗之时，脉以浮为佳，邪出于表也，虚散微濡应有变，煎独参汤待之，防其脱也。贫者，米饮聊代之。然必察其战后邪净，而气欲脱，方可用。凡战汗后，神静者吉，昏躁者危；气细者吉，气粗者危；舌痿不能言者死，目眶陷者死，目转运者死，戴眼反折者死，形体不仁、水浆不下者死。

第四节 伏热夹食证治（原版 59 页后）

伏热兼停食滞，证见身热、凛寒，唇红面赤，汗渴谵语，肢厥瘈疭，宜枳实栀豉汤，加菖蒲、莱菔，调入玉枢丹数分。

（说明）按：此为伏热夹食滞之重证也，热病在潜伏期，及大热之后，余邪未净，而犯米食之禁，每发是病。其发也，多见阳明胃经、气分实热。夫胃为水谷之海，热毒内淫，水谷沸腾，是以身热、多汗，渴喜饮水。热气上冲，则面赤唇红，状如醉色。神受激刺，则语多谵妄。然阳明气热，本不恶寒，只因食滞于中，色不外达，无以温养皮腠，则不特微见恶寒，且觉懔懔，畏寒之极，甚则四肢厥冷。气不充于四末，频起瘈疭，筋失气养，时营不规则之运动矣。枳实栀子豉汤，仲景用治瘥后食复，今加菖蒲、莱菔，助其破结消积，用解郁热。俾气机通达，邪不潴留。而玉枢丹一味，为解中诸物毒之良药，纵使食滞与热，牢结不解，亦可拔其根据。服药之后，腹痛微利，是病从下解，诸症渐瘳矣。

枳实栀子豉汤、加菖蒲莱菔方：

枳实　栀子　石菖蒲　豉　莱菔子

玉枢丹（一名解毒万病丹，又名紫金锭）

山慈菇（去皮洗净焙）　川文蛤（捶破刮内桴）　千金子（去油、取净霜）各二两　红牙大戟（洗净、焙）一两　当门子三钱

（制服法）五味，将慈蛤戟三味研细末，再入霜香，研匀，糯米调和，干湿得宜。于辰日，净室中，木臼内杵千余下，每料分四十锭。再入飞净朱砂，飞净明雄黄，各五钱尤良。或以加味者，杵成薄片，切而用之。每服一钱，凉水调下。唯孕妇忌服。

第五节　伏热夹痰证治（原版60页后）

伏热内发，误用补涩，证见肢冷畏寒，口涌涎沫，二便涩少，神气不爽，脉沉涩模糊者，用黄芩、黄连、枳实、橘皮、栀子、豆豉、桔梗、杏仁、贝母、郁金、竹茹、紫菀、通草、莱菔汁等类，舒展气机，行痰降热。

（说明）按：经云"九窍不和，皆属胃病"。阳明困于痰热，气机窒塞，是以二便涩少，脉象沉涩。至神明受困，则昏昧不慧，其涌出涎沫，必带胶黏。方从枳实栀豉汤法，宣其气机之郁结，消其痰热之积滞，使痰行气降，诸恙乃瘳。

刘赤选旁注（原版60页后页眉）

伏热夹痰栀豉枳，芩连杏贝桔茹屈。

菀通莱菔展气机，肢冷吐涎二便塞。

第六节　伏热夹郁证治（原版60页后）

情志素郁，复感温邪，发热口干，水入即吐，胸中满痛，脉弦细涩数者，宜蒌仁、紫菀、枳壳、桔梗、贝母、半夏曲、杏仁、苏子、黄连、芦根之类，开郁泄热。

（说明）按：七情郁结之人，素已气滞火郁，复有温邪，逗引其热，则火热更烈，是以发热口干；胸中大气，不克旋转，而痰饮停滞，为满为痛，拒水不纳也，脉象弦细涩数，渐成关格之证。误用补涩，祸不旋踵。唯急于开郁泄热，蠲痰流气，乃有生机。此与上列二节，病因同中有异，见证微有不同，故用药各尽其妙。

第七节　风温证治（原版61页前）

风温病，身灼热，口大渴，咳嗽、烦闷，谵语、如梦语，脉弦数，干呕者，当用羚羊、贝母、连翘、石斛、知母、花粉、栀子、竹茹、枇杷叶之类，泄热、和阴。

（说明）陈伯平曰：此温邪袭入肺胃之络，灼烁阴津，引动木火，故有烦渴呕逆等证。急宜泄去络中之热，庶无风火相扇，走窜包络之虞。

按：陈氏原文，有麦冬、青蒿。王孟英云：嗽且闷，麦冬未可即投，嫌其滋也。以为大渴耶，则已有花粉知母，足胜其任。至木火上冲而干呕，青蒿虽清少阳，而尚欠其升。宜去此二味，加栀子、竹茹、枇杷叶为妙。今从王氏加减用药，更为精当。

又按：此即仲景所谓温病误汗，即变风温之证也。陈氏开降泄络，引使下行，俾热不上扰神经，实治此证之妙诀。

第八节　风温险病证治（原版61页后）

风温病，身热痰咳，口渴，神迷、瘈疭，状若惊痫，脉弦数者，当用羚羊、贝母、元参、麦冬、青蒿、钩藤、知母、栀子、丝瓜络之属，息风清热。

（说明）按：经云“阳气者，精则养神，柔则养筋”。肺热叶焦，其息将窒，则吸入之气，渐形不足。而筋肉与神，皆失其养，故迷懵如痴，频起瘈疭。瘈疭愈剧，劳力愈甚，热渴痰咳，有加无已。若不即行凉解，则热毒入脑，转为谵语痉厥之坏证。王孟英加入元参、栀子、丝瓜络，更有通络解热之功。

刘赤选旁注（原版61页后页眉）

息风清热用羚羊，二母青蒿栀子勷。

钩藤元麦丝瓜络，瘈疭痫惊痰咳康。

第九节　风温变证诊治（原版61页后）

风温病，误用辛温发汗，耗气劫津，气热不解，发瘫、疹者，化瘫汤主之。

（说明）按：风温本属温热之常病，而误用辛温之品，如麻、桂、升、柴、羌、防、姜、夏之类发汗，耗津逐热，则阴枯阳燥。气分热毒，郁于肌肉腠理之中，而发瘫、疹。吴鞠通用银翘散加减治疹，化瘫汤治瘫。谓疹属络中血病，瘫属肌肉气病，未尝不是。然叶氏云“瘫属血者恒多，疹属气者不少”。是气分热极，亦有发疹；而血分热极，亦有发瘫。则化瘫汤不特治瘫，并可治疹矣，吴氏未免拘泥，以板法印定后人耳目。总之瘫疹之病，属血热者，用银翘散加减法；属气热者，用化瘫汤。临证择用，治法自活焉。

化瘫汤方：

石膏一两　知母四钱　甘草三钱　粳米一合

犀角三钱　元参三钱

（煎服法）用水八杯，煮取三杯，日三服。渣再煎一盅，夜一服。

（方解）吴鞠通曰：此热淫于内，治以咸寒，佐以苦甘法也。前人悉用白虎汤作化癍汤，以其为阳明证也。阳明主肌肉，癍疹遍体皆赤，自内而外。故以石膏清肺胃之热，知母清金保肺，而治阳明独胜之热；甘草清热解毒和中，粳米清胃热而保胃液，以白粳米为阳明燥金之岁谷也。本论独加元参犀角者，以癍色正赤，木火太过，其变愈速。但用白虎燥金之品，清肃上焦，恐不胜任。故加元参启肾经之气，上交于肺，庶水天一气，上下循环，不致泉源暴绝也；犀角咸寒，禀木火相生之气，为灵异之兽，具阳刚之体，主治百毒虫疰，邪鬼瘴气，取其咸寒救肾水以济心火，托癍外出，而又败毒辟温也。

按：气热发癍疹，本属肺胃二经之病。古人重用白虎汤，确属对证的方。然叶氏云温热发癍，其人肾水素亏，虽未及下焦，先自彷徨矣。甘寒之中，加入咸寒，务在先安未受邪之地，恐其陷入易易耳。则吴氏于白虎汤加元、犀，滋肾水，济心火，名曰化癍，与叶氏之旨，正相吻合。

第十节　风温变证诊治（原版 62 页后）

若癍疹出后，身热不退，舌干口渴，甚或吐白沫，黏滞不快者，五汁饮主之。

（说明）按：上言误汗发癍，用化癍汤，急清气分，以杜内陷之邪。此言癍出之后，津液消亡，无以承制热气，症见舌干口渴，身热不解，用五汁饮，急救胃津，以制稽留之热。二方皆主甘寒，而治有缓急轻重之别，审择用之，庶乎得矣。至吐白沫，黏滞不快者，是胃津内涸，气燥不行，水饮败液，凝成黏沫，着于食管之间，难以咯出。非诸汁流质之品，滑利通降，不能涤除也。其癍疹之治在气分者，大略如斯。此外当参考下章荣血之治，庶可尽善。

五汁饮：

雪梨汁　荸荠汁　鲜苇根汁　麦冬汁　藕汁

（服法）临时斟酌多少，和匀凉服。不甚喜凉者，重汤炖温服。

（方解）按：《内经》云“风淫于内，治以甘寒”。诸汁皆甘凉濡润之品，能使肌热解，而风自息，正合《内经》之旨也。或加蔗浆更妙。

第十一节　暑热证治（原版 63 页前）

暑热病，发热头痛，汗出、恶寒，口渴、面赤，甚则身重疼痛，其脉洪大而数，或左脉反小于右者，白虎汤主之。

（说明）按：暑热之病，其发热、头痛、恶寒，与伤寒相似。唯伤寒有汗，则病解而恶寒必罢；暑病有汗，则汗愈多，而恶寒必甚。故寒暑之辨，不在恶寒与不恶寒，而在发热汗出，与发热无汗也。

又按：《金匮》曰“太阳中暍，发热恶寒，身重而疼痛，其脉弦细芤迟，小便已，洒洒然毛耸。手足逆冷，小有劳，身即热，口开、前板齿燥。若发汗，则恶寒甚；加温针，则发热甚；数下之，则淋甚”。此仲景对于暑病之治，禁汗、禁下、禁温针也。夫暑为燥热之病，伤人津气，发汗耗气，不能外卫其表，故恶寒甚；温针伤血，血泄阴虚，不能制炎热之阳邪，故发热甚；下多亡津，津亡则水涸，故淋甚。然则暑之正治，不外养阴清热，最为合法。

白虎汤：

知母五钱　石膏一两碎　甘草三钱　粳米一合

（煎服法）用棉裹石膏，水八杯，煎取三杯，分温三服。病退止后服，不止再作服。

（方解）按：暑为酷热之病，宜用甘凉清润之品，以涤热养津。石膏清气扑鼻，性属大寒，能荡涤暑邪，故以为君；知母苦寒泻肺胃之火，而润肺胃之燥，故以为臣。然二味性沉下降，必得甘草、粳米，资养中焦，缓其寒冷下伐之性，方可流连肺胃之间，以清肃燥热之毒。今人每去草米二味，不特烦热汗渴不解，反伐下焦阳气，病变腹痛下利，皆未谕古圣制方之意也。

第十二节　暑热兼湿证治（原版64页前）

暑湿病，壮热口渴，自汗身重，胸痞，脉洪大而长者，白虎加苍术汤主之。

（说明）薛生白曰：热渴自汗，阳明之热也。胸痞身重，太阴之湿兼见矣。脉洪大而长，知湿热滞于阳明之经，故用清热散湿之治。

按：此节之病，热多湿少，故不属诸湿热病，而属诸暑证。

白虎加苍术汤方：

即白虎汤原方　加苍术一味　水煎

（方解）叶香严曰：此治暑湿相搏之病，以苦寒辛寒之品清其暑，以辛温雄烈之药燥其湿，而以甘平之药缓其中。则贼邪正邪皆却，病自愈矣。

第十三节　暑热伤气证治（原版64页前）

暑病壮热，烦渴苔黄，脉浮而促，甚或神迷面赤，身重难转侧者，减味竹叶石膏汤主之。

吴鞠通曰：脉促，谓数而时止。如趋之过急，忽一蹶然，其势甚急，故以辛凉重剂透表。

吴锡璜曰：脉促，古人谓阳盛阴亏，气血痰食化毒使然。自汉至今，未明病原在于何处。此我国医学之缺点也，脉应于心，中西学说俱同。而促脉则因热邪上烁于心，热炽则心脉亢张，血行过疾，故见数象。心体被热销烁，心之运血阻碍，故脉停止，而促象见。本方竹叶以清心，石膏以降胃热，麦冬以保心气，而续绝伤，服之热退而促顿愈。其未愈者，加生地以滋血液，则必愈。此生地一味，西医谓与毛地黄功用颇同，为强心行血之剂。但彼乃毒药剧烈，此为和中滋血之药，功力殊减耳。

按：心脏受热，血行过疾，猝然一止，则脉见促象，其说确矣。然心热有属气属血之分，此节所论，则属心气受热。盖气者，即神经作用于体内之谓也。心脏之收缩与扩张二神经，受热毒激刺，往往乱其生活常序，以致心脏营不规则之缩张，而见促脉。与古书所云“促主火亢，气运乖遗”，其理正同。夫脉促为心气极热，气热则津液被灼，故见烦渴，苔黄，壮热不解。至神机不运，则筋骨懈怠，故面赤神迷，身重难转侧。此等重证，非清热养气之方，不能立救危亡于旋踵。

减味竹叶石膏汤：

竹叶五钱　石膏八钱　麦冬六钱　甘草三钱

（煎服法）水八杯，煮取三杯，一时服一杯，约三时令尽。

（方解）按：仲景原方，有半夏、人参、粳米，吴氏鞠通减之。以半夏之温燥，反助火邪。参米之滞中，反锢热毒也。暑温极热者，最为合宜。

刘赤选旁注（原版 65 页前页眉）

竹叶石膏半夏甘，麦冬粳米人参汤。

清热生津兼养气，胃肠虚败服之良。

第十四节　暑后气虚证治（原版65页前）

暑热病后，恶证已平，独神思不清，倦语不思食，溺数唇齿干者，此胃气不输，肺气不布，元神大亏也。宜人参、麦冬、石斛、木瓜、甘草、谷芽、鲜莲子等味。

（说明）薛生白曰：恶候皆平，正亦大伤，故见证多气虚之象，理合清补元气。若用腻滞阴药，去生便远。

王孟英曰：此肺胃气液两虚之证，故宜清补。不但阴腻不可用，且与脾虚之宜于补守、温运者亦异。

按：此即千金生脉散法也，治暑后元气受伤，津液消亡。生脉散用五味，取其酸敛，以收纳元气之耗散。此则以木瓜代五味，再加清降之品，以清余暑之留存。但徐灵胎曰“生脉散是治伤暑之后，存其津液之方也。方下叙症，无一字治暑邪者。庸医以之治暑病，误甚。且其命名之意，即于复脉汤，取参麦二味，因止汗故，加五味子。近人不论何病，妄用此方，收住邪气，杀人无算”。据此，则生脉散者，施诸暑后气虚无邪为宜。倘有一分暑邪，未尽清解，亦宜禁用。此节诸药，谷芽、莲子、石斛、木瓜之类，既可助参麦之镇纳元气，复可清解余热。纵有暑邪未净，不防用之。治暑方中得此，可治生脉散未治之证矣。

刘赤选旁注（原版65页前页眉）

加减生脉石斛瓜，麦冬参草共谷芽。

莲子养胃宁神气，溺数齿干此方嘉。

第十五节　暑热夹饮证治（原版65页后）

夏时中暑，热伤元气，内外俱热，无气以动，烦渴欲饮，积聚水蓄，或里急后重，暴注下迫者，宜天水散主之。

（说明）按：天水散之治暑热，即师《金匮》一物瓜蒂汤法，而推广之也。《金匮》云“太阳中暍，身热疼重，而脉微弱，此以夏月伤冷水，水行皮中所致。一物瓜蒂汤主之”。夫夏月受暑，气伤不降，津伤渴饮。渴饮愈多，则客水亦多；气不降，则水必蓄聚，所以有暑热夹水饮之病因，而见热渴聚水之症候。但瓜蒂之性，能吐能下，决水热从胃肠而出；天水之性，能清能渗，导水热由水道而泄。二方之治，其症候不同，用药遂别，然要皆因暑邪夹饮而设也。

天水散方：

滑石六两　甘草一两

（制服法）为细末，新吸水一碗，调服三钱，加朱砂三钱，名益元散。

（方解）柯韵伯曰：元气虚而不支者死，邪气盛而无制者亦死。今热伤元气，无气已动。斯时用参芪以补气，则邪愈甚；用芩连以清热，则气更伤。唯善攻热者，不使丧人元气；善补虚者，不使助人邪气。必得气味纯粹之品以主之。滑石禀土中冲和之气，行西方清肃之令，秉秋金坚重之形，寒能胜热，甘不伤脾；合天乙之精，而具流走之性，异于石膏之凝滞，能上清水源，下通水道，荡涤六腑之邪热，从小便而泄矣。甘草禀草中仲和之性，调和内外，止渴生津，用以为佐，以保元气，而泻虚火，则五脏自和。然心为五脏之主，暑热扰之，神明不安，必得朱砂以镇之，则神气可以遽复；凉水以滋之，则邪热可以急除。此补心之阴，而阳亦通行也。至于热利初起，里急后重者宜之，以滑可去著也。积聚水蓄，义同乎此，故兼治之。是方也，益气而不助邪，逐邪而不伤气，不负益元之名，宜与白虎、生脉、三方鼎足可也。

按：叶氏医案云“暑气内侵，头热目瞑，吸短神迷，正气虚而邪气痹，清补两难者，与益元散，用嫩竹叶心煎汤，凉用冲服；常饮绿豆清汤”。是古人治暑，多以清淡冲和之品，涤其热而养其气，不以苦寒之味，偏于克伐胃肠为能事也。

第十六节 暑热夹痰证治（原版66页后）

暑热病，脉弦滑而数，脘闷便秘，合目汗出，口渴不饥，宜知母、黄芩、蒌肉、杏仁、连翘、贝母、旋复花、竹茹、黄连、石斛之类。

（说明）按：肠胃受暑热，气机不宣，水谷之汁，停聚脘中，煎熬成痰，痰热相搏不解，气机更滞，是以脘闷便秘，渴而不饥也。脉滑而数，痰热确据；弦则胃气受困，失其和缓之象矣。合目汗出，勿误为脱，倘误予补剂，则关格之祸立至。宜急从宣解，以豁痰清热为主。故用芩、连、知、斛，清其久蕴之积热；蒌、贝、旋、茹，豁其胶韧之顽痰；杏仁、连翘，利气涤肠，使气机通达，痰热易解，诸证乃瘳。

刘赤选旁注（原版66页后页眉）

暑痰脘闷不知饥，便秘渴烦汗出宣。

芩连知母连翘杏，茹贝旋蒌石斛施。

第十七节　湿温证治（原版67页前）

湿热病，始恶寒，后但热、不恶寒，汗出、倦怠，头重、胸痞，渴不喜饮，舌白或黄者，古欢室湿温初起方主之。

（说明）薛生白曰：此条乃湿热病之提纲也。湿热病，属太阴阳明经者居多，中气实则病在阳明，中气虚则病在太阴。病在二经之表者，多兼少阳三焦；病在二经之里者，每兼厥阴风木。以少阳厥阴，同司相火，阳明太阴，湿热内郁。郁甚则少火皆成壮火，而表里上下充斥肆逆，故是证最易耳聋，干呕，发痉、发厥。而提纲不言及者，因以上诸症，皆湿热病兼见之变局，而非湿热病必见之变局也。始恶寒者，阳为湿遏而恶寒，终非若寒伤于表之恶寒。后但热不恶寒，则郁而成热，反恶热矣，热盛阳明则汗出，湿蔽清阳则胸痞，湿邪内盛则舌白，湿热交蒸则舌黄。热则液不升而口渴，湿则饮内留而不引饮。然所云表者，乃太阴阳明之表，而非太阳之表。太阴之表，四肢也，阳明也；阳明之表，肌肉也，胸中也。故胸痞为湿热必有之证，四肢倦怠，肌肉烦疼，亦必并见。其所以不干太阳者，以太阳为寒水之经，主一身之表。风寒必自表入，故属太阳。湿热之邪，从表伤者，十之一二；由口鼻入者，十之八九。阳明为水谷之海，太阴为湿土之脏，故多阳明太阴受病。膜原者（即三焦之一部分），外通肌肉，内近胃腑，即三焦之门户，实一身之半表里也。邪由上受，直驱中道，故病多归膜原。要之湿热之病，不独与伤寒不同，且与温病大异。温病乃少阴太阳同病，湿热乃阳明太阴同病也。而提纲中不言及脉者，以湿热之证，脉无定体，或洪或缓，或伏或细，各随见证，不拘一格。故难以一定之脉，拘定后人眼目也。

按：读薛氏此论，则知湿温一病，属诸消化器疾患。他部器官，虽有此病，而消化系中，为湿温必犯之地矣。胸痞者，湿热必有之证也。盖湿热犯胃，消化不良，水谷停聚不化，脘闷、食管胀大，壅塞胸中，不得不痞也。湿滞胃肠，郁热相蒸，则发热汗多。然他病有汗，毛窍开通，多觉恶寒。湿温之汗，由郁热内蒸，热势外达，内外皆热，故不恶寒，反恶热也。胃中水湿，从食管上泛于口，结于舌，故有舌上苔白，可望而知之病机；渴不引饮，可问而知之病情。

古欢室湿温初起方：

淡豆豉三钱　飞滑石四钱　茯苓皮三钱　陈皮钱半

佩兰叶二钱　苍术皮七分　淡竹叶三钱　藿香叶钱半

甘草四分　连翘二钱　银花三钱　通草一钱

（煎服法）水煎，温服。恶寒无汗者，加杏仁三钱。

（方解）此为湿温初起最平善之方也。方中藿香、佩兰用叶，苍术、茯苓用皮，取其气薄性轻，透湿除陈，而不耗及津液。银翘、竹叶、滑石、通草，味淡性平，解毒利窍，而不伐及阳气。其余陈皮、草、豉，疏滞和中，开郁除秽。初起用此，邪去而正不伤矣，较吴鞠通所用三仁汤，究为平稳。

刘赤选旁注（原版68页前页眉）

湿温初用古欢方，兰藿豉甘陈滑苍。

银翘淡竹苓通草，清热和中解秽臧。

第十八节　湿热险病证治（原版68页前）

湿热病，倦怠肢酸，胸闷、腹胀，颐肿咽痛，口渴身黄，小便赤，大便闭，或发瘢、疹、疮疡，舌苔淡白，或厚腻，或干黄者，甘露消毒丹主之。

（说明）此为气分湿热，蔓延内外之重证也。其邪初起，障害肠胃，腑气不宣，故大便闭，而小便赤。胸闷腹满，热毒上冲，则头肿咽痛；湿流关节，则倦怠肢酸。湿热交蒸，胃液耗而口渴；湿热相郁，脾血坏而身黄。且气分既为邪伤，无以统运血液之流行，则脉管充血，肌肉膭聚，瘢疹疮疡，皆可立见矣。王孟英云：但看病人舌苔淡白，或厚腻，或干黄者，悉以甘露消毒丹立效。

甘露消毒丹方：

滑石十五两　茵陈十一两　黄芩十两　菖蒲六两　贝母　木通各五两　藿香　射干　连翘　薄荷　白蔻仁各四两

（制服法）各药晒燥，生研细末，勿见火。每服三钱，开水调服，日二次。或以神曲糊丸，如弹子大，开水化服，亦可。

（方解）按：此方为治气分湿温之要方也。藿、蔻、菖蒲，芳燥之品，以透热中之湿；连翘、芩、茵，苦降之品，以劫湿中之热。其余诸药，辛凉平淡，宣肠胃而利膀胱，使气机通达，邪从溺解。不用大汗之品以耗气劫液，过寒之品，以冰伏湿邪，是湿温中正治之方也。王孟英谓并主吐泻、疟利淋浊，及水土不服诸证，可知此方之用极广。

刘赤选旁注（原版68页后页眉）

甘露菖蒲贝木通，翘荷白蔻藿香同。

芩茵滑石射干合，气分湿温此方宗。

第十九节　湿温余病证治（原版69页前）

湿热证，数日后，大势已解，余邪蒙绕上焦，脘中微闷，知饥不食，宜藿香叶、薄荷叶、鲜荷叶、枇杷叶、佩兰叶、芦根、冬瓜仁等味。

（说明）薛生白曰：此湿热已解，余邪蒙蔽清阳，胃气不舒，宜用极轻清之品，以宣上焦阳气。若投味重之剂，是与病情不相涉矣。

按：湿热病，治愈八九之后，余邪尚有逗留，而胃气仅形新复，故知饥而脘闷不食。此时过用重剂，反伤元气，变病滋生。唯用诸叶轻清芳香之品，宣利气机，去其余邪，醒其胃气，则可痊愈。若加入莲杆一味，功效更神。

刘赤选旁注（原版69页前页眉）

清芳宣上叶五般，藿薄枇杷鲜荷兰。

芦根配合冬瓜子，脘闷知饥不食餐。

第二十节　湿热变痹证治（原版69页前）

湿聚热蒸，蕴于经络，寒战热炽，骨骱烦疼，舌色灰滞，面色痿黄，病变湿痹，宣痹汤主之。

（说明）按：此为湿热久郁，变成痹证也。吴鞠通曰：舌灰面黄，知为湿中生热；寒战热炽，知为病在经络；骨骱疼痛，知为痹证。若泛用治湿之药，而不知循经入络，则罔效矣。

宣痹汤：

防己五钱　杏仁五钱　滑石五钱　连翘三钱

栀子三钱　薏苡五钱　半夏醋制三钱　晚蚕砂三钱

赤小豆皮三钱

（煎服法）水八杯，煮取三杯，分温三服。痛甚者，加姜黄三钱，海桐皮三钱。

（方解）吴鞠通曰：防己急走经络之湿，杏仁开肺气之先，连翘清气分之湿热，赤小豆清血分之湿热。滑石利窍，而清热中之湿；山栀肃肺，而泻湿中之热。薏苡淡渗，而主挛痹；半夏辛平，而主寒热。晚蚕砂化浊道中清气。痛甚加姜黄桐皮者，所以宣络而止痛也。

刘赤选旁注（原版 69 页后页眉）：

宣痹杏薏与栀仁，滑石蚕砂醋夏行。

防己连翘赤小豆，姜黄止痛湿温珍。

第二十一节　湿热夹食证治（原版 69 页后）

湿热证，脘连腹胀，大便不爽，一加减正气散主之。

（说明）按：此为外感湿热，内停食滞，气机不运，升降失司之证。湿热病三字，指发热、胸痞、倦怠等证而言。

一加减正气散方：

藿香梗二钱　厚朴二钱　杏仁二钱　茯苓皮二钱

陈皮一钱　神曲一钱五分　麦芽一钱五分　茵陈二钱

大腹皮一钱

（煎服法）用水五杯，煮取二杯，去滓温服。

（方解）吴鞠通曰：正气散本苦辛温兼甘法，今加减之，乃苦辛微寒法也。去原方之紫苏白芷，无须发表也；去桔梗，此证中焦为扼要，不必提上焦也。只以藿香化浊，厚朴、陈皮、茯苓、大腹皮泻湿热满。加杏仁利肺气与大肠之气，神曲麦芽升降脾胃之气，茵陈宣湿郁而动生发之气。藿香但用梗，取其走中不走外也；茯苓但用皮，以诸皮皆凉，泻湿热独胜也。

刘赤选旁注（原版70页前页眉）

加减藿香正气散，杏仁厚朴腹皮赟。

曲麦陈苓与茵陈，湿温食滞脘腹膨。

第二十二节　湿热兼风证治（原版70页前）

湿郁经脉，身热、身痛，汗多、自利，胸腹白疹，薏苡竹叶汤主之。

（说明）吴鞠通曰：前条（二十条）但痹在经脉，此则脏腑亦有邪矣，故又立一法。汗多则表阳开，身痛则表邪郁。表阳开，而邪不解，其为风湿无疑。盖汗之解者，寒邪也。风为阳邪，尚不能以汗解，况湿为重浊之阴邪，故虽有汗，亦不解也。学者于有汗不解之证，当识其非风则湿，或为风湿相搏也。自利者，小便必短；白疹者，风湿郁于经络毛窍。此湿停热郁之证。故主以辛凉解肌表之热，辛淡渗在里之湿，俾表邪从气化而散，里邪从小便而驱，双解表里之妙法也。

薏苡竹叶汤方：

生薏苡五钱　滑石五钱　通草钱半　茯苓块五钱

淡竹叶三钱　白蔻仁五分　连翘三钱

（煎服法）用水冷服。

（方解）按：此为湿热兼风之病，以薏苡竹叶为君，清淡性凉，能将风湿热杂合之邪，一齐消解。汗多表虚，不采辛散之药以伤表气，只佐甘淡微苦微温之药，流动气机，渗化湿邪，使汗止病解，诸证旋瘳也。

刘赤选旁注（原版 70 页后页眉）

薏仁竹叶最清平，滑石茯苓通草呈。

豆蔻连翘宣湿热，白疹又兼汗利蒸。

第二十三节　湿热蕴伏证治（原版 71 页前）

湿热病，脉缓身痛，舌淡黄而滑，渴不多饮，或竟不渴，汗出热解，继而复热者，黄芩滑石汤主之。

（说明）吴鞠通曰：脉缓身痛，有似中风，但脉不浮，舌滑不渴饮，则非中风矣。若系中风，汗出则身痛解，而热不作矣。今继而复热者，乃湿热相蒸之汗。湿属阴邪，其气流连，不能因汗而退，故继而复热。

按：此为湿热蕴伏，久而难解之病。然热病之脉，本必躁数，今反缓者，以热为湿郁，滞而不达，故应诸脉象，缓慢不振矣。其湿既滞热，经络之气，壅结不宣，是以身痛；热蒸其湿，是以汗多身热。此等脉证，医不细察，误作寒湿，其治必谬。且湿热蕴伏，往往汗多热解，身体乍凉。而湿邪不去，再郁生热，则又病根不除，继而复热也。吴氏云：此病发表攻里，俱不可施，误认伤寒，必变坏证。又云：徒清热则湿不去，徒驱湿则热愈炽。故以黄芩、滑石、茯苓皮，清湿中之热；蔻仁、猪苓，宣湿邪之正；再加腹皮通草，共成宣气利水之功。气化则湿化，小便利则火腑通，而热自除矣。

黄芩滑石汤方：

黄芩三钱　滑石三钱　茯苓皮三钱　大腹皮二钱

白蔻仁二钱　通草一钱　猪苓二钱

（煎服法）用水六杯，煮取三杯，温服。

（方解）此方不用藿香厚朴，以其性悍而速，不能荡扫蕴伏之湿热。故转用蔻仁、腹皮，味轻性缓，徐展气机，则湿邪可化。再以黄芩、滑石，苦冷之性，深入气分，以清湿中伏热。又用二苓通草，渗利膀胱，使邪从水道而出，不致停聚其中，变生他患。洵治湿热蕴伏之善方也。

刘赤选旁注（原版71页前页眉）

黄芩滑石汤通草，大腹二苓白蔻保。

湿郁热蒸汗不除，舌黄溺短此方好。

第二十四节　瘟疫证治（原版71页后）

温毒证，咽痛喉肿，耳前后肿，颊肿，面正赤，或喉不痛，但外肿，甚则耳聋者，普济消毒散，去柴胡升麻主之。初起一二日者，再去芩连，三四日加之佳。

（说明）吴鞠通曰：温毒者，秽浊也。凡地气之秽，未有不因少阳之气，而自能上升者。春夏地气发泄，故多有是证；秋冬地气间有不藏之时，亦或有是证。人身之少阴素虚，不能上济少阳，少阳升腾莫制，多成是证。小儿纯阳火多，阴未充长，亦多有是证。咽痛者，经谓一阴一阳结，谓之喉痹。盖少阴少阳之脉，皆循喉咙。少阴主君火，少阳主相火，相搏为灾也。耳前后及颊前，皆少阳经脉所过之地，所以俱肿。面赤者，火色也。甚则耳聋者，两少阳之脉，皆入耳中。火有余，则清窍闭也。治法总不能出李东垣普济消毒饮之外。其方之妙，妙在以凉膈散为主，而加化清气之马勃、僵蚕，得轻可去实之妙。再加元参、牛蒡子、板蓝根，败毒利气，滋肾水以上制火邪。去柴胡、升麻者，以升腾飞越太过之病，不得再用升也。说者谓其引经，亦甚愚矣。凡药不能直至本经者，方用引经药作引。此方皆系轻药，总走上焦，开天气，肃肺气，岂须用升柴直升经气耶？去黄芩、黄连者，芩连里药也。病初起，未至中焦，不得先用里药，以犯中焦也。

吴锡璜曰：此即东医所谓流行性耳下腺炎，西医所谓传染病血蛇证也。春夏之交，流行颇盛。耳下腺焮冲肿起，面貌奇异，两颊外耸。初起时，恶寒战栗，发热身热，倦怠，食欲缺乏，起呕吐。初则耳下微肿，继则咀嚼开口，亦皆困难。耳下肿，渐次肿胀，延至颊部颈项，则面呈异状。（故俗名大头瘟、虾蟆瘟）此症西医谓最危险者，不多见。东医谓经十日至十四日，可望痊愈。但肿势开广，则愈期缠绵。若脑内欠血，素嗜酒，脑内微丝脉管，或回血穴，为血团闭塞，则发谵语，易致殒命。

普济消毒饮去升柴芩连方：

连翘一两　薄荷三钱　马勃四钱　牛蒡子六钱

荆芥穗三钱　僵蚕五钱　元参一两　桔梗一两

板蓝根五钱　甘草五钱

（制服法）上共为粗末，每服六钱，重者八钱，鲜苇根汤煎，去渣服。约二时一服，重者一时许一服。

刘赤选旁注（原版72页后页眉）

东垣普济消毒饮，牛子芩连升柴审。

甘桔元参薄荷翘，蓝根马勃荆蚕任。

第二十五节　流连三焦提纲（原版72页后）

凡气分之邪，流连三焦，则胸胁满闷，小便不利。当察其或热或疫，兼湿夹痰，随病议药，以施治疗。然以得战汗转疟，乃为佳境。

（说明）叶天士曰：气病有不传血分，而邪留三焦，亦如伤寒中少阳病也。彼则和解表里之半，此则分消上下之势，随证变法。如近世之杏朴苓等类，或如温胆汤之走泄，冀开战汗之门户，转疟之机括。

王孟英曰：叶氏所云分消上下之势，以杏仁开上，厚朴宣中，茯苓导下。似指湿温，或其人素有痰饮而言，故温胆汤亦可用。若风温流连气分，则宜展化气以轻清，如栀芩蒌苇等味。至转疟之机括一言，原指气机通达。病乃化疟，则邪杀矣。从此迎而导之，病自渐愈。

按：三焦为半表里之地，在六经则属少阳。表里之气，由此而升降出入，水道亦由此而决渎下趋。气分之邪，逗留于此，则阻压气机之通达，其病必见胸胁满闷，障碍水液之下趋，其病又见小便不利。然气被压，则郁热愈炽；水被阻，则停痰生湿。治疗之法，当审其为温为湿，为疫为热，或风或痰之病，然后以清凉之品，展气涤热；芳燥之品，利湿消痰。务使水行气畅，邪得战汗而解，或化疟而轻。盖时感之邪，其毒一轻，往往化疟而愈也。（王孟英曰：感受风温湿温暑热之气者，重则为时感，轻则为时疟。故邪气一轻，往往化疟也。）

第二十六节　上焦风热证治（原版73页后）

温热病，烦热渴饮，舌心干，四边色红，中心或黄或白者，上焦气热烁津也，急用凉膈散，散其无形之热，再看其后转变，乃商治法。

（说明）章虚谷曰：其舌四边红而不绛，中见黄白而渴，知其热不在血分，而在上焦气分。当用凉膈散清之，勿用治血之药，引入血分，反难解也。

按：此为风热之邪，壅于上焦也。其下灼胃液，则渴喜饮水，舌心干涸；若上熏心包，则发烦身热，舌边色红。而察其舌尚有或黄或白之色，是病邪虽涉及心、胃，而病根实在上焦气分。故叶氏用凉膈散，急散无形之热，俾邪之流连气分者，仍从上焦气分而解，不至内陷心包，下传胃腑，变险恶之证也。

凉膈散方：

连翘四两　大黄（酒浸）　芒硝　甘草各二钱

黄芩　薄荷　栀子各一两

（制服法）为粗末，每服五钱，加竹叶七片，水一碗半，煎一碗，去滓，入生白蜜一匙，微煎温服。

（方解）徐洄溪曰：此泻中上二焦之火，即调胃承气汤，加疏风、清火之品也。徐师愚曰：热淫于内，治以咸寒，佐以苦甘，故以连翘、黄芩、竹叶、薄荷升散于上。大黄芒硝，推荡于中，使上升下行，而膈自清矣。余谓疫疹乃无形之热，投以硝黄之猛烈，必致内溃。因去硝黄，加石膏、桔梗，使热降清升，而疹自透。亦上升下行之义也。

按：《玉机》云轻者宜桔梗汤，其方即本方去硝黄加桔梗也。是以风温热疫，其邪只在上焦，未结胃肠，二便不秘者，当宗《玉机》之法。重则如余氏之加石膏足矣，盖治上不犯中下，方合叶氏散其无形之热之旨，勿泥守古方，以贻后悔。

刘赤选旁注（原版73页后页眉）

凉膈硝黄栀子翘，黄芩甘草薄荷饶。

竹叶蜜煎疗膈热，上中风热此能调。

第二十七节　三焦湿热证治（原版 74 页前）

湿热病，三焦均受，舌灰白苔，胸中痞闷，潮热、呕恶，烦渴、自利，汗出、溺短者，杏仁滑石汤主之。

（说明）按：《内经》曰“上焦如雾，中焦如沤，下焦如渎”，盖谓三焦为化气行水之道路也。三焦均受湿热，则中焦不能消化其水，而水精之气，无以归于上焦而为呕恶，舌灰白。上焦不能气化如雾，则津液不布，水质不下，而为烦渴、胸痞、潮热；下焦不能决水以归膀胱，则自利溺短，病势蔓延，蒸郁为汗。汗愈多而体愈疲，宜急于宣解，以免多生变病也。

杏仁滑石汤方：

杏仁三钱　滑石三钱　黄芩二钱　橘红一钱五分

黄连一钱　郁金二钱　通草一钱　厚朴一钱

半夏三钱

（煎服法）水八杯，煮取三杯，分三次服。

（方解）吴鞠通曰：舌白胸痞，自利呕恶，湿为之也；潮热、烦渴，汗出、溺短，热为之也。热处湿中，湿蕴生热，湿热交混，非偏寒偏热可治。故以杏仁滑石通草，先宣肺气，由肺而达膀胱，以利其湿。厚朴苦温，而泻湿满。芩连清里，而止湿热之利。郁金芳香走窍，而开闭结。橘半强胃，而宣湿化痰，以止呕恶。俾三焦混处之邪，各得分解矣。

刘赤选旁注（原版 74 页前页眉）

灰白苔是湿热俱重，非芳香清淡剂可解，半夏去湿止呕，芩连去热止利，黄芩解烦。

刘赤选旁注（原版74页后页眉）

杏仁滑石橘芩连，通草郁金夏朴佥。

呕利渴烦胸中痞，三焦湿热治可兼。

第二十八节　下焦湿热证治（原版74页后）

湿热证，数日后，自利、溺赤，口渴，湿热流于下焦，宜滑石、猪苓、泽泻、茯苓、萆薢、通草等味。

（说明）按：所用诸药，化气渗湿，清热利水，即五苓散方法也。以其溺赤有热，故不用白术桂枝。以其湿热相合，故加萆薢、通草、滑石，合二苓泽泻。清水之源，洁水之流，使小便通利，湿热从膀胱排泄而出，不滞留肠胃而为渴利。

第二十九节　湿热兼疫证治（原版75页前）

湿温兼疠疫，病势极险，初起寒战，继以壮热，日晡益甚，头痛身疼，舌上白苔如积粉，布满无隙，其脉不浮不沉而数者，吴氏达原饮主之。

（说明）按：始恶寒，继发热，为湿温必有之证。然恶寒而至于战，发热又壮甚，则病势猛烈，兼感疫毒，可断然矣。喻嘉言曰湿温一证，多藏疠疫在内。故春夏秋初之际，不可不防。此非寻常治湿温之方，可以救急扶危也。苔如积粉，秽浊既重，闭结亦深，有牢不可拔之势。胸必极闷，渐变昏迷，或瞀乱叫痛。薛氏重用辛开，而用药不及吴氏之稳妥对证，故特录其方，以为治是病之准则焉。

达原饮方：

厚朴二钱　草果钱半　知母三钱　黄芩三钱

槟榔六钱　甘草钱半　白芍三钱

（煎服法）加生姜三片，水煎服。

（方解）按：吴又可制此方，名达原饮，谓透达膜原之毒也。夫膜原即膈膜，附近于胃，属三焦之一部，人身半表里之地也。少阳内主三焦，故膜原又属少阳经界。湿温疫毒，陷于此地，既不能用下法，从里而解；又不能用汗法，从表而出。厚朴、草果、槟榔，苦辛降泄，透半表之湿；知母、黄芩，苦寒劫削，清半里之热。然诸味皆猛烈之药，恐伤血气，故又以甘草、芍药，和补气血，以救其偏，则峻剂得以缓其性，病去而元气可复也。

刘赤选旁注（原版75页后页眉）

达原芍草黄芩知，草果朴槟疫疟施。

速攻秽浊半表里，湿热为殃亦能医。

第三十节　变疟证治（原版75页后）

凡风温、湿温、伏暑、热病，多化疟疾，其状热多寒少，早晚发作，无一定候。当审别病因，以时感之药清其源，不可概与柴胡、羌防等类。

（说明）吴锡璜曰：此所谓时疟也。时疟每偏于热，不甚恶寒，用柴胡羌防等类，必至热邪披猖，甚则入营。

按：叶氏治疟，禁用柴胡。吴江徐氏，讥其离经叛道，谓疟疾总由风暑入于少阳，在太阳阳明之间，难有出路；故先圣所立小柴胡汤，专治此病，如天经地义，不可移易。后贤王孟英辈，力崇叶法，而极诋徐说之非，于是聚讼纷纷，莫衷一是。然其实则各具至理，未可偏非也。考《金匮》有疟脉自弦之文，弦为少阳病脉，故疟疾除瘅疟、牝疟、疟母等外，凡有往来寒热病状者，无不属诸少阳受邪。少阳内主三焦，外主腠理。风温、暑湿、热毒之内伏膜原，或留三焦，化而为疟，即少阳经病。少阳治法，无吐下发汗，唯和解一门，最称合法。仲景特立柴胡汤方，为此经专方。徐氏力守成规，以治疟疾，不失准绳。虽仲景治疟，有发汗、吐、下、温针之训，然因弦脉兼见迟紧浮数等象，是病在少阳，兼有他经之证、借治他经之方。以去少阳之邪，为治疟之变法，至其正治之法，究不出和解一门也。何以言之?《内经》云：十二经皆有疟，然必伏于膜原（属少阳经）。犹五脏六腑，皆令人咳，然必关于肺。若脏腑之邪，不伤其肺，则不作咳。诸经之病，不犯少阳，则不为疟。治疟者，随其邪之所在而攻之，则寒热之病方已。故徐氏又云或有别证，则不用柴胡原方亦可。若纯为疟疾（指寒热往来而言），而不用柴胡，则叛道矣。非深悉乎和解一门，为治疟无二法门者，不能为此言也。虽然，柴胡汤固为治疟专方，然不可以统治时感之疟。盖病因不同，则方法虽不异，而药物亦须别用也。叶按所治，皆属时疟，其用青蒿、知母、花粉、草果、半夏、厚朴等类，苦辛并用，温凉相济，非柴胡汤药，而实柴胡方法。是守古人之法，而不泥古人之迹，深得变通之道也。今人不明是理，见其不用柴胡，则并柴胡方法而不师。此又不特背徐氏之言，抑亦未入叶氏之门也。

第三十一节　胸痞证治（原版 76 页后）

温病数日，舌白头胀，咳嗽发疹，心中懊恼，胸脘痞满，不欲饮水者，气不舒展，痰热渐郁也。宜栀仁、香豉、杏仁、黄芩、瓜蒌、枳实，开其痞气。

（说明）此为风热之邪，流连胸中，抑郁气机，以致痰湿停聚，故不欲饮水也。急用栀豉汤法，去胸中无形之热，使不与痰湿相搏，致变结胸痞积等重证。

第三十二节 胸痞证治（原版 76 页后）

温热二三日，心烦不安，痰涎壅盛，胸中痞塞，欲呕者，瓜蒂散主之，虚者加参芦。

（说明）此与上条皆论胸痞之证治，而有轻重之分，痰结与未结之别。重剂不可轻用，病重药轻，又不能了事，故上条只用栀豉法，急透胸膈之热；此因痰涎壅盛，已与热邪搏结，必用瓜蒂散急吐之，恐成痉厥等险证也。

瓜蒂散方：

甜瓜蒂一钱　赤小豆二钱　山栀子二钱

（煎服法）水二杯，煎取一杯，先服半杯。得吐，止后服；不吐，再服。虚者加参芦一钱五分。

（方解）吴鞠通曰：瓜蒂栀子之苦寒，合赤小豆之甘酸，所谓酸苦涌泄为阴。善吐热病，亦在上者因而越之之方也。

第三十三节 湿热结胸证治（原版 77 页前）

湿热病，脉洪滑，舌黄滑苔，渴欲饮凉，饮不解渴，得水则呕，按之胸下痛，小便短，大便闭者，小陷胸汤加枳实主之。

（说明）吴鞠通曰：热甚则渴，引水求救，湿郁中焦，水不下行，反来上逆，则呕；胃气不降，则大便闭。

按：伤寒传里，热结于胸，仲景言之详矣。温热之邪，自内而发，若不能从三焦外解，势必内郁，内郁则与痰湿相结于胸中者，更易而多。胸为气机出入之地，结胸则气不利，肠胃亦郁而不宣，故饮入即呕，二便不通也。然必以黄苔为湿热之据，滑则兼有痰也，至洪滑之脉，纯为气实内结，非攻不解也。

小陷胸汤加枳实方：

黄连二钱　瓜蒌肉三钱　枳实三钱　半夏五钱

（煎服法）用清水，先煎蒌实，再纳诸药，煎成，温服。

（方解）吴鞠通曰：此方以黄连瓜蒌，清在里之热痰；半夏除水痰而强胃；加枳实者，取其苦辛通降，开幽门而引水下行也。

按：仲景制小陷胸汤，是直泻胸里之实邪。湿热内发，邪实结胸，最为合用。吴鞠通因其大便闭，加入枳实，盖传导失职，下窍不通，则胸中积聚，更为固结，而无宣泄之路矣，用枳实通便，可助小陷胸汤之开胸。此善用古方者，加一二味，每奏奇效也。

第三十四节　痰热结胸证治（原版 78 页前）

热伤气分，寒热如疟，误用滋补，胸中痞痛，呕渴不食，自汗便泄，脉伏者，宜蒌仁、半夏、黄连、菖蒲、薤白、竹茹、旋复花、贝母、杏仁、紫菀、枇杷之类。

（说明）按：温邪留连气分，则寒热如疟，此时病在半表半里，宜展其气机，俾病达于表，得汗而解。误用滋补之药，窒塞气机，清阳不司旋转。而痰饮水液，又滞络隧，则邪陷于胸，而为痰热结胸之证。痞满硬痛，呕渴不食矣，然自汗便泄，有似虚脱，但脉伏不出，则气滞热郁，消化不良，实非虚脱真象，方从小陷胸汤。加滑利通降之品，泻痞通痹，豁痰流气，庶使上结得通，气行脉出，汗泄自止也。

第三十五节　湿热结腹证治（原版 78 页前）

湿热证，腹中胀痛，舌苔灰黄，宜用小承气汤，加槟榔、青皮、元明粉、生首乌等，轻而下之。

（说明）此证湿热结于腹中，腹中膨胀，大便不通，按之则痛，或不按自痛。但察其舌苔灰黄，或老黄，或如沉香色，厚而有根者，其湿热秽浊，积结已深，非下不解也。然叶天士云：伤寒邪热入里，劫烁津液，下之宜猛。此多湿邪内搏，下之宜轻。伤寒大便溏为邪已尽，不可再下；湿热病大便溏为邪未尽，必大便硬，慎不可再攻，以粪燥为无湿也。即此论之，则湿温与伤寒传里，其下法各有不同也。

小承气汤加味方：

厚朴三钱　枳实三钱　大黄六钱　槟榔三钱

青皮钱半　元明粉三钱　生首乌六钱

（煎服法）七味，用水煎，温服，以得下为度。

（方解）按：小承气汤，为缓下之方，再加青皮、槟榔、元明粉、首乌等类，味苦而性疏降滑利，劫湿、泻热，为泻湿温病之良剂。然嗜阿片烟之人，其肠中素秘，大便难通，一染湿热，里结腹中，胀痛更甚，每非承气汤猛下可愈。近有用三棱、莪术、槐角子、枳实、荆芥炭、槟榔、桃仁、银花炭、黄芩、黄连、栀子、厚朴等类下之，多见奇效，不可不知。

刘赤选旁注（原版 79 页前页眉）

湿温夹积三棱莪，枳朴芩连栀子科。

桃仁荆芥银花炭，槐角槟榔痛胀瘥。

第三十六节　肠胃热结证治（原版79页前）

热病，发痉、撮空，神昏、笑妄，舌苔干黄起刺，或转黑色，便闭腹胀，实热结于肠胃，宜用承气汤下之。

（说明）薛生白曰：撮空一证，昔贤谓非大虚，即大实。虚则神明涣散，将有脱绝之虞；实则神明被逼，故多缭乱之象。今舌苔黄刺干涩，大便闭而不通，其为热邪内结，阳明腑热显然。徒事清热泄邪，止能散络中流走之热，不能除肠胃蕴结之邪，故假承气以通地道。然舌不干黄起刺者，不可投也。

按：热结胃肠，其证最险，《伤寒论·阳明篇》，言之详矣。三承气汤，各有妙用。温热病失于清解，顺传气分，亦能内结胃肠之中。其治疗之法，当宗仲景治例，分别拟方。此条末句，不指明用何承气，是示人以分别证候，严加择用也。故学者必先读熟《伤寒》，然后可与言温病之大证。

第三十七节　肠胃热结证治（原版79页后）

温病，恶热，面目俱赤，日晡益甚，下利稀水无粪者，调胃承气汤主之。

（说明）按：肠胃为燥热之区，热入肠胃，则火邪盛。而津液被灼，有立竭之势，是以恶热，面目俱赤，日晡热甚也。至下利一证，前人谓之热结旁流，以热结于中，传导失职，水液被激，从旁溅出也。吴又可用大承气汤，以为主治。吴鞠通云：此非气之不通，不可用枳朴，宜以调胃承气汤。

独取芒硝入阴以解结热，反以甘草缓芒硝急趋之性，使留中解结。不然，则结不下，而水独行，徒使药性伤人耳。

调胃承气汤方：

芒硝三钱　大黄四钱（酒浸）　甘草二钱

（煎服法）水煮，去滓，纳芒硝，更上火。微煮令沸，少少温服之。

第三十八节　肠胃积热证治（原版79页后）

热邪久积肠胃，唇、面、齿、龈皆黄，神昏，身不热，自汗，脉浮虚，牙关紧闭，大便微溏，腹中按之即痛，手足抽动者，大承气汤下之。

（说明）此与上二节，皆论肠胃热结之病。但上节热状显然，一诊即知。此则热象隐而不露，且有自汗脉虚，神昏不热等，似虚之证，最足惑人。唯于齿龈黄色、腹中按痛二证，可以诊出热病真谛。何以言之？盖热久伤胃，耗液动血，往往上结齿瓣，而齿龈必见明亮之黄色也。热结肠中，气血内滞，按其腹部，必有痛苦，或诱起手足抽动也。是以叶氏辨温，有验齿之诀；而古人诊病，又有按腹之术。非如是，不足以断虚实真假之证耳。

大承气汤方（吴鞠通《温病条辨》方）：

大黄六钱　芒硝三钱　厚朴三钱　枳实三钱

（煎服法）水八杯，先煮枳朴，后纳大黄芒硝，煮取三杯，约二时许，得利，止后服。不止，再服一杯。再不止，再服。

（方解）按：此从吴鞠通方本，厚朴分量，不如《伤寒论》原方之重用（按《伤寒论》原方厚朴倍大黄）者，以此为积热，可不甚猛攻急下也。

吴鞠通曰：此苦辛通降，咸以入阴法。承气者，承胃气也。盖胃之为腑，体阳而用阴，若在无病时，本自然下降。今为邪气盘踞于中，阻其下降之气，胃虽欲下而不能，非药力助之不可。故承气汤通胃结，救胃阴，仍系承胃腑本来下降之气，非有一毫私智，穿凿于其间也，故汤名承气。学者若真能透彻此义，则施用承气，自无弊窦。大黄荡涤热结，芒硝入阴软坚，枳实开幽门之不通，厚朴泻中宫之实满。然非真正实热闭痼，气血俱结者，不可用也。

第三十九节　肠胃燥结证治（原版 80 页后）

凡病，若发汗、吐下后，亡其津液，舌干、口渴，大便秘结者，宜人参、生地、天冬、麦冬、梨肉、白蜜等类，润以通之。

（说明）按：仲景有蜜煎通便一法，治津枯肠燥。盖以燥病属虚，煎剂推荡肠胃，不堪其扰，故改用外导，以去其病。即此论之，则燥热内结，胃肠不润，而致津不上潮，口干渴饮，传导失司。大便秘结者，皆不可施以破气攻积，泻火止渴之蛮治，侥幸以收速效也。叶氏仿琼玉膏法，用二冬、参、地、梨肉、白蜜，以润其燥。吴氏因之，而立增液一方，皆取柔润多脂之品，以引其液，而充其津，使肠胃通畅，诸病自疗，洵治燥热之善法也。

第四十节　气病传变诊断（原版81页前）

凡风温、暑、湿、燥、热、疠疫诸病，数日后，邪不内结胸腹肠胃，而心烦恶热，舌苔黄白，舌质绛色，脉弦数者，气病传营也，当从营病中，求其治法。

（说明）按：气分之邪，失于清解，既不下结肠胃，势必内陷营中。营受热迫，精神不安，故心烦恶热；血为热侵，充聚营中，故舌质绛色。而舌苔尚有黄白者，则气分之邪，固未尽也。此属气与营兼病，正病邪传变之期。诊断者，当严为区别，庶使治疗不乖。

叶天士曰：别传绛舌，中心黄白苔者，气分之邪未尽，泄卫透营，两和可也。

第四章　营病治疗

第一节　证治提纲（原版 81 页前）

营分受温，发热夜甚，睡寐不安，烦躁舌绛，或瘢点隐隐，脉数急者，当凉血透热，转出气分而解。

（说明）《灵枢·营卫生会篇》曰："中焦受气，泌糟粕，蒸津液，化其精微，上注肺脉，乃化为血，独行经隧，命曰营气。"盖营为谷液之精、化血之物，而行于经隧中者也。经隧即血管，故凡内外血管受病，即为邪入于营。营与血最为贴近，营病较血病为浅，然营一受病，血液难免池鱼之殃。其见证发热夜甚者，血管被热熏蒸，阴分为病，故夜甚于昼也。又血以养神，营热蒸血，则血热而神不安，故至于睡寐不宁，烦闷躁扰也。若夫绛舌发瘢，与脉急数，则因血液藉脉管有秩序之缩张，以助其还流。今血管受热，一缩一张，皆加急速，而血液之流行，因以亢进，脉管遂病充血，所以形之于舌则色绛，见之于肤则发瘢，征之于脉则急数也。学者知此，可以识营分之病，而施治疗。

叶天士曰："邪初入营，可透热仍转气分而解，用犀角、元参、羚羊等物。"

王孟英曰："伏气温病，自里达表，从血分而达于气分。起病之初，往往舌润而无苔垢。但察其脉软，或弦，或微、数，口未渴而心烦恶热，即宜投以清解营阴之药，迨邪从气分而化，苔始渐布，然后再清其气可也。"

伏邪重者，初起即舌绛咽干，甚有肢冷脉伏之假象。亟宜大清阴分伏邪，继必厚腻黄浊之苔渐生。观此二论，则知营分之热，无论其为外感传入，与伏邪内发，皆当以凉血透热，转达归气，方为正治。

第二节 温热证治（原版 82 页前）

温病，舌绛而干，夜烦无寐，时有谵语，目常开不闭，或喜闭不开者，宜清营透热，用犀角、生地、元参、竹叶心、麦冬、连翘、紫草、郁金等味。

（说明）按：此为热入营分，初陷心包之证。心包贴近心脏，热传至此，则邪舍已深，蔓延渐广，势必波及神经，发生神经障害之病。舌绛而干者，营热则脉管焦枯，舌部组织，见不润之形也。至语言、瞻视，皆神经之所主宰，神经受热毒熏蒸，则语无伦次，故频发谵妄之言。视觉疲倦，故欲睡不睡，目常开不闭，或喜闭不开也。生地、麦冬，滋阴化热；犀角、紫草，解毒清营；合竹叶心、连翘、郁金，达邪出于气分之外，而病自除矣。

刘赤选旁注（原版 82 页前页眉）

清营竹叶元参地，苎草麦冬郁金是。

连翘透热加犀灵，舌绛昏谵宜急治。

清营竹叶元参地，紫草郁金犀角是。

养阴透热翘麦冬，舌绛昏谵急须治。

第三节　风温证治（原版 82 页后）

风温初起，误用辛温发汗，而汗不出者，必发瘫疹。发疹者，银翘散去豆豉，加细生地、丹皮、大青叶、倍元参主之。

连翘二钱　银花二钱　苦桔梗一钱二分　薄荷八分

牛蒡子一钱二分　竹叶二钱　甘草一钱　荆芥穗一钱

元参四钱　生地黄四钱　大青叶六分　丹皮一钱五分

（煎服法）水煎，温服。

第四节　风温夹痰证治（原版 82 页后）

冬温引动痰火，脉数舌赤，胸闷、耳聋，小溲不利者，宜生地、竹叶心、元参、石菖蒲、胆星、丹参等味，养阴通络。

（说明）按：阴亏体质，其血素热。热甚多痰，值春阳大发之时，风温引动痰热，往往发见络脉闭塞，窍道不利，而为舌赤、胸闷，耳聋溺闭等证。叶氏用生地、元参、丹参、竹叶，所以养阴化热；菖蒲、胆星，透络除痰。使窍道一通，而诸证愈矣。

第五章 心病证治

第一节 证治提纲（原版 83 页前）

营热内陷心包，神昏谵语，舌蹇肢厥者，急以解毒通神，开其内闭。

（说明）古书以心为君主之官，不能受邪，受邪则死；唯包络代心行令，称臣使之官，所谓心病者，实包络受之耳。心主营，营热最易内陷心包，此时非区区清营透热，可以救危回生。叶氏曰：须用牛黄丸、至宝丹之类，以开其闭，恐其昏厥为痉也。

吴锡璜曰：邪陷心包，即西医所谓神经中枢，被细菌侵害之证也。此证轻者，头痛不安，意识混浊；重者，或昏谵，或昏痉不知人。舌绛者，用牛黄丸、神犀丹多愈。舌淡晦者，虽神气半明半昧，每每变生不测，不可不知。

第二节 温热证治（原版 83 页后）

热病八九日，烦渴舌燥，谵语，当用竹叶心、鲜生地、连翘心、元参、犀角、菖蒲，滋阴清热，兼进牛黄清心丸，利窍通神。

（说明）热病八九日，发热不退，烦渴舌燥，阴液之亏可知。阴亏则热陷神躁，故发谵语，然尚未至于昏昧，是营虽极热，络脉初开。此时以滋阴清热，透营分之邪，兼用利窍通神之法，杜其昏厥变痉，庶不至殆。

牛黄清心丸方：

牛黄二分五厘　朱砂一钱五分　黄连五钱　黄芩三钱

栀子三钱　郁金二钱

（制服法）为细末，蒸饼为糊丸，如黍米大，每服七八丸。

（方解）王晋三曰：此丸古有数方，其义各别。若治温邪内陷包络，神昏者，唯万氏此方最妙。盖温热入于心包络，邪在里矣，草木之香，仅能达表，不能透里，必藉牛黄幽香物性，乃能内透包络，与神明相合。然尤在佐使之品，配合咸宜。万氏用芩连山栀以泻火，郁金以通心气，辰砂以镇心神，合之牛黄，相使之妙。是丸调入犀角、羚羊角、金汁、甘草、人中黄、连翘、薄荷等汤剂中，颇建奇功。

刘赤选旁注（原版83页后页眉）

万氏牛黄清心丸，温邪内陷包络蠲。

芩连栀子朱砂郁，蒸饼糊丸病可痊。

再加冰麝珠雄薄，犀角安宫力更专。

第三节　湿温证治（原版84页前）

湿热内陷心包，神昏谵语，夜重早轻，其舌甚赤，癍疹隐见者，宜犀角、元参、银花、连翘、石菖蒲煎成，和入金汁一杯，研入安宫牛黄丸一丸。

（说明）按：湿热熏蒸，酿成秽恶之毒气，内陷心包。神明受其蒙蔽，则清窍不利，是以神昏、谵语；脉络受其刺激，则血行充塞，是以癍疹隐见。病势至此，已入危险时期，治疗稍缓，痉厥之变，可立至矣。然叶氏云“热邪闭结膻中，非膏、连、芩、栀，直降肠胃，隔鞋搔痒者，所可荡扫”。故必以芳香逐秽、甘凉化热之品，搜毒破结，利窍通经，则内闭可开，元神得苏，瘢疹亦透，而病转愈矣。

安宫牛黄丸：

牛黄　郁金　犀角　黄连　朱砂各一两

梅片二钱半　麝香二钱五分　珍珠五钱　山栀一两

雄黄一两　金箔一两　黄芩一两

（制服法）上为细末，炼老蜜为丸，每丸一钱，金箔为衣，蜡护。

（方解）吴鞠通曰：此芳香化秽浊而利诸窍，咸寒保肾水而安心体，苦寒通心腑而泻心用之方也。牛黄得日月之精，通心之神。犀角主治百毒、恶鬼、瘴气。珍珠得太阴之精，而通神明，合犀角补水救火。郁金草之香，梅片木之香，雄黄石之香，麝香乃精血之香，合四香以为用，使闭锢之邪热蕴毒，深在包络之分者，一齐从内透出，而邪秽自消，神明可复也。黄连泻心火，栀子泻心与三焦之火，黄芩泻胆腑之火，使邪火与诸香一齐俱散也。朱砂补心体，泻心用，合金箔坠痰而镇固，再合珍珠、犀角，为督战之主帅也。

按：芩连栀子煎服，直泻肠胃，固与包络之病不相关切。唯研末和入诸香药中，则能劫蕴伏之积热，使从香窜之药，向外透解。

刘赤选旁注（原版84页前页眉）

三仁汤：杏仁　蔻仁　苡仁　滑石　通草　竹叶　川朴　法夏

刘赤选旁注（原版84页后页眉）

泻火解毒，开窍通神。

第四节　风温证治（原版84页后）

风温病，身热、烦闷，昏聩、不知人，不语，如尸厥，脉数者，当用犀角、连翘、焦远志、鲜石菖蒲、麦冬、贝母、至宝丹等味，泄热通络。

（说明）吴锡璜曰：此为毒入延髓，化热之证，用金石通灵，及芳香提神诸品，愈者极多。倘热闭不开，神昏不醒，一二日即毙。

按：此为热极生风，风火相扇之病。其所以昏迷不语，形状如尸者，以风热之势，如烟如雾，蒙蔽元神，阻塞脉络，以致运动感觉，皆失其灵故耳。陈氏采用喻嘉言芳香辛散之法，以开内闭，透风热，诚得此病之善治。后人每以燥药助热讥之，抑知元神受困，病势最危，设非速投香窜，焉能立苏？且所用方药，多能解毒消热，安脑提神，区区燥药，又何有助热之患哉？议药不议方，其立论未免失诸偏僻。

至宝丹：

犀角一两　朱砂一两研飞　琥珀一两　玳瑁一两

牛黄五钱　麝香一钱研　雄黄一两研飞　龙脑一两研

安息香一两五钱（为末酒研，飞净一两，熬膏，用水安息尤妙）

金箔、银箔各五十片，研细为衣

（制服法）先将犀角、玳瑁为细末，入余药，研匀；将安息香膏，重汤煮，凝成后入诸药中，和捣成剂，丸如梧子大，蜡护，临服剖用。人参汤化下三丸至五丸。

（方解）王晋三曰：此治心脏神昏，从表透里之方也。黄、犀、玳、珀，以有灵之物，内通心窍；朱、雄、二箔，以重坠之品，安镇心神。佐以脑、麝、安息，搜剔幽隐诸窍。故热入心包络，舌绛、神昏者，以此丹入寒凉药中用之，能祛阴起阳，立展神明，有非他药之可及。

徐灵胎曰：安神定魄，必备之方，真神丹也。

按：此方提神安脑，搜剔风热之邪，宣利诸窍，治温病内闭外脱者最宜。

第五节　暑热证治（原版85页后）

温暑直入心包络中，神昏肢厥，舌蹇语涩者，紫雪丹主之。

（说明）《伤寒论》曰：“阴阳不相顺接者，便为厥。厥者，手足逆冷。”夫阳为气，阴为血，阴阳不相顺接，即气血不能调和偕行。温病至此，多因夹有暑邪，深伏营中。血热偏盛，不能与气血相和谐故耳。至舌蹇语涩，亦因营热所致。盖营热则血亦热，热血流及舌下，舌根被灼，往往枯硬。因是舌之转捩，失其灵机，此所以证见舌蹇语涩也。神昏、肢厥，舌蹇、语涩，西医概谓神经中枢受毒。然用清解营热之法治之，多见奇效。

紫雪丹（从本事方去黄金）：

滑石一斤　石膏一斤　寒水石一斤　磁石二斤

（以上并捣碎，水煮，去滓，入后药）

羚羊角五两　木香五两　犀角五两　沉香五两

丁香一钱　升麻一斤　元参一斤　炙甘草半斤

（以上八味，并捣锉，入前药汁中，煎去滓，入后药）

朴硝　硝石各二斤（提净，入前药汁中，微火煮，不住手将柳木搅，候汁欲凝，再加入后二味）

辰砂二两（研细）　麝香一两二钱（研细，入前药，拌匀）

（制服法）上合成，退火气，冷水调下一二钱。

（方解）徐灵胎曰：邪火毒火，穿经入脏，无药可治。此能消解，其效如神。

吴鞠通曰：诸石利水火而通下窍；磁石、元参，补阴气而济君火；犀角、羚羊，泻火邪；甘草和诸药而败毒。诸药皆降，独用一味升麻，盖欲降先升也。诸香化秽浊，或开上窍，或开下窍，使神明不致坐困于浊邪，而终不克复其明也。丹砂色赤，补心而通心，内含汞而补心体，为坐镇之用。诸药用气，硝独用质者，以其水卤结成，性酸而易消，泻火而散结也。

按：以上三方，皆治热毒内闭，舌绛、神昏之主方也。三方皆以芳香通神，质重镇怯为君。然牛黄丸，佐入大苦大寒，所以透湿热之蕴。至宝丹，荟萃诸种灵异，所以搜风热之邪。紫雪丹，多用金石清寒之品，所以消暑火之毒。临床治病，斟酌用之，俱可救危亡于旋踵。

第六节　瘟疫证治（原版 86 页后）

瘟疫病，初起即舌赤、口干，神情昏躁者，叶氏神犀角丹主之。

（说明）按：瘟疫之毒，病势剧烈，传变极速。故初起即陷营分，耗液伤神，证见神情昏躁，舌赤、口干。若不速治，则立伤精血，险状迭生。如痉厥昏狂，谵语发瘢，舌绛变紫变黑，或舌形圆硬，往往同时并发，甚至一二日而毙。王孟英诊治此证，始终皆用此丹，救活无算，诚治瘟疫之良准也。

神犀丹：

犀角（磨汁）　石菖蒲　黄芩各六两

生地（冷水洗净，浸透捣绞汁）　银花各一斤（如有鲜者，捣汁尤良）

粪清　连翘各十两　板蓝根九两（如无，以飞青黛代之）

香豉八两　元参七两　花粉　紫草各四两

（制服法）各药生晒，切忌生炒，研细末，以犀角、地黄汁、粪清和捣为丸，切勿加蜜。如难丸，可加入人中黄四两研入。

（方解）此为解毒养阴、辟秽宁神之方也。方中以犀角为君，佐黄芩、紫草、蓝根、粪清，解灼血之热毒。血热则阴涸，故又以生地、元参、花粉，大生精液。然热疫熏蒸，元神蒙蔽，必得银、翘、菖、豉，清芳宣秽。然后浊邪方透，元神乃苏。此与紫雪、牛黄、至宝三方之用辛香走窜，金石镇坠不同。彼方性悍而猛，不免有耗神劫阴之弊；此则药性纯和，去邪而不伤正。热疫得此，真良剂也。

第七节　温热夹痰证治（原版 87 页前）

春温上受，痰潮昏谵，舌绛、苔黄，面赤、微痉者，宜竺黄、银花、竹叶、连翘、竹沥之属，豁痰清热。

（说明）按：冬不藏精，春必病温，是以春温一证，多因阴虚所致。阴虚热炽，痰涎壅盛，包络受其闭塞，而为神昏谵语。舌绛、苔黄，面赤、微痉者，用药最忌辛躁。凡半夏、南星、菖蒲、郁金、橘桔等类，虽能透痰宣窍，皆不合用，盖恐劫液动火也。又忌滋腻，凡二地、二冬、麻仁之属，虽能养阴清热，亦不合用，盖恐凝痰滞热也。叶氏以竺黄、竹沥，甘润性滑，豁痰通络；连翘、竹叶，轻清微苦，解热宣窍。使痰去而阴不伤，热解而络不痹，洵治春温夹痰、闭塞包络之善方也。

第八节　伏热夹水证治（原版 87 页后）

伏热伤饮，心下痞闷，四肢厥冷，上过肘膝，二便不行，脉伏自汗者，与六一散一两，淡盐汤搅之，澄去渣，调下紫雪丹一钱，散水透热。

（说明）按：酷暑之时，过饮冷水，往往发生热伏心包，水停胸膈之病。心为行血之脏，胸为气机出入之枢，亦助血脉环流。热夹水饮，停伏于此，则障害血脉之循环，无以达于外而温四末，是以脉伏肢冷，心下痞闷，便秘溺闭矣。自汗肢厥，有似阳虚气脱。然二便不通，脉伏不出，则汗因热蒸，厥为热伏，固无疑义。王氏以淡盐汤搅六一散，通其水饮之冰伏；调下紫雪丹，透其热毒之深燔，使肢冷转温，胸闷得舒，则血行气畅，而脉出汗止，二便流通，病自徐愈。治法洵极精妙，可为万世法程矣。

第九节　伏热坏病证治（原版 88 页前）

伏热杂治，旬日后，热不退，妄语、不眠、耳聋、口渴，面白、唇红，肌瘦，频汗出，脉细数，宜用洋参、甘草、小麦、黄连、麦冬、石斛、丹参、莲子心、竹叶之类。心悸者，加红枣、紫石英。

（说明）此为心经伏热，治不如法，致变久热不解，神虚精夺之坏病也。盖神虚不健，又为热邪激刺，则必烦躁不安，故症见夜不能眠，言语妄出也。经曰：精脱者耳聋。其热陷于内，则唇红口渴，蒸汗频出；神气衰微，则肌瘦、面白。至脉象细数者，尤为液竭热甚之特征。病势至此，补则锢邪，攻则伤正，固非慓悍滑利之药，急于去病者，可收速愈之功也。唯仿甘麦大枣汤法，加洋参以养神气；石斛、麦冬，以生津液，莲心、竹叶、黄连、丹参，以解伏火，方缓而力专，能收渐效之益，乃为坏病善法。

刘赤选旁注（原版 88 页前页眉）

神虚精夺，热防不解。

第十节　温热坏病证治（原版 88 页后）

温病汗下后，热不退，脉虚大，或结代，心动悸，舌强神昏者，为坏病，加减复脉汤主之。

（说明）按：误用汗下，推消肠胃，以致津液受伤，无以奉心化血，则血虚火旺，亢阳无制。是以久热不退也，脉变虚大，或结代，及心动悸者，血液被耗，心脏无血以自养，乱其收缩扩张之序，诱起血行障害故耳。血行既生障害，则舌本失其滋润，必致舌强；神经失其营养，必致神昏。此时若用清解之法，冀退其热，则热不退而血更伤，病不除矣。唯以大剂养阴，使血液充足，则亢热有所承制，其病方能易解。

加减复脉汤方：

甘草六钱炙　干地黄六钱　白芍六钱　麦冬五钱

阿胶三钱　麻仁六钱

（煎服法）上六味，水煎，温服。

（方解）此方即仲景炙甘草汤，去姜、桂、参、枣，加芍药也。以其病因于温，故去姜桂之辛热助火。阴血虽伤，邪气未除，故又去参枣之纯补錮热。加芍药以配甘草者，苦甘合化，有人参之气味，无人参之滞壅，足以滋阴血，退邪热也。其余麦冬、地黄、麻仁、阿胶，甘凉多液，皆所以裕血之源，复脉之虚。故是方也，用以补阴，则不滞热；用以清热，则不耗血，洵为治温热伤阴、坏证之主方。心虚者宜之，肝肾阴虚者亦宜之。

刘赤选旁注（原版 88 页后页中）

结脉皆因气血凝，代脉原因脏气衰。

两动一止三四日，三四动止应六七。

五六一止七八朝，次第推之自无失。

刘赤选旁注（原版88页后页侧）

脉之动而中止能自遂者，名曰结；不能自遂者，名曰代，由血气虚衰不能相续也。又邪气留结曰结，正气虚衰曰代。

脉结代、心动悸之症，若因汗下者多虚，不因汗下者多热，若欲饮水小便不利者属饮，若厥而下利者属寒。

伤寒之见此脉证，以其人平日血气衰微不任寒邪，故脉不能续行也。此时虽有伤寒之表邪未罢，亦在所不顾，总以补中生血复脉为急，通行营卫为主也。但此属温病而非伤寒，故须加减。

刘赤选旁注（原版88页后页眉）

复脉汤中加减方，阿胶冬地麻仁尝。

芍草滋阴兼养血，神昏舌涸服之良。

再加龟鳖生牡蛎，三甲命名可潜阳。

定风加入北五味，元神虚脱鸡子黄。

定风配合五味子，虚脱急须鸡卵黄。

刘赤选旁注（原版88页后至89页前页眉）

太阳篇：

伤寒，脉结代，心动悸，炙甘草汤主之。

炙甘草汤方：

炙甘草　生姜　桂枝　麦冬　麻仁　大枣　人参　阿胶　生地

第十一节　病势传变（原版89页前）

温热病，舌色深绛，夜有谵语，如见鬼状，瘢、疹或赤或紫或黑，或失血者，邪传血分也，当从血病中，求其治法。

（说明）按：营热内陷心包，治不如法，必传及血。以心主血，心病其血必不免也。若病已及血，较营为深，见证必重。《伤寒论》曰："剧则谵语，如见鬼状，此为热入血室。"夫谵语、见鬼，本为神明之乱，然神之所以乱，实由血热所致。盖血以养神，血热波及神经，神经中枢受热毒之焚灼，则常性骤失，语无伦次，视不精明，而妄言妄见，故谵语见鬼也。其所以发于夜者，以夜为精神休息之期，神欲休息，而反受邪扰，故病发于此时也。又叶氏云"入血就恐耗血动血"，盖血热沸腾，势必妄溢。其从阳络出者，为吐血、衄血；其从阴络出者，为溺血、下血。即幸而不耗血于体外，亦必充血于脉中，脉中充血，每发瘢疹，舌色深绛。观此，则病已传血，可审病情，参证候，而知所以施治。不可守营热方治，以为得法也。

第六章　血病治疗

第一节　证治提纲（原版89页后）

温病舌质深绛，或紫晦，或黑，神昏谵语，狂躁不得寐，脉象急疾，或沉伏者，热伤血也，当凉血、散血。

（说明）按：中焦受气，取汁化赤，是为血。血轮初受热毒冲激，流行迅速，跻拥脉管之内，则赤色发露于舌，而见深绛。继更受热毒燃烧，如焚木成炭，赤血变黑，舌色亦因之由绛变黑。若夫紫者，黑赤相合之色也。舌之或紫，乃未焚之血，与已焚之血，混杂而流于血管之中，故有是色。至神昏、谵语、不寐，有由于营病者，而血病亦多致之。唯狂躁二证，则纯属血分受热，盖血热则神必不安，飞越而为狂，妄动而为躁也。且热动其血，脉必急疾；热滞其血，脉必沉伏。此可见血病杂生，则以上诸证，在所必有，但见一二证便是，诊家宜留意焉。

叶氏云：“邪入于血，就恐耗血、动血，直须凉血、散血。”盖凉血所以清灼阴之热，散血所以通内痹之邪，否则血被灼而致焦，邪因痹而为瘀，险证迭生矣。叶氏特提出主治之定法，以为后学之准绳也。

第二节　温热证治（原版90页前）

热邪深伏血分，证见夜热早凉，热退、无汗，脉数、左盛，能食、形瘦者，青蒿鳖甲汤主之。

（说明）按：此为伏热燔灼血分，或外感失治，邪传于血之病。幸病势尚缓，邪虽深入，仍无危险之证。然治不如法，往往淹缠日久，终必变坏也。辨别之要，在能食形瘦四字，盖能食则热不在肠胃，形瘦则热已入血络。络热血痹，不能运载滋养物料，以营养器官、百骸，故肌肉枯缩，形体消瘦矣。宜以清热搜络之剂，使阴分伏热，透出阳分，其邪乃解。

青蒿鳖甲汤方：

青蒿三钱　鳖甲五钱　细生地四钱　知母二钱

丹皮三钱

（煎服法）上用水五杯，煮取二杯，温服。（一方加花粉）

（方解）吴鞠通曰：邪气深伏血分，混处血络之中，不能纯用养阴，又非壮火，更不得任用苦燥。故以鳖甲蠕动之物，入肝经至阴之分，既能养阴，又能入络搜邪；以青蒿芳香透络，从少阳领邪而出。细生地清阴络血热；丹皮泻血中伏火；知母佐鳖甲青蒿，而成搜剔之功。再此方有先入后出之妙，青蒿不能直入阴分，有鳖甲领之入也；鳖甲不能独出阳分，有青蒿领之而出也。

刘赤选旁注（原版90页后页眉）

青蒿鳖甲佐丹皮，生地蒌根知母宜。

邪伏厥阴伤血分，早凉夜热此堪施。

第三节　温热险病（原版 90 页后）

温热病，壮热、烦、渴，舌焦红或缩，发瘢、疹，胸痞，自利，神昏、痉厥者，宜大剂犀角、羚羊、生地、元参、银花露、紫草、金汁、鲜菖蒲等味。

（说明）薛生白曰：此条乃痉厥中之重者。上为胸闷，下夹热利，瘢疹痉厥，阴阳告困。故以清热救阴为急务，恐阴液不存，其人自焚而死也。

按：此为血受热毒，内外蔓延之重证。其所以不死者，以自利为邪热下泄，病有去路故也。然非大剂清凉解毒，则阴液被逼，卒至告匮而死。

第四节　温热险证（原版 91 页前）

温病热毒深入血分，吐、衄、便、溺、血，或汗血者，犀角地黄汤主之。

（说明）薛生白曰：热逼血而上下失血、汗血，势极危而犹不即坏者，以毒从血出，生机在是。大进凉血、解毒之剂，以救阴而泄邪，邪解而血自止矣。

按：经云，阳络伤则吐血，阴络伤则下血，是以血热沸腾，脉管爆裂，血液因而溢出。以解毒之剂清其血，凉血之剂养其阴，则热去而血自止。不必藉敛血之药，以固其脱也。

犀角地黄汤方：

犀角三钱（磨）　生地黄一两　白芍三钱　丹皮三钱

（煎服法）上四味，先用三物，水煎去滓，入生犀角汁热服。

（方解）按：方名犀角地黄，以此二味为君也，其用意在滋阴清火，盖血热妄溢，阴血已虚。经云阴不足者补之以味。故重用地黄，大生阴液，救已失之血；犀角解毒泻火，清逼血之热；又佐丹皮搜伏毒；芍药安营血。不用一味苦燥劫液之品，以伤其阴，洵治温病失血之善方矣。

刘赤选旁注（原版 91 页后页眉）

犀角地黄芍药丹，血升内热火邪干。

疹瘢阳毒急须治，或佐芩连总伐肝。

第五节　温热坏病（原版 91 页后）

伏热误用温散，旬日不解，神昏、谵妄，肢搐、耳聋，舌黑、唇焦，囊缩、溺滴，胸部发瘢，其脉细数而促者，宜大剂洋参、元参、生地、天冬、麦冬、知母、黄柏、楝子、石斛、白芍、甘草、木通、银花、犀角、菖蒲等类。

（说明）按：此为阴亏热炽，精血将涸之病。视上节证候，尤为危险，盖心肾肝三经，皆受重病故也。西医以神昏、谵妄，肢搐、耳聋，概属于神经障害之病。然神经之障害，皆心肝肾病之所为，盖心主血，而神经须藉血养。血热、血虚，神不得养，反受血热之熏蒸，则蒙昧不明，感觉言语，皆失常态。故昏谵迭生，此论神昏谵语之病，中西无二致也。又肝风因热甚而生，而风火刺激其运动神经，筋肉因起不规则之运动，而为肢搐之症。西医谓肢搐为神经受病，中医谓为肝风之患，其实一理也。至于耳属肾，而肾生髓，髓生脑，脑髓司神经。肾热精伤，脑髓枯竭，神经之感动不灵，则听觉失聪，耳聋无闻。中医谓肾病者耳聋，又与西说相吻合矣。若夫舌黑、唇焦，囊缩、溺滴，皆由热毒焚灼，精血枯槁，无以上滋其唇舌，下润其溺管、阴囊所致。至胸部发癍，其脉细数而促者，则又阴虚血热，脉管充血所生之病象也。凡以上证候，非甘凉大剂，涤热滋阴，则精血不复，无以救九死一生。方中木通、菖蒲，通利关节血脉，使精血之热，有所透泄，诚善于用药者矣。

刘赤选旁注（原版91页后页眉）

肝肠病。

第六节　温热坏病（原版92页前）

（虽不言发热，亦必有五心烦热。）

伏热病，误用辛燥，频咯痰血，神昏、耳聋，谵语、便溏，大渴不饥，溲少无寐，舌质绛色，苔黑无津，脉细数者，宜洋参（甘苦寒，补肺降火）、生地（甘苦寒，泻火平血逆）、天冬（泻肺火润燥，补肾水）、麦冬（润肺清心，泻热生津）、冬青子[①]（甘苦凉，去风虚）、旱莲草（甘寒凉血）、龟板[②]（滋肾阴，益大肠，治久痢）、竹茹（开胃郁）、贝母（清肺燥）、银花（凉血）、葳蕤（平补，润心肺，除烦渴）、百合（甘润，清心肺）等药，冲入藕汁（甘寒，凉血，止渴除烦）、梨汁（甘寒微酸，降火润燥）。

（说明）按：此为真阴素亏，（既伏热又误辛燥，）血受热灼之坏病。其便溏不食（另注），是肠胃血液已涸，不能纳食（不饥）化水（便溏）。勿误认夹有湿滞，而畏进滋腻也。宜大剂滋阴养血之品，加入藕汁、梨汁，以止其

① 冬青子，现今认为具有补益肝肾、祛风湿、止血敛疮的功效。
② 龟板益大肠、治久痢，现今不认为具此功效，待考究。

血；竹茹、贝母，以消血中之痰滞。使络脉流通，血不妄动，则真阴内固，诸病渐瘳。昧者不察，以其昏瞀、谵语、舌绛，谬进透窍、解毒（苏合香、安息香等药或牛黄丸、紫雪丹），欲清血热，通神明（如闭证则合）。不知（此非热闭，乃）真阴衰竭，愈清解（则愈虚）而（愈衰竭则）热势愈甚，愈透窍而元神尤伤，病终不愈。（不独不愈，必内竭下脱而死，何止）非善治也（哉？）。

刘赤选旁注（原版92页前页眉）

血病治疗

尾言

上条温散有神昏耳聋，此辛燥之辛亦见昏聋，至于湿温误汗亦然。可知辛散之药能蒸腾上逆，内蒙心窍则神昏，上蒙清窍则耳聋。又何况真阴素亏，而复辛燥其血液乎？血液既伤，无以养心而生神明。

耳聋，温病耳聋，病系少阴，与柴胡汤者必死，宜复脉辈。温病无三阳经证，却有阳明腑证、三阴脏证。耳聋不卧等症由土实水虚累及少阴。便溏有亡阴之虑，若因其人真阳素虚，误下而溏数，又不宜滑润，恐存阴之品反为泻阴也。又须用一甲煎，牡蛎一味既可存阴又涩大便，且能清在里之余热。一物而三用之，此辛燥咯血，便溏色必黑也。

冬青、女贞，时珍作二种，其实一物也[①]，纯阴至静之品，惟阴虚有火者宜之，补阴除火。

刘赤选旁注（原版92页后页脚）

牛黄丸：牛黄　犀角　真珠　麝香　金箔　朱砂　冰片　雄黄　郁金　黄连　黄芩　栀子

① 现今不认为冬青、女贞子为同一物。

紫雪丹：羚 犀 磁 滑 寒 石膏 沉香 丁香 木香 升麻 元参 炙甘草 朴硝 硝石（即紫雪丹：羚羊角 犀角 磁石 滑石 寒水石 石膏 沉香 丁香 木香 升麻 元参 炙甘草 朴硝 硝石 麝香 朱砂）

第七节 温热坏病（原版92页后）

热邪深伏，厥甚、发痉，舌干、齿黑，脉沉细数促（热深血不足，火邪妄动），心悸动，甚则心中痛者，三甲复脉汤主之。

（说明）按：此为肾脏内亏，精血衰竭，（上下不济）而伏热生风之坏证也。经云肾主骨，齿为骨之余。故肾阴不足，齿必不润，而为焦黑（不润未必黑，焦黑可知伏热之盛）。又云舌为心之苗。肾水不足以上滋于心，则心躁而舌必干（火燥土涸津枯）。且血液不足，心失所养，火邪妄动，为悸、为痛（水不济火，火性急故悸而脉应之促）。肝失所藏，风邪鸱张，为痉、为厥。悸痛痉厥等病，虽发于心火肝风，而致病之由，实原于精血衰竭。方中用育阴诸品，生精养血；镇逆之药，潜阳息风。标本并治，制方如是精密，坏病洵可回生。

三甲复脉汤方（炙甘草 干地黄 阿胶 白芍 麦冬 麻仁，见前89页，甘润存津法）

即加减复脉汤内，加生牡蛎五钱 生鳖甲八钱（咸寒属阴，色青入肝，补阴退热） 生龟板一两（色黑入肾）

（煎服法）用水五杯，煎取二杯，日再服。

刘赤选旁注（原版92页后页眉）

心脏病。

刘赤选旁注（原版92页后页中）

吴氏云：下焦温病热深厥甚，脉细促，心中憺憺大动，甚则心中痛，与三甲复脉汤主之。

此心动与水停心下者相反，心为丁火，所恶者客水，所喜者真水，故心与肾并主少阴也；一则水气凌心，一则水不济火；治法一则通阳利水，一则潜阳补水，当于脉证辨之。（水凌心之动，动而缓小）

二甲复脉可防痉厥，即痉厥已作亦可用之，此又加龟板，名三甲。因心动痛也，水虚不济，肝乃发痉，既痉而水难猝补心方，本体欲失其用，故大动而痛。此心痛非如寒气客于胸，心之心痛，可用温通，故加镇肾气、通任脉之龟板，止心痛，合入肝搜邪之二甲，相济成功。

第八节 热后坏病（原版93页前）

热病后，夜不安寝，食不甘味，神识不清者（看眼神、听声音知之），精神血气皆伤也，三才汤主之。

刘赤选旁注（原版93页前页中）

下焦暑温

吴氏原文：暑邪久热，寝不安，食不甘，神识不清，阴液元气两伤者，三才汤主之。

有胃不和、卧不安之意，其不用半夏者，以其嫌半夏燥津，故仲景为渴者必去之。

（说明）吴鞠通曰：凡热病久入下焦，消烁真阴，必以复阴为主。其或元气亦伤，又必兼护其阳。三才汤两复阴阳，而偏于复阴为多也。

刘赤选旁注（原版93页前页中）

原文续有：温热瘟疫未传，邪退八九之际，亦有用处；暑邪未传，亦有用复脉三甲、黄连阿胶等汤之处，彼此互参，勿得偏执。

三才汤方：

人参二钱（甘温微苦，大补肺中元气，泻火除烦，安精神）

天冬三钱（甘苦寒，泻肺火，补肾水，润燥）

干地黄五钱（苦甘寒，沉阴而降，养阴退阳凉血）

（煎服法）用水浓煎，温服。欲复阴者，加麦冬（甘微苦寒，润肺清心，泻热除烦）、五味子（五味俱备，酸咸为多，敛肺滋肾，益气生津）。欲复阳者，加茯苓（入心乃安神，以茯神为妙）、甘草。

（方解）按：温热大病之后，往往气血受伤，精神衰弱，以致视觉、听觉皆失其灵。是以神识不清，至于夜不安寝者（既不入寐又兼虚烦，人参可安神除烦），精血内竭，不能养神，而神气虚散不敛也。经曰：脾和而后知五味。故脾气内虚，则饮食不甘（且胃不和则卧不安）。方中人参一味，强壮精神，补气生血；天冬、地黄，滋养血液，洵为温病善后补养之妙方。若加麦冬、五味，是兼采孙真人生脉饮法，神气之虚脱者宜之（暑热刑金，脉虚弱，亦救津之一法）；加甘草、茯苓，甘淡化湿，精液之不化气者宜之。

第九节　温热夹瘀证治（原版93页后）

温病，脉芤或涩（另注），胸、腹、胁、胫、四肢，有痛不可按而濡者（按之实者为疮科，先实后濡者已成脓），为有瘀也，宜于清热方中，加红花、桃仁、归尾、赤芍、元胡之类，以消其瘀。

（说明）此为经络瘀热，障碍血液之流通，是以痛有定处，着而不移也。其所以不可按而濡者，以血虽瘀，而气未滞。故痛之部位，不耐按摩，而触之反觉濡软耳。至芤涩二脉，是血行障碍之特征，有瘀确据。粗工不察，往往误为阳证阴脉，妄施温补，变证殊多。不知此证此脉，一经消瘀清热，则脉象必转条畅，而疼痛亦止也。（另注）

刘赤选旁注（原版93页后页脚）

芤、涩，痛之上下左右，清热方。

第十节　温热夹瘀证治（原版94页前）

温病，舌色紫晦，扪之湿，胸中窒，或痛者，瘀热相搏也。当于清热方中，加入散血之品，如琥珀、丹参、桃仁、丹皮等类。（上条脉芤涩，此条无芤脉，此条不言脉而脉当必弦数）

（说明）温病舌紫，晦暗不明，若扪之已干，则真阴枯竭，其病多死；若扪之湿润，是精血尚潮于舌，能濡润其织质。其所以晦暗，实因有瘀所至。凡素有瘀伤宿血，在胸膈中者，热一传血，往往瘀热相搏，而见此舌也。至胸中窒，或痛一证，即陶氏所云血结胸者是。治之之法，宜于清血药中（为[illegible]之犀角地黄汤、桃仁承气汤之类），加入散血之品，使热不与瘀伍，阻遏正气，而变如狂、发狂之险证。（另注）

第十一节　温热夹瘀证治（原版94页前）

感温寒热，误服温散（本属坏病），证变壮热、狂烦，目赤、谵语，甚则欲刎欲缢，其脉洪滑而数，舌苔干黄、尖绛，脘闷、腹胀拒按，畏明口渴，气逆痰多者，与桃仁承气汤，加犀角、石膏、知母、花粉、竹沥、菊花等类，攻其瘀热。

（说明）按：瘀热在里，多发寒热。若不从舌色脉象，细为诊断，妄用温散（坏因），以增其热，则热炎于上，瘀滞于中，必至正气被遏而不宣，神魂受迫而飞越，变见上述诸种险证矣。但舌有干苔，口渴、痰多气逆，则不特血分瘀热，即气分亦极热而津伤也。方中知母、石膏清其气，桃仁承气攻其瘀，而以犀角解血分之毒，花粉、竹沥、菊花等，通络生津。与血气两燔，瘀热相搏之病，符其治矣。（血气两燔）

桃仁承气汤方（从吴氏《温病条辨》录出，非《伤寒论》方）：

大黄五钱　芒硝二钱　桃仁三钱　当归三钱

芍药三钱　丹皮三钱

（煎服法）上水煎，温服。以得大便下，止服。

（方解）按：此即仲景桃仁承气汤，去桂枝甘草，加当归、芍药、丹皮也。伤寒随经，瘀热在里，故用桂、甘二味，温通脉络，佐硝黄之荡涤肠胃，化瘀从大便而出。温病必因阴虚，虽有瘀热，亦不能以辛甘性温之药，劫其血，而助其火。故用归、芍、丹皮，养血通络之品，佐硝黄以逐瘀热，使阴虚之体，不因荡涤之味，而伤其血。遵古法而变通之，立方洵善矣。

第十二节　温热夹瘀证治（原版 95 页前）

温病数日，少腹坚满，小便自利，夜热昼凉，大便闭，脉沉实者，蓄血也，桃仁承气汤主之。

（说明）吴鞠通曰：少腹坚满，法当小便不利。今反自利，则非膀胱气闭可知。夜热者，阴热也。昼凉者，邪气隐伏阴分也。大便闭者，血分结也。故以桃仁承气汤，通血分之闭结。

桃仁承气汤方（见上）：

（苦辛咸寒法，大黄　芒硝　桃仁　当归　白芍　丹皮）

第十三节　温热夹瘀证治（原版 95 页前）

温病，时欲漱口，不欲咽，大便黑而易者，有瘀血也，犀角地黄汤主之。

（说明）吴鞠通曰：邪在血分，不欲饮水；热邪燥液口干，又欲求救于水，故但欲漱口，不欲咽也。瘀血溢于肠间，血色久瘀则黑，血性柔润，故大便黑而易也。犀角味咸，入下焦血分以清热，地黄去积聚而补阴，白芍去恶血、生新血，丹皮泻血中伏火。此蓄血自得下行，故用此轻剂以调之也。

犀角地黄汤方（见上）：

（甘咸微苦法，犀角三两　干地黄一两　白芍三两　丹皮三两）

刘赤选旁注（原版95页前至95页后页眉）

同是温热夹瘀，但第十二节一证其大便闭，而十三节证则大便黑而易者，何也？盖前条小便自利则大肠必干涩，故闭而不通。后条不欲咽水，可知营气被热蒸腾，尚可濡润，故大便黑而易也。

又十二节、十三节二条治法稍变，一则为邪多蓄血，而设重在攻邪，以泻为补；一则为阴亏蓄血而设，补中有泻。

第十四节　热入血室证治（原版95页后）

妇女温病，经水适来，脉数、耳聋，干呕烦渴，十数日不解，邪陷发痉者，竹叶玉女煎主之。（另注）

（说明）按：烦渴干呕，气分极热也。气分之热邪，乘经水适来，直陷血分，灼其阴液，以至阴虚、耳聋，血枯、发痉。故用辛凉甘寒之品，两清气血，兼滋阴液，方能对病治疗。

竹叶玉女煎方：

生石膏六钱　干地黄四钱　麦冬四钱　知母二钱

牛膝二钱　竹叶三钱

（煎服法）上用水八杯，先煮石膏地黄，得五杯，再入余四味，煮成二杯。先服一杯，候六时复之。病解停后服，不解再服。

（方解）此清解气血两燔之重剂。凡温病舌绛，而尚有黄白苔者，毒虽传于血分，而气分之邪未尽解者，可仿此用药。

第十五节 热入血室证治（原版 96 页前）

热病，经水适至，十余日不解，舌痿、饮冷，心烦热，神气忽清忽乱，脉右长左沉者，瘀热在里也，加减桃仁承气汤主之。

（说明）吴鞠通曰：前条十数日不解，用玉女煎，以气分之邪尚多，故气血两解。此条以脉左沉，不与右之长同，而神气忽清忽乱，定为蓄血，故以逐血分之瘀热为急务也。

邵新甫曰：考热入血室，仲景有五法。第一条（另注），主小柴胡汤，因寒热而用，虽经水适断，急提少阳之邪，勿令下陷为要。第二条，伤寒发热，经水适来，已见昼明夜剧，谵语见鬼，恐人误认阳明实证，故有无犯胃气，及上二焦之戒。第三条，中风发热，经水适来，七八日，脉迟身凉，胸胁满，如结胸状，谵语者，显无表证，全露热入血室之候，自当刺期门，使人知针力比药力尤捷。第四条，阳明病，下血谵语，但头汗出，亦有热入血室，亦刺期门，汗出而愈。第五条，明其一证，而有别因为害，如痰潮上脘，昏冒不知，当先化其痰，后除其热。仲景教人，当知变通，故不厌推广其义。乃今人一遇是证，不辨热入之轻重，血室之盈亏，遽以小柴胡汤，贻害必多。要之热甚而血瘀者，与桃仁承气及山甲归尾之属。血舍空而热者，用犀角、地黄，加丹皮木通之属。表邪未尽，而表证仍兼者，不妨借温通为使。血结胸有桂枝红花汤，参入海蛤桃仁之治。昏狂甚者，进牛黄丸（见原版 84 页），调入清气化结之煎。再观叶氏按中，有两解血气燔蒸之玉女煎。热甚伤阴，有育阴养气之复脉法（见原版 88 页），又有护阴涤热之缓攻法（增液汤：元参、细生地、麦冬）。先圣后贤，其治条分缕析，学者审证定方，慎毋拘乎柴胡一法也。

加减桃仁承气汤方（从《温病条辨》录出）：

大黄三钱制　桃仁三钱炒　细生地六钱　丹皮四钱

泽兰二钱　人中白二钱

（煎服法）水八杯，煮取三杯，冲入人中白。先服一杯，候六时，得下黑血。下后神清渴减，止后服，不止渐进。

刘赤选旁注（原版 96 页后页眉）

即上第十二节方去芒硝归芍，而易以生地、泽兰、人中白也。

第十六节　温热夹痰证治（原版 96 页后）

温病，目睛赤，微发热，舌尖绛，苔白而干，其脉右关弦、寸滑、尺细者，阴虚热炽，搏液成痰也。宜元参、石斛、栀子、竹茹，竹叶、旋复花、蛤壳、贝母、枇杷叶、兰叶、莲心之类，养阴清热，通络蠲痰。

（说明）按：此病发热虽微，而睛赤、舌绛，其热实（伤）血分，未达于表。舌苔虽白，而干燥不润，其液实被煎灼，形成枯痰。痰滞肺气，右降不行；热伤肝血，左升不达，脉象遂见右关弦、寸滑、尺细也。治疗之法，温燥固属大忌，即用滋腻之品，虽能养阴，亦防滞气，气不展则热伏愈锢；若用清利之品，固可消痰，又恐伤阴，阴一伤则热势弥盛，故议药非易言也。唯王孟英以元参、石斛养阴血，栀子、竹叶、莲心清郁热，复花、茹、贝、蛤壳解结化痰。有滋而不滞，宣而不渗之功，乃能治阴虚痰热之复杂大病。尤妙在枇杷之清降，兰叶之开郁，使肝肺气顺，升降不悖，诸病方易化解。

第十七节　温热夹痰险病（原版 97 页前）

（肝脑病）

温病，舌绛、面青，神昏、痉厥，耳聋、谵语，喘嗽，不得眠，脉弦、滑者，阴虚血热，夹有痰滞也。宜犀角、羚羊、元参、沙参、知母、花粉、石膏之类为君，佐入苁蓉、石英、鳖甲、金铃、旋复花、贝母、竹沥治之。

（说明）此为阴精素亏、痰火内闭之险证。经云："藏于精者，春不病温。"是以精亏之体，一感温邪，其热必炽。热炽往往血虚风动，心神受其扰害，而为舌绛、面青、昏谵、痉厥、耳聋等症。又热炽则液涸血燥，肺络凝痰，而为喘嗽不得眠之病。血与液皆枯，神与气皆伤。其病所以不死者，以脉象弦中带滑，阴分虽虚，生机未绝也。用石膏、知母、犀、羚清热息风，元参、沙参、地黄、花粉救阴生液，更佐苁蓉、石英、鳖甲宁神以镇逆，金铃、旋复、贝母、竹沥通络以蠲饮。药味虽多，而方非复杂；症候虽繁，而方能兼医。如此，乃可起九死一生之险病。

刘赤选旁注（原版 97 页后页眉）

味甘辛微温，石英分白紫二种，白入肺，紫入肝心。性味俱同，而紫即能直入血分，治疗妇人子产因于风寒内乘，男子寒热咳嗽，惊悸不安。今本节用之治舌绛、面青、神昏、喘咳、不眠等症，当用紫者为合也。

苁蓉甘酸咸温，滋肾润燥。

第十八节　温热夹郁证治（原版97页后）

温热病，口大渴。胸闷欲绝，干呕不止，脉细数，舌光如镜者，胃液受劫，胆火上冲，宜西瓜汁、金汁、鲜生地汁、甘蔗汁，磨服郁金、木香、香附、乌药等味。

（说明）薛生白曰：舌光无苔，津枯而非浊壅，反胸闷欲绝者，肝胆之气上逆也，故以诸汁滋胃液，辛香散逆气。

王孟英曰：凡治阴虚气滞者，可以仿此用药。

按：此为阴液已亏，肝气郁滞之病。夫液亏必血燥，气郁必生热。热势上冲，则胸闷干呕；血燥不荣，则舌光如镜。其所以口大渴，脉细数者，阴液亏极，邪火郁抑也。然此时用药，徒用养血滋阴，以溉其枯，则阴未得滋，而气道更滞。故必用诸香行气之品，先通其气，使气不郁滞，邪火得散。随以诸汁流质之品，滋而不滞者，以生血液。则阴虚气郁之病，乃可药到病瘳。不用煎者，取其气之全，善通郁滞故也。

刘赤选旁注（原版97页后页眉）

金汁因入土三年，得土气最厚，故入胃腑，大解热毒。

西瓜味甘色赤，能引心包之热下入膀胱而出，解心包胃热，止消渴。

刘赤选旁注（原版97页后至98页前页脚）

（乌药）辛温香窜，治气逆、胸腹不快，功与香附、木香同为一类，但木香苦温，入脾夹滞，宜于去积；香附辛苦，入肝胆开郁散结，每于忧郁为妙。乌药则逆邪横胸，无处不到，故用以为胸腹逆邪要药。

第十九节 温热夹郁证治（原版98页前）

热传血分，右胁板痛，呼吸不利，卧着不安，脉左涩、右弦者，素有郁伤也。于当用方中，加入金铃子、延胡索、桃仁、归须、郁金、降香等类，宣通脉络。

（说明）热传血分，清热养阴，此为正法，药到则病除矣。若夹有气郁之病，而不加舒郁之药，则虽清其热，而热卒不透，虽养其阴，而气反壅滞。故凡温热病中，兼见胁痛，呼吸不利，卧着不安者，当加开郁通络之品，使血气不郁滞，其热毒乃能松解，阴血之营养，方不致碍。条中所加诸药，即金铃子散法也，苦寒破滞，辛香通络。血热夹郁之病，加此确有殊功。

刘赤选旁注（原版98页前页眉）

降真香辛温，辟恶止血，定痛生肌。

刘赤选旁注（原版98页前页脚）

轻用清营，重者用清宫。

（清营汤：）朱砂[1] 犀角 元参 生地 麦冬 竹心 黄连 银花 连翘

（清宫汤：）元参心 莲子 竹卷心 连翘心 犀角尖 莲心 麦冬

① 《温病条辨》清营汤有丹参无朱砂。

第二十节　湿温证治（原版98页后）

湿热数日，身热不解，神慢耳聋，苔黑便泻，胸痞腹胀，溲少妄言，其脉细数而涩者，先与犀角、银花、元参、连翘、菖蒲、郁金、黄连，解毒清神。若神气已清，再与黄芩、连翘、厚朴、石斛、楝子、银花、通草、兰叶、冬瓜皮，化其湿热。

（说明）按：此为热伏血中，湿滞其气之重病也。夫血热则神伤，感觉迟钝（本应属湿滞），是以神慢耳聋；气滞则水谷聚而不宣，是以泄泻食少，胸腹痞胀。至苔黑妄言者（热伏血中），热毒披猖，湿浊停聚之征也。脉细数而涩者（热伏血中伤血，血伤夹湿），湿热郁滞，而气血不利也。此时若见泻渗湿，则湿未去而阴更伤，伏热愈炽矣。唯先与犀、连、元参、菖、郁、银、翘，解毒透窍，苏其精神，俾血分之毒，从气而解；再用清涤肠胃之药，去其湿热，则诸证愈矣。

第二十一节　湿热证治（原版99页前）

湿热久羁，三焦弥漫，神昏窍阻，少腹硬满，大便不下，宣清导浊汤主之。

（说明）吴鞠通曰：此湿热久郁，结于下焦，气血闭塞不通之象。故用苦辛淡法，以宣导之。

按：此病湿热久稽，与血气混为一家，非独气分受病也。故能蒙闭精神，瘀塞少腹，属坏证。用药宜以除邪不伤正之品，方称合用。

宣清导浊汤方：

猪苓五钱　茯苓五钱　寒水石六钱　晚蚕砂四钱

皂角子三钱

（煎服法）用水五杯，煮取二杯，去滓，温服。大便通快为度。

（方解）吴鞠通曰：猪苓能升能降，苦泄滞，淡渗湿。合甘少淡多之茯苓，以渗湿利气。寒水石色白性寒，由肺直达肛门，宣湿清热。盖膀胱主气化，肺开气化之源；肺藏魄，肛门曰魄门，肺与大肠相表里之义也。晚蚕砂化浊中之清气，大凡肉体未有死而不腐者，蚕则僵而不腐，得清气之纯粹者也，故其粪不臭不变色，得蚕之纯清，虽走浊道，而清气独全，既能下走少腹之浊部，又能化浊湿而使之归清，以己之正，正人之不正也。用晚者，本年再生之蚕，取其生化最速也（且感秋燥之令，燥湿力倍）。皂荚辛咸性燥，入肺与大肠，金能退暑，燥能除湿，辛能通上下关窍，子能直达下焦，通大便之虚闭。合之前药，俾郁结之湿邪，由大便而一齐解散矣。二苓、寒石，化无形之气；蚕砂、皂角，逐有形之湿也。

刘赤选旁注（原版 99 页前页眉）

宣清导浊茯猪苓，皂角蚕砂寒石呈。

下焦湿热久郁结，二便难通胀能平。

第二十二节　瘟疫证治（原版 99 页后）

瘟疫病，初起微寒，继即发热，头痛、口渴，身体痠痹，颈、项、胁、腿，结核如瘰者，解毒活血汤主之。

（说明）按：此即世俗所谓鼠疫证也。盖疫毒初发，鼠即受之，鼠死而毒传于人，由口鼻或毛窍直入，达于血管，壅血不行，经络瘀塞，故结核如瘰疬，多见于颈、项、两胁及大腿之间，而头、面、手、足、腹、背等处，亦或有之。然有未热先核者，有已热乃核者，有热而不核者。初起体虽不安，犹可支持，毒尚浅也。若热甚，大汗大渴，疲倦不胜，核肿愈大，则毒气充斥，而病重矣。更有毒从血管，内攻心包，则昏、谵、痉、厥；下扰胃肠，则吐泻胀痛；逼血妄行，为吐为衄，皆危候也。自始至终，俱以解毒活血汤主之，因证加药，无不愈者。

解毒活血汤方（王勋臣《医林改错》方，去枳壳，加厚朴，加重连翘之分量，减轻柴胡）：

连翘五钱　柴胡二钱　葛根二钱　生地五钱

当归钱半　赤芍三钱　桃仁八钱　红花五钱

厚朴一钱　甘草二钱

（煎服法）用水二碗半，煎至一碗（八分满）服。病重者，加重分量，追服，日夜二服，或三服。

因症加药：

热甚，结核肿大而多者，加西藏红花；（马）

谵语、神昏，加犀角；

牙关紧闭，四肢抽搐，加羚羊角；

呕吐，或不纳药，加生竹茹；（姜）

下利，兼食老黄瓜粥；（冷服）

腹中胀痛，大便不通，合大承气汤；

热甚，烦渴，合白虎汤；

吐衄咯血者，合犀角地黄汤；

发瘢疹者，合化斑汤。（白虎加犀角元参）

（方解）此方重用连翘，透解瘟毒；而佐以柴葛之升散，疏通经络；又用桃仁红花，散瘀消核；而辅以赤芍归地，活血通经；厚朴色赤，入血以破血中之滞气；甘草甘平，调和诸药，为节制之师。配合成方，则瘟毒壅塞，血瘀结核者，可收消解之功矣。然热盛核大而多，则毒重血凝，瘀结亦甚，原方尚属力轻，唯加西藏红花，方有解毒散瘀滞之捷效；神昏谵语已见，则毒攻心包，络闭神迷，唯加犀角，方有开闭苏神之速功。至若瘟毒走窜经络，焚灼神经，以至筋肉起不随意之收缩，则牙关紧闭，四肢抽搐，唯羚羊角一味，最泄经络之热毒，善镇神经之痉挛，而紧闭可开，抽搐可定矣。呕吐、不纳药者，毒攻胃腑，必加生竹茹以通胃络。泄泻过多者，毒陷大肠，食黄瓜皮粥，以清毒止利。余如癍、疹、吐、衄、烦渴、便秘等证，是又热毒内攻，灼津逼血，燥结伤阴，当与清解或攻下之方并用，方能收解毒活血之效也。

刘赤选旁注（原版99页后页眉）

谢利恒云：中医治鼠疫之书，有广东罗芝园之《鼠疫汇编》，光绪廿七年刻之福州。凡分八篇，一探原，二避疫，三病情，四辨脉，五提纲，六治法，七医按，八验方。然予问诸寓在福州之医家，则谓其治法亦未必竟有把握，不知究竟若何。要之此病，今日中西皆无完善之法，凡有方论皆存之以备参考可也。

此证多藏于春分之后，夏至之前，故曰瘟疫；又如有鬼疠之气，又曰疠疫；又以众人所患相同，又曰天行时疫。

刘赤选旁注（原版100页前页眉）

解毒活血翘桃红，当归朴葛赤芍同。

柴胡甘草与生地，霍乱抽筋疫核宗。

第二十三节　瘟疫证治（原版101页前）

瘟疫病，发热、眩晕，疲倦至甚，头重、心翳，咽喉疼痛，面色青黄或白者，升麻鳖甲汤主之。

（说明）按：今之所谓疫证，即《金匮》之阴阳毒也。毒气充斥，走窜经络，上攻脑髓，以致气血闭塞，精神受伤，故大发热，而又大眩晕，与大疲倦也。至心翳喉痛，面色青黄，则为毒壅血滞，应有之证。自甲午以后，此病死人，数十万计。多由时医不识，误作大热病，与大凉剂，入腹，则下利而死。殊不知此病之大热，非凉药可解；其大疲倦，及大眩晕，又非温药可补。唯以升麻鳖甲汤，去蜀椒雄黄，散毒活血，使毒从经络外泄，其病方愈。世说升不过七，而不明言七分、七钱，抑七两、七斤，致后人惑于此说，而不敢用，以讹传讹之谬也。考本经云升麻气味甘平，微苦微寒，无毒，主解百毒，辟瘟疫，邪气入口皆吐出。治中恶腹痛，时气毒疠，咽痛口疮，是升麻为散毒之特效药。瘟疫之病，可用一两，症重二两三两。而鳖甲则四五钱，当归二三钱，甘草一二钱，足矣。倘热毒入心，则谵语，可加犀角二三钱，并食赤小豆粥以护心；热毒入肾，则下利莫救矣，不可不知。

升麻鳖甲汤去蜀椒雄黄方（《金匮》原方）：

升麻　当归　甘草各二两　鳖甲手指大一片炙

（煎服法）上四味，以水四升，煮取一升，顿服之。老小再服取汗。

（方解）按：升麻能散、能升、能吐，为解毒之主；鳖甲攻坚、破结，搜剔潜伏之邪；当归活血养血，宣通经脉；甘草调和各药，以为驾驭。使毒从外解，而血脉流通，病自愈矣。

刘赤选旁注（原版101页前页眉）

吴氏云：温毒，咽痛、喉肿、耳前耳后肿、颊肿、面正赤，或喉不痛但外肿，甚则耳聋，俗名大头瘟、虾蟆瘟者，普济消毒饮去柴胡升麻主之，初起一二日再去芩连，三四日加之佳。

去柴胡升麻者，以升腾飞越太过之病，不当再用升也。说者谓其引经亦甚愚矣。凡药不能直至本经者，方用引经药作引。此方皆系轻药，总走上焦，岂须用升柴直升经气耶？

连翘　薄荷　马勃　牛子　芥穗　僵蚕　元参　银花　蓝根　桔梗　甘草

吴氏之证，药不宜用，但此证药不同，故宜也。

刘赤选旁注（原版101页后页眉）

升麻鳖甲去椒雄，归草通经散毒功。

阴阳二毒分别治，发癍咽痛晕倦崇。

第七章　脾病证治

第一节　证治提纲（原版 101 页后）

热久伤脾，左胁下痛，面、目及皮肤色黄，身体困倦不支，口淡不喜食，或腹中胀痛，泄泻者，当采渗湿、清热、养血、运脾等法，以为治疗。

（说明）经云："脾统血。"夫统者，如将之统兵，有调度节制之权。近世生理学言："脾脏有平滑筋纤维，能胀大，或缩小。胀大之时，容纳多量之血液，使向他器官进行之血量，非常减少；缩小之时，不许小量之血液窜入，使向他器官进行之血量，非常增多。是脾脏一胀一缩，以蓄泄其血，而调节体内之血量云云。"此与《内经》脾统血之理，若合符节。热病伤脾，乖其统血之天职，则血病日剧。各脏腑器官，失于营养，故外则有面、目及皮肤萎黄之病症，内则有困倦、口淡、不喜食之病情。至毒伤脾脏，脾质变硬，则左胁下痛，往往有之。经又云："脾主湿。"盖以脾主为胃行其津液，脾受热病，津液不行，聚于肠胃，而成为湿。湿与热合，胀满、泄泻、腹痛等证，相继而起。叶氏所谓"湿聚太阴为满，寒湿错杂为痛，气壅为胀者"是矣。夫脾脏热病，既坏其血，又必兼湿，则治疗之法，于清热方中，不可不加养血、渗湿之药也。吴锡璜云："温病、热疫（疟），至十余日，此病最常有。"热疟脾体变坏，此证尤多。照中医治法，须运脾胃，而佐以利湿。利湿之药，如茵陈、砂仁、黄柏、泽泻、海金沙、木通之类，佐以清热药中。热减者，桂枝汤加茵陈、滑石亦妙。西医则用铁酒、信石水、鸡那霜、了葛之类，为最通行。窃意此病须以渗湿之药为主，以补血之药为佐，兼用温运，以养血中之热力。热病后，元气已复者，用温胃药，加入针砂、茵陈、地鳖、元明粉之属，久服无不奏效。

第二节　湿温证治（原版102页后）

湿热伤脾，四肢困倦，精神减少，身热气高，心烦，溺黄，口渴（湿温原不渴，渴者偏热盛也），自汗，脉虚者，东垣用清暑益气汤主之。

（说明）薛生白曰：热渴、自汗，而脉虚、神倦，便是中气受伤，而非阳明郁热。清暑益气，乃东垣所制，方中药味颇多，学者当于临证时，斟酌去取可也。

王孟英曰：此脉、此证，自宜清暑益气汤以为治。但东垣之方，虽有清暑之名，而无清暑之实。故临证时，须斟酌去取也。

按：薛生白曰“太阴内伤，湿饮停聚，客邪再至，内外相引，故病湿温”。夫太阴在脏为脾，太阴内伤，即脾脏受伤。脾伤不能运胃家之水谷，则水谷聚而生湿；内湿郁热，病为湿温。此种病因，皆由脾虚而致。凡饥、饱、劳、逸过度之人，往往多罹斯疾。其证候则倦怠、自汗、脉虚，属脾气之不足；烦热、气高、溺黄、口渴，属湿温之为病。虚性湿温，非徒渗湿、清热之常法，可以治愈。故用东垣清暑益气之法，温运脾阳，而兼用清渗，方能与病相切也。然东垣用药杂乱，其方命名清暑，而无一药是治暑邪。今观方中诸药，皆是治湿温者，故采入湿温例中，以为治脾虚、湿热之准则。

清暑益气汤方（此方虚者得宜，实者禁用，汗不出而但热者禁用）：

人参一钱　黄芪一钱　白术一钱五分　陈皮一钱

神曲一钱　泽泻一钱　苍术一钱五分　黄柏一钱

升麻三分　麦冬二钱　炙甘草一钱　葛根三分

当归七分　青皮一钱　北味子八分

（煎服法）加生姜二片，大枣二枚，去核，水煎温服。

（方解）尤拙吾曰：元气本虚，而又伤于暑湿，以致四肢倦怠，精神短少，懒于动作，胸高、气短，不思饮食，脉浮缓而迟者，可用此方。若体实脉盛，或虽虚而不甚，及津涸烦渴多火者，则不可混投也。

吴鹤皋曰：暑令行于夏，至长夏则兼湿令矣（按：吴氏言暑兼湿，即是湿热），此方兼而治之。炎暑则表气易泄，兼湿则中气不固。黄芪所以实表；白术、神曲、甘草所以调中；酷暑横流，肺金受病，人参、五味、麦冬所以补肺、敛肺，经所谓扶其所不胜也（火克金）。火盛则水衰，故以黄柏、泽泻，滋其化源；津亡则口渴，故以当归、干葛，生其胃液。清气不升，升麻可升；浊气不降，二皮可理；苍术之用，为兼长夏之湿也。（此方虚弱之人、暑兼湿者宜之，如湿温病身热气高心烦者，不宜北芪归身，口渴者不宜青皮）

刘赤选旁注（原版103页前页眉）

清暑益气参草芪，当归麦味青陈皮。

曲柏葛根苍白术，升麻泽泻枣姜宜。

第三节　湿温兼风证治（原版103页后）

湿邪内着，脾气不和，腹胀不饥，便溏，四肢痠痹者，用厚朴、茯苓皮、大腹皮、防己、陈皮、泽泻、苡仁、桂枝木等类，疏其内滞。

（说明）按：夏季湿热伤脾，水谷不运，着而成湿，湿滞生风，故腹膨（脾阳不运）、不饥、便溏诸证中，兼见四肢痠痹也。用厚朴、腹皮、桂木、陈皮疏利中土，茯苓、泽泻、苡仁、防己宣清导浊。则热夹风湿之病解，而诸症同瘳矣。

刘赤选旁注（原版103页后页眉）

湿热夹风腹胀临，肢痹食少溏难禁。

朴苓防己桂枝木，薏苡腹陈泽泻斟。

第四节 湿温变证（原版103页后）

素积劳倦，再感湿温，误用发表，身面俱黄，不饥溺赤，连翘赤豆饮，煎送保和丸三钱主之。

（说明）积劳伤脾，肢体倦怠，是为劳倦。劳倦而再感湿温，脾气更不健运。邪实正虚，误用表散，以散正气，故至湿热内困，蕴酿成疸，不饥溺赤也。夫黄疸之病，仲景已有专论，治法班班可考。然夏秋湿热所变者，吴氏鞠通用连翘赤豆饮行湿清热，送保和丸温运脾阳，初起往往获愈。久病重证，当宗仲景方法，变通为治可也。

连翘赤豆饮方：

连翘二钱　栀子一钱　通草一钱　赤小豆二钱

花粉一钱　香豉一钱

（煎服法）水煎，温服。

保和丸方：

山楂二两　神曲一两　茯苓一两　陈皮一两

莱菔子五钱　连翘五钱　半夏一两（姜制）　黄连五钱

麦芽一两

（制法）上为末，水丸，或糊丸。

（方解）此方治脾胃湿热气阻，及水谷滞而不化。

刘赤选旁注（原版103页后至104页前页眉）

或云或可用宣痹汤，殊不知宣痹汤治气分痹郁而哕，故以宣轻肺痹为主，杷入心金、射干、通草、香豉。

湿温忌发汗，汗之则神昏耳聋，今不见此变，是必汗之而汗不出，致郁于肌肤之间为黄。

仲景《阳明篇》

茵陈蒿汤：茵陈蒿　栀子　大黄

麻黄连翘赤小豆汤：麻黄　连翘　赤小豆　杏仁　甘草　梓白皮　生姜　大枣

栀子柏皮汤：栀子　甘草　黄柏

《金匮·黄疸篇》

大黄硝石汤：大黄　硝石　黄柏　栀子

茵陈五苓散：茵陈蒿末十分，五苓散五卜

硝石矾石散：硝石、矾石等分，煅，大麦粥和服

栀子大黄汤：栀子　大黄　枳实　豆豉

猪膏发煎，猪膏半斤，乱发鸡子大三枚，二味合煎，发消药成，病从小便出。

第五节　暑风证治（原版104页后）

暑风行于脾胃，发热、洞泄，大渴、溲少，涕泪俱无者，用沙参、薏苡、扁豆、银花、石斛、滑石、甘草、竹叶、冬瓜皮，澄地浆水煎服。（黄土代之）

（说明）此为暑风内逼脾胃，泄泻、亡津之病。然非健脾利水之药，可冀止泻存津。盖健脾愈锢其热，而渗利反伤其阴也。唯以清养之品，如沙参、石斛、银花、甘草养津止渴，薏苡、扁豆、滑石、竹叶、冬瓜皮清暑退热。合而用之，又能增加水液，导归膀胱，使小便清长，津升泻止，而清窍皆润，诸证尽瘳也。王孟英此方，实仿仲景猪苓汤法（《阳明篇》）。然猪苓一汤（猪茯泽胶滑），胃燥者禁用。（《伤寒论》汗多而渴者，不可与猪苓汤，以汗多胃中燥，猪苓汤复利其小便故也。）此方无渗利亡津之弊，故暑伤脾胃之阴者，最为合宜。

刘赤选旁注（原版 104 页后页眉）

暑风洞泄热胃肠，大渴津干脾阴伤。

沙参石斛银花竹，瓜豆薏仁滑草详。

第八章　肝病证治

第一节　证治提纲（原版 105 页前）

肝经伏热，灼液生风，风火相扇，痉、厥，麻、痹，惊、狂，或消渴，呕恶，吐蛔者，宜用清火、息风，养阴、潜阳，以为主治。

（说明）肝为厥阴之脏，内寄风火，热病至此，往往阴虚阳亢，风火交扇。痉、厥者，筋肉失阴液之营养。风入而益其劲，热深而致肢冷、神迷也。《金匮·中风篇》云："邪在于络，肌肤不仁。邪在于经，即重不胜。"是麻痹之病，属于风伤经络。至若风火之邪，内干胃腑，消灼津液，则消渴、呕恶（肝邪上逆），甚或吐蛔（风湿热化生随邪上逆出。乌梅丸不合用）；上犯心脏，逼劫神明，则惊骇发狂。诸种病症，虽属心胃筋脉，而致病之原，实由肝经受邪。是以正治之方，宜用降火息风，去邪以安正，方免阳脱、阴竭之虞。或用养阴、潜阳，助正以却邪，乃获热解风息而愈。

第二节　风温证治（原版 105 页前）

温热不解，劫液动风，手足瘈疭者，雷氏却热息风方主之。

（说明）雷少逸曰：凡温热之病，动肝风者，唯此法最宜。首用麦冬、细生地，清其热以滋津液；菊花羚羊，定其风而宁抽搐；佐钩藤者，取其舒筋之用也。

却热息风方：

大麦冬五钱　细生地四钱　甘菊花一钱　羚羊角二钱

钩藤五钱

（煎服法）先煎羚羊一炷香，再入诸药煎。

刘赤选旁注（原版105页后页眉）

却热息风用羚羊，钩藤甘菊冬地勷。

液干瘈疭将发痉，凉血滋阴热堪攘。

第三节　风温险病证治（原版105页后）

热邪深入厥阴（吴氏原文下焦），脉沉数，舌干、齿黑，手指但觉蠕动，急防痉厥，二甲复脉汤主之。

（说明）按：痉厥为肝病坏证。热邪深伏，阴液受伤，而至舌干、齿黑者，当于未痉之先，急用育阴息风，降火镇逆，其病乃免于危。上工治未病，即此意也。

二甲复脉汤方（复脉育阴，介属潜阳，使阴阳交纽，庶厥可不作）：

即加减复脉汤（见原版88页，炙甘草　干地黄　白芍　麦冬　阿胶　麻仁）内加生牡蛎五钱　生鳖甲八钱

第四节　风温坏病证治（原版105页后）

温病痉厥、神昏，舌短、烦躁，先与牛黄丸、紫雪辈，开窍搜邪，再进三甲复脉汤，潜阳存阴。

（说明）按：痉厥为风火鸱张之病，神昏、舌短、烦躁，则邪陷心包也。若以西医学说言之，则皆属神经扰害之病，故诸症往往同发，然当分别虚实，以施治疗。吴鞠通曰上焦邪盛，以清邪为主。清邪之后，必继以存阴。下焦阴虚，以存阴为主。存阴之先，若邪尚有余，必先于搜邪。临证细参，勿倒乱也。

牛黄丸（见原版 84 页） 紫雪丹（见原版 86 页） 三甲复脉汤（见原版 93 页）

第五节　风温坏病证治（原版 106 页前）

热邪久羁，吸烁真阴。或因误表，或因妄攻，神倦、瘈疭，脉气虚弱，舌绛苔少，时时欲脱者，大定风珠主之。

（说明）吴鞠通曰：此邪气已去八九，真阴仅存一二之治也，观脉虚苔少可知。故以大队浓浊，填阴塞隙，介属潜阳镇定。以鸡子黄一味，从足太阴下安足三阴（脾、肾、肝），上济手三阴（肺、心、包络），使上下交合，阴得安其位，斯阳可立根基，俾阴阳有眷属一家之义，庶可不致绝脱欤。

大定风珠汤方（即三甲复脉加五味子、鸡子黄）：

生白芍六钱　阿胶三钱　生龟板四钱　干地黄六钱

麻仁二钱　五味子二钱　生牡蛎四钱　麦冬六钱

炙甘草四钱　鸡子黄二枚　鳖甲四钱

（煎服法）水八杯，煮取三杯，去滓，再入鸡子黄，搅令相得，分三次服。喘加人参，自汗加龙骨、人参、小麦，悸者加茯神、人参、小麦。

刘赤选旁注（原版 106 页后页眉）

既厥且哕，脉细而劲小，定风珠主之。

鸡子黄　阿胶　龟板　淡菜　童便

刘赤选旁注（原版106页后页侧、页脚）

黄连阿胶汤用鸡子黄、阿胶、白芍、黄连、黄芩，治少阴病得之二三日以上，心中烦不得卧，黄连阿胶汤主之，以解热滋阴为主。为少阴之泻心汤，以芩连以解热泻心，以胶芍鸡黄滋阴。但此证邪少虚多欲脱，故不宜芩连之泻心，只宜胶芍鸡黄之滋阴，而更加以复脉固脱之法也。

第六节　风热坏病证治（原版106页后）

温病，肢麻眩晕，音低神惫，足微冷，身微汗，胸微闷，面微红，睛微赤，苔微黄，脉微弦者，用人参、龙骨、牡蛎、菖蒲、黄连、紫石英、麦冬、小麦、竹叶、莲子心治之。

（说明）此病神气虚怯，肝家邪热，夹内风而上逆，故发诸种虚性风热之脉证。然妄用透热驱风之品，则气脱神亡，危亡接踵矣。唯予人参、小麦、菖蒲、龙、牡、石英，镇气养神；黄连、竹叶、莲心，降火清热；麦冬多液，柔润息风。则病邪可去，神气不至脱绝，诸症乃瘳也。

第七节　暑热证治（原版107页前）

暑邪深入（少阴），消渴或（入厥阴）麻痹者，连梅汤主之。（大凡麻痹，皆气不运行之故，暑湿则壮火食气，壮火散气，故麻痹也）

（说明）按：《金匮·消渴篇》首言厥阴为病。盖以是病多由肝家风火犯胃，消灼津液所致。吴鞠通列消渴病于少阴经中，未臻完善。至麻痹之证，纯属肝经受邪，以肝主络，暑伤肝阴，络失所养，故麻痹也。二证俱可用连梅汤，酸甘养阴，酸苦泄热，其病自愈。

连梅汤方（酸甘化阴，酸苦泄热）：

黄连二钱　乌梅三钱（去核）　麦冬三钱　生地三钱

阿胶二钱

（煎服法）水煎服。（脉虚大而芤者人参）

刘赤选旁注（原版107页前页眉）

泻热养阴连梅汤，麦冬生地胶可商。

风火灼津成消渴，血虚麻痹服之良。

刘赤选旁注（原版107页前页眉、页中）

肾主五液而恶燥。暑先入心，助心火独亢于上，肾液不供，故消渴也。再心与肾均为少阴主火，暑为火邪，以火从火，二火相搏，水难为济，不消渴得乎？故以黄连泻壮火，使不灼津；以乌梅生津，合黄连酸苦为阴；以色黑沉降之阿胶救肾水；麦冬、生地合乌梅酸甘化阴，庶消渴可止也。

肝主筋而受液于肾。邪热伤阴，筋经无所秉受，故麻痹也。再包络与肝均为厥阴，主风木，暑先入心，包络代受风火相搏，不麻痹得乎？故以黄连泻克水之火，以乌梅得木气之先、补肝之正，阿胶增液而息肝风，冬、地补水以柔木，庶麻痹可止也。如见心热烦躁、神迷甚者，先与紫雪丹，开暑邪之出路，俾梅连有入路也。

第八节　湿热证治（原版 107 页前）

肝胆湿热，胁痛、口苦，耳聋或肿，筋痿，或阴痒、肿、湿，溺血、白浊者，龙胆泻肝汤主之。

（说明）按：此为湿热病之变证也。考薛氏生白曰“湿热病在阳明太阴之里者，每兼厥阴风木。以厥阴司相火，阳明、太阴，湿热内郁，郁甚则少火皆成壮火，而表里上下，充斥肆逆。故是证最易耳聋、痉、厥，为湿热之变局”。即此而论，则脾胃受湿热，其病往往波及于肝。胆附肝内，肝病又害及于胆，是以湿热之变，肝胆同病者有之。胁痛，耳聋，肝气郁而不舒，口苦，则属胆液热盛之据。毒陷血分者，痉厥、抽搐；毒伤气分者，筋痿、溺浊，阴痒、湿、肿。其证比湿热正病，更为重笃，宜早为救治，方免危险。

龙胆泻肝汤方：

龙胆草（酒炒）　黄芩（酒灼）　栀仁（酒炒）　泽泻各一钱

车前子　木通各五分　当归二分（酒洗）　柴胡一钱

甘草　生地各三分

（煎服法）上十味，水煎服。

（方解）按：凡治湿温之方，类皆兼用芳燥之药。唯此方概置不用，而以纯苦之味，与甘滑之性，调剂成方，自树一帜，肝胆湿热，诚不可少也。夫湿温病中，热为湿郁者，芳香之品，可透湿以除其热。若肝胆郁热，疏泄不行，因而至湿，又非芳燥之药可疗。故以龙胆、柴、芩、山栀直泻火热，疏其郁结，则肝胆气舒，湿浊不致停滞。再以车前、通泽，利窍通经；甘草归地，甘缓性润，制其苦降之太过。俾邪从小便而去，津液不因渗劫而伤，病去体康矣。

刘赤选旁注（原版107页后页眉）

龙胆泻肝通泽柴，车前生地草归偕。

栀芩一派苦寒品，泄热肝邪力可排。

第九节　湿热险病（原版108页前）

湿热病，舌灰、消渴，心下板实，呕恶、吐蛔，寒热，下利血水，甚至声音不出，上下格拒者，椒梅汤主之。

（说明）吴鞠通曰：此土败木乘，正虚邪炽，最危之候。故以酸苦泄热，辅正驱邪立法，据理制方，冀其转关耳。

按：吴氏此节，编入暑病门中，而不知干姜、川椒，为暑病忌用之药。此因误信暑必兼湿之语，致将湿热之病，混言为暑耳。兹特更正，免滋疑惑。

椒梅汤方：

黄连一钱　黄芩二钱　干姜二钱　白芍三钱

川椒三钱（炒黑）　乌梅三钱（去核）　人参二钱　枳实一钱五分

半夏二钱

（煎服法）水八杯，煮取三杯，分三服。

第十节　温热夹痰险病（原版108页后）

温热病，神呆、目瞪，言语失伦，误用镇补，驯至善饥、善怒，詈骂如狂，右脉洪滑者，予犀角、石膏、菖蒲、胆星、竹沥、知母，吞礞石滚痰丸。

（说明）此为肝经阳盛，痰火犯脑，如狂之症。西医概称为神经之病。然肝脉夹胃贯脑，循咽喉，上目系，与督脉会于巅顶。巅顶之内，即脑之神经中枢。脑为肝家痰火所熏蒙，至神经作用，失其常规，而见此症。是病所虽在于脑系神经，而病原实出于肝经痰火。右脉洪大者，是痰火之确据也。善饥善怒，则肝气上逆使然。用犀角、膏、知清其热，竹沥、星、菖豁其痰。而以滚痰丸峻下之。治实热重病，勿主姑息，以贻后悔。

礞石滚痰丸方：

金礞石一两（焰硝煅过埋地七日） 黄芩 大黄酒蒸各八两 沉香五钱忌火

（制服法）上四味，为细末，水丸，如川椒大，量人大小用。

（方解）此下实热结痰之峻剂，虚寒禁用。

刘赤选旁注（原版 108 页后页眉）

隐君遗下滚痰方，礞石黄芩及大黄。

少佐沉香为引导，顽痰怪症力能匡。

第九章 肾病证治

第一节 证治提纲（原版109页前）

肾经受热，火炎阴亏，耳聋、咽喉痛，腰痛、胻痠，或两足肿者，宜泻火滋阴。

（说明）经云："肾者主水，受五脏六腑之精而藏之。"言肾之功用，能藏精以养生，化水以滤溺也。热病伤肾，阴精不藏，火炎莫制，则耳聋、腰痛、胻痠、咽喉痛等证，皆可发生。西医以聋痛痠，为感觉与运动异常之病状，属该部神经受病之障害使然，故不名曰肾病。然神经司于脑，脑为髓海，髓生于精，肾病精亏，而脑髓神经，乃病枯热，是中医于此等症状，直名肾病者，方为探本之论也。而两足肿一证，我国医学谓肾病不主水，水溢于下，与西医断为肾脏炎，其病理正同也。古人治肾热，主用知柏八味复脉等汤。盖以肾为阴中之至阴，热病至此，非真阴衰竭，则亢阳莫制，泻火以救其燔，滋阴以溉其枯耳。

第二节 温热证治（原版109页后）

温病六七日，壮火少减，阴火内炽，耳聋者，宜加减复脉汤。

（说明）经云："肾开窍于耳，精脱者耳聋。"温病六七日后，阴精往往衰竭。吴鞠通云：宜复脉汤复其精，误用柴胡汤必死。

加减复脉汤方（见上）。

第三节　温热夹水证治（原版109页后）

温病后，发水肿，脉躁疾者，宜加减复脉汤，加冬瓜皮、泽泻、薏苡之属。

（说明）吴瑞甫曰：此热后水肿，审其脉数，或躁疾，或弦劲，由于碍及心脏及肾脏而变，用此方甚效。余试验屡矣，而医者多不知，良可浩叹。

按：热后伤肾，精液不足，无以奉心、化血，则血液稀少，而发全身贫血。毛细管（即孙络）壁，因失血液之营养而变性，遂至泄出多量水液，浸润组织，吸收管不能为多量之吸收，则发水肿。此等水肿，全属血虚所致，西医名曰稀血性之水肿。宜以大剂养精、滋血之药，使毛细管得有营养，再加利水而不伤阴之品，泄其水液之潴留，则肿病乃消。吴氏用复脉汤，加冬瓜皮、泽泻、薏苡，可谓得此病之善治。昧者不察，一见水肿，妄行渗利，反伤精血，血愈虚，而肿尤甚，无不速毙，良可惜也。

第四节　温热兼燥证治（原版110页前）

温病，下利咽痛，胸满心烦者，猪肤汤主之。

（说明）张潞玉曰：下利咽痛，胸满心烦，少阴（肾经）之伏邪。虽发阴经，实为热证，热邪充斥，上中下间，无所不到。寒下之药，不可用矣。立猪肤汤，以润少阴之燥，救阴精之竭。

猪肤汤方：

猪肤一斤［王孟英曰：以猪皮去其肉肥，刮如纸薄，杭人能造，名曰肉酢（醋作二音），可以充馔。］

（煎服法）水一斗，煮五升，去滓，加蜜一升，白粉五合（即米粉），熬香，和令相得，温分六服。

（方解）吴鞠通曰：柯韵伯云少阴下利，下焦虚矣。少阴脉循喉咙，其支者出络心，注胸中。咽痛、胸满、心烦者，肾火不藏，循经而上走于阳分也。阳并于上，阴并于下，火不下交于肾，水不上承于心，此未济之象。猪为水蓄，而津液在肤，用其肤以除上浮之虚火。佐白蜜、白粉之甘，泻心、润肺，而和脾。滋化源，培母气，水升火降，上热自除，而下利自止。

第五节　温热险坏证治（原版110页后）

温病，发热，溺赤、便黑，腰腿痛如刀割，脉细数，苔黑燥者，阴亏伏热也。宜西洋参、麦冬、生地、犀角、银花、楝实、石斛、知母、甘草、竹沥、蔗汁等类，大剂投之。

（说明）此为阴精亏损，伏热内攻，险坏之病也。所用诸药，有滋阴、解毒之功，可退热止痛。然必大剂频服，至黑苔转绛，舌燥转润，方有生机。

《温病学讲义》第二篇完